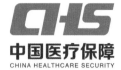

中国医疗保障
CHINA HEALTHCARE SECURITY

医疗保障信息业务编码标准

医疗保障基金结算清单应用指南

主　编　王文君

副主编　谢章澍　丁锦希　严　娟　焦建军

人民卫生出版社
·北　京·

图书在版编目（CIP）数据

医疗保障基金结算清单应用指南 / 王文君主编 . —
北京：人民卫生出版社，2022.12
ISBN 978-7-117-34281-0

Ⅰ.①医… Ⅱ.①王… Ⅲ.①医疗保险 —基金管理 —
中国 —指南 Ⅳ.①F842.684-62

中国版本图书馆 CIP 数据核字（2022）第 250795 号

人卫智网	www.ipmph.com	医学教育、学术、考试、健康， 购书智慧智能综合服务平台
人卫官网	www.pmph.com	人卫官方资讯发布平台

医疗保障基金结算清单应用指南
Yiliao Baozhang Jijin Jiesuan Qingdan Yingyong Zhinan

主　　编：王文君
出版发行：人民卫生出版社（中继线 010-59780011）
地　　址：北京市朝阳区潘家园南里 19 号
邮　　编：100021
E - mail：pmph @ pmph.com
购书热线：010-59787592　010-59787584　010-65264830
印　　刷：北京顶佳世纪印刷有限公司
经　　销：新华书店
开　　本：710×1000　1/16　印张：37
字　　数：684 千字
版　　次：2022 年 12 月第 1 版
印　　次：2022 年 12 月第 1 次印刷
标准书号：ISBN 978-7-117-34281-0
定　　价：219.00 元

打击盗版举报电话：010-59787491　E-mail：WQ @ pmph.com
质量问题联系电话：010-59787234　E-mail：zhiliang @ pmph.com
数字融合服务电话：4001118166　E-mail：zengzhi @ pmph.com

《医疗保障信息业务编码标准系列丛书》

编 委 会

主 任　胡静林

副主任　施子海　郑功成

编 委　王文君　石国本　樊卫东　黄华波　丁一磊

蒋成嘉　魏作宝　隆学文　王小宁　严　娟

郑　杰　简伟研　何文炯　徐　伟　梁　鸿

方黎明　金承刚　常　峰　丁锦希

《医疗保障基金结算清单应用指南》

编 委 会

主 编　王文君

副主编　谢章澍　丁锦希　严　娟　焦建军

编辑人员　曹文博　李　伟　胡　牧　陈敏仁　马　静

江小州　徐玉红　周　伟　李佳明　高　毅

周　剑　翟梦媛　马　丽　高冀燕　张　捷

前　言

　　党的十九大报告指出,我国要全面建成覆盖全民、城乡统筹、权责清晰、保障适度、可持续的多层次医疗保障体系。为促进多层次医疗保障体系的建立,推进医疗保障高质量发展,保障人民健康、促进共同富裕,国务院办公厅发布《"十四五"全民医疗保障规划》,明确"十四五"期间医疗保障工作的基本原则与发展目标,全方位指导医疗保障领域改革。

　　建设多层次医疗保障体系,离不开信息化、标准化的支撑与引领。2019 年 9 月,国家医疗保障局(简称"国家医保局")发布医保疾病诊断和手术操作、药品、医用耗材、医疗服务项目、医疗保障基金结算清单(简称"医保结算清单")等 15 项医保信息业务编码标准,成为医疗保障信息化、标准化建设的里程碑。

　　医保结算清单是指定点医疗机构在开展住院、门诊慢特病等医疗服务后,向医保部门申请费用结算时所需提交的数据清单,是医疗机构与医保部门间的统一结算凭证。

　　2019 年之前,我国无全国统一的医保结算清单,各地根据医保报销政策制定地方医保结算单,作为费用审核结算的凭证。各地结算单的项目设计不统一、项目内涵不一致,制约了数据信息的互联互通,限制了大数据分析的应用。

　　国家医保局组织专家团队,历经近两年时间设计出全国统一的医保结算清单,印发北京、天津等国家医疗保障疾病诊断相关分组(CHS-DRG)试点地区先行测试应用,评估测试效果。此后,根据测试应用结果进一步修订完善,于 2021 年 7 月正式发布医保结算清单及其填写规范,供全国贯标应用。

　　为更好地促进医保结算清单贯标应用,提高医保结算清单数据质量,方便接口改造、数据填报、清单审核等工作,《医疗保障基金结算清单应用指南》(简称"《指南》")编委会正式成立,着手开展《指南》的编撰工作。编委会经过 1 年时间,完成了全书的编撰。

本书共设凡例、清单介绍、正文、附录、索引五个部分,主要内容如下。

凡例部分对全书体例,即各组成部分的作用和构成进行简要介绍,对各数据指标的共性要求进行统一规定。

正文部分对医保结算清单的 193 项数据指标目进行描述,分别介绍"基本信息""门诊慢特病诊疗信息""住院诊疗信息"与"医疗收费信息"四个模块的用途、数据指标数量和数据标准等基本信息。

附录部分展示了三位不同情形患者医保结算清单案例,收录了医保结算清单相关政策文件,以及其他需要补充说明的内容。

索引部分以医保结算清单的四个模块为基础,将各数据指标依次排序。

《指南》适用于全国各级医疗机构、医保部门的相关人员,以及数据平台的信息化工作人员,是一本具备权威性和实用性的工具书。

《指南》的出版,适逢我国医疗保障制度框架基本形成、管理服务日趋精细、"十四五"全民医疗保障规划推行落实之际,诚愿本书能够对推动医疗保障业务信息标准化建设、促进医疗保障高质量发展、提高人民福祉、促进共同富裕有所助益!

编撰出版《指南》在我国尚属首次,肯定会存在不足与欠缺之处,敬请各位读者与本书使用人员提出宝贵意见与建议,及时反馈给编委会,以便后续修订完善。

随着医保业务的不断发展,以及医保结算清单的实际应用,医保结算清单将不断更新优化,编委会也将根据相应内容的更新持续完善《指南》,以切实服务于实践需要。

最后,对《指南》编撰、审评、出版等各项工作中付出辛勤劳动的所有人员表示衷心的感谢!

编委会

2022 年 10 月

目　录

凡　例

凡例对《指南》的总体框架、共性要求、体例等内容进行解释和说明。

一、总体要求

《指南》根据医保结算清单的结构,针对193项数据指标逐一进行填写指导。其中,基本信息部分31项、门诊慢特病诊疗信息部分6项、住院诊疗信息部分58项、医疗收费信息部分98项。

数据指标填写遵循各项国家标准及行业标准。《指南》共涉及《医保疾病诊断分类与代码》《医保手术操作分类与代码》等20余项标准。

二、体例介绍

《指南》除凡例外,分为清单介绍、正文、附录及索引四个部分。

(一) 清单介绍

本部分简单介绍清单的功能、布局与样式。其中,清单功能介绍医保结算清单的政策定位;清单布局介绍医保结算清单的构成情况;清单样式展示医保结算清单的具体结构及全部数据指标。

(二) 正文

本部分对医保结算清单的193项数据指标进行描述,分为"基本信息""门诊慢特病诊疗信息""住院诊疗信息"与"医疗收费信息"四个模块。

每个模块先通过"总体说明"介绍功能定位及数据参考标准等信息;此后按统一的内容结构,依次展开介绍模块内的数据指标,包括数据指标的定义、填写要求、采集标准(涉及数据类型及定义如

表1所示)。为帮助填报机构理解并规范填写,在填写要求部分还列明了填写标准,并添加模拟临床案例进行示例。

表1　采集标准参数介绍

序号	参数名称	参数内涵
1	中文名称	数据指标在医保结算清单中的名称,具有统一性与唯一性
2	同义名	医保结算清单数据指标在医疗机构及相关卫生标准中被广泛认同的,具有相同内涵的名称
3	英文名称	医保结算清单数据指标的英文翻译名
4	定义	医保结算清单数据指标的具体内涵,用以解释数据指标的概念或属性
5	数据类型	医保结算清单数据指标上传至医保数据接口时的数据属性,包括数值型、字符型、日期型与日期时间型等
6	填写格式(数据格式)	医保结算清单数据指标填写时应遵循的格式要求
7	取值范围(值域)	医保结算清单数据指标在规定范围内的所有可取数值的集合
8	备注	用于对医保结算清单数据指标添加注解说明,包括数据指标内涵的特殊情形、填写注意事项等
9	数据长度	医保结算清单数据指标在电脑中传输或储存的最大数据长度
10	缺省值	医保结算清单数据指标的默认值,是指属性、参数在被修改前的初始值
11	约束性	对"是否必须填写"医保结算清单数据指标进行约束,包括"必填项"与"条件必填项"。其中,条件必填项遵循"有则必填,无则空项"原则,即该数据指标对应情况若实际未发生,则无需填写
12	出现次数	医保结算清单数据指标最高出现次数

(三) 附录

本部分展示了三位不同情形患者医保结算清单案例,收录了其他需要进一步补充说明的内容,以及医保结算清单推进过程中发布的相关政策文件。

(四) 索引

以医保结算清单数据指标结构为基础形成,根据索引可快速查询获取每一个数据指标的填写指南。

三、使用说明

(一) 指标名称

为便于实际医保结算填写工作人员区分不同数据指标,编撰《指南》时

对部分数据指标名称做出调整,具体如下:

1. 原"关系"调整为"与患者关系";

2. 原"地址"调整为"联系人地址";

3. 原"电话"调整为"联系人电话";

4. 原"门(急)诊诊断(西医诊断)"调整为"门(急)诊西医诊断",与之对应的"疾病代码"调整为"门(急)诊西医诊断疾病代码";

5. 原"门(急)诊诊断(中医诊断)"调整为"门(急)诊中医诊断",与之对应的"疾病代码"调整为"门(急)诊中医诊断疾病代码";

6. 原重症监护病房相关的"合计"调整为"合计(重症监护时长)"。

(二) 填写说明示意图

以"0001 清单流水号"为例,应用指南填写说明的结构组成如下(图 1)。

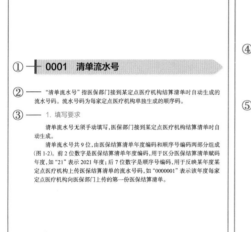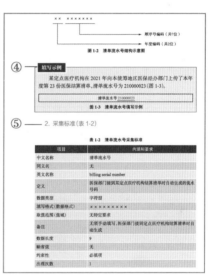

①数据指标序号及名称;②数据指标定义;③填写要求;④填写示例;⑤采集标准。

图 1　填写说明示意图

(三) 使用方法

步骤一:根据索引"数据指标序号及名称"实现快速定位;

步骤二:通过"数据指标定义"了解数据指标的特征与内涵;

步骤三:根据"填写要求"及"填写示例"掌握数据指标填写规则与方法;

步骤四:利用"采集标准"强化数据指标的信息化收集,提高数据质量。

清 单 介 绍

一、清单功能

医保结算清单作为医疗机构与医保部门间的统一结算凭证,其数据指标囊括患者与医疗机构之间的就诊医疗信息与缴费信息,具体作用路径如图Ⅰ所示。

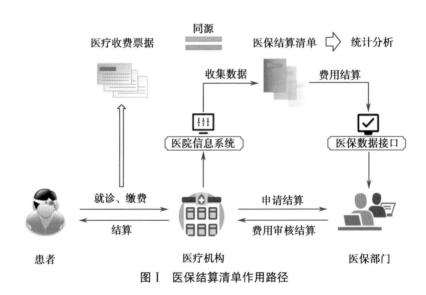

图Ⅰ 医保结算清单作用路径

医保结算清单通过统一并规范各统筹地区的医保结算数据信息,破除"信息孤岛"现象,可有效地发挥"医保审核结算""病种病组管理"和"医保大数据分析"三大功能(图Ⅱ)。

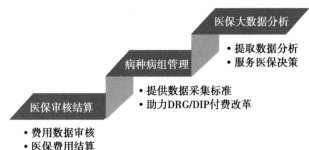

注:(1)DRG为疾病诊断相关分组(diagnosis related groups)
　　(2)DIP为按病种分值付费(diagnosis-intervention packet)

图Ⅱ　医保结算清单功能

(一)医保审核结算

医保结算信息一单集成,可高效满足医保费用审核与结算需求。

一方面,医保结算清单反映患者实际诊疗过程和实际医疗费用,医保部门可关联患者诊疗信息与费用信息,为医保费用结算提供核查依据,便于医保基金监管,有助于推动实现医保精细化管理。

另一方面,医保结算清单结算数据信息完整,具备普适性。从医疗机构的角度,可满足各级各类定点医疗机构的医保结算需求;从治疗方式的角度,可满足除普通门诊外的各类诊疗方式结算需求,如门诊慢特病、日间手术、住院等;从支付方式的角度,可满足各种支付方式结算需求,如后付制的按项目付费,预付制的按疾病诊断相关分组 / 基于大数据的病种组合(简称"DRG/DIP")付费等。

(二)病种病组管理

医保结算清单支持 DRG/DIP 付费方式改革,涵盖结算所需的三类基础信息。

一是诊疗信息。医保结算清单反映参保患者完整的诊疗信息,包括"主要诊断疾病代码""其他诊断疾病代码""手术及操作代码""呼吸机使用时间"等,为 DRG/DIP 付费提供数据基础。

二是费用信息。医保结算清单采集参保患者详细的诊疗费用,包括"床位费""诊察费""手术费""治疗费""卫生材料费""护理费""西药费""中成药费"等,为 DRG/DIP 付费科学测算权重与费率提供数据基础。

三是质控信息。医保结算清单同时还涵盖了必要的医疗服务质量指标,如"是否有出院 31 天内再住院计划",为 DRG/DIP 付费下定点医疗机构的医疗服务质量评价提供数据基础。

（三）医保大数据分析

医保结算清单数据传输标准统一,支持医保数据分析。各级医保部门及定点医疗机构按照全国统一的医保结算清单及填报指南填写,可以提高医保结算数据的统一性、规范性和准确性,为今后开展全国和地方医保大数据统计分析和决策制定,以及医保支付方式改革提供支撑。

二、清单布局

医保结算清单分为"基本信息""门诊慢特病诊疗信息""住院诊疗信息"与"医疗收费信息"四个模块(图Ⅲ),总计193项数据指标。

其中,基本信息采集参保患者与定点医疗机构的基础信息,包括参保患者的身份信息、医保信息及就诊定点医疗机构信息等,以便医保经办机构明确结算对象及报销政策;门诊慢特病诊疗信息反映门诊慢特病参保患者的实际诊疗过程,为常见门诊慢特病的分析提供数据基础;住院诊疗信息反映患者入院、诊断、治疗、护理、出院的全诊疗过程的信息,为DRG/DIP付费提供基础;医疗收费信息反映参保患者的实际医疗费用,为医保费用结算提供核查依据,有助于对医疗费用进行大数据分析。

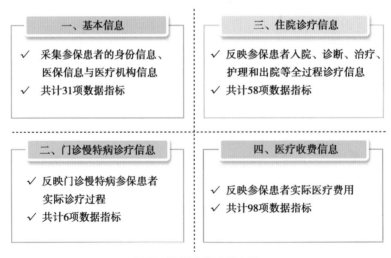

一、基本信息
- ✓ 采集参保患者的身份信息、医保信息与医疗机构信息
- ✓ 共计31项数据指标

三、住院诊疗信息
- ✓ 反映参保患者入院、诊断、治疗、护理和出院等全过程诊疗信息
- ✓ 共计58项数据指标

二、门诊慢特病诊疗信息
- ✓ 反映门诊慢特病参保患者实际诊疗过程
- ✓ 共计6项数据指标

四、医疗收费信息
- ✓ 反映参保患者实际医疗费用
- ✓ 共计98项数据指标

图Ⅲ 医保结算清单布局

三、清单样式(表I)

表I ××省(自治区、直辖市)××市医疗保障基金结算清单

清单流水号_____

定点医疗机构名称_____ 定点医疗机构代码_____ 医保结算等级_____

医保编号_____ 病案号_____ 申报时间____年__月__日

一、基本信息

姓名_____ 性别□ 1.男 2.女 出生日期___年__月__日 年龄__岁 国籍_____
(年龄不足1周岁)年龄__天 民族__ 患者证件类别__ 患者证件号码_____
职业_____ 现住址_____省(区、市)_____市_____县_____
工作单位及地址_____ 单位电话_____ 邮编_____
联系人姓名_____ 关系____ 地址____省(区、市)___市___县___ 电话_____
医保类型_____ 特殊人员类型_____ 参保地_____
新生儿入院类型_____ 新生儿出生体重_____克 新生儿入院体重____克

二、门诊慢特病诊疗信息

诊断科别_____ 就诊日期_____

病种名称	病种代码	手术及操作名称	手术及操作代码

三、住院诊疗信息

住院医疗类型□ 1.住院 2.日间手术

入院途径□ 1.急诊 2.门诊 3.其他医疗机构转入 9.其他

治疗类别□ 1.西医 2.中医(2.1中医 2.2民族医) 3.中西医

入院时间____年____月____日____时 入院科别____ 转科科别_____

出院时间____年____月____日____时 出院科别____ 实际住院____天

门(急)诊诊断(西医诊断)_____ 疾病代码_____
门(急)诊诊断(中医诊断)_____ 疾病代码_____

续表

出院西医诊断	疾病代码	入院病情	出院中医诊断	疾病代码	入院病情
主要诊断:			主病:		
其他诊断:			主证:		

诊断代码计数_____

主要手术及操作名称	主要手术及操作代码	麻醉方式	术者医师姓名	术者医师代码	麻醉医师姓名	麻醉医师代码

手术及操作起止时间_____　　麻醉起止时间_____

其他手术及操作名称1	其他手术及操作代码1	麻醉方式	术者医师姓名	术者医师代码	麻醉医师姓名	麻醉医师代码

手术及操作起止时间:_____　　麻醉起止时间_____

其他手术及操作名称2	其他手术及操作代码2	麻醉方式	术者医师姓名	术者医师代码	麻醉医师姓名	麻醉医师代码

手术及操作起止时间_____　　麻醉起止时间_____

……

手术及操作代码计数_____

呼吸机使用时间____天____小时____分钟

颅脑损伤患者昏迷时间:入院前____　天____　小时____　分钟

　　　　　　　　　　　入院后____　天____　小时____　分钟

重症监护病房类型 （CCU、NICU、ECU、 SICU、PICU、RICU、 ICU（综合）、其他）	进重症监护室时间 （_年_月_日_时_分）	出重症监护室时间 （_年_月_日_时_分）	合计（_时_分）
输血品种	输血量		输血计量单位

特级护理天数____ 一级护理天数____ 二级护理天数____ 三级护理天数____

离院方式 □ 1. 医嘱离院 2. 医嘱转院,拟接收机构名称____ 3. 转医嘱转社区卫生服务机构/乡镇卫生院,拟接收机构名称____ 4. 非医嘱离院 5. 死亡 9. 其他

是否有出院 31 天内再住院计划 □ 1. 无 2. 有,目的_____

主诊医师姓名_____	主诊医师代码_____
责任护士姓名_____	责任护士代码_____

四、医疗收费信息

业务流水号：_____
票据代码：_____
票据号码：_____

结算期间：____年____月____日—____年____月____日

项目名称	金额	甲类	乙类	自费	其他
床位费					
诊察费					
检查费					
化验费					
治疗费					
手术费					
护理费					
卫生材料费					
西药费					

续表

中药饮片费					
中成药费					
一般诊疗费					
挂号费					
其他费					
××（按病种收费名称＋代码）					
金额合计					
医保统筹基金支付					
补充医疗保险支付	职工大额补助		个人负担	个人自付	
	居民大病保险				
	公务员医疗补助			个人自费	
医疗救助支付					
其他支付	企业补充		个人支付	个人账户支付	
	商业保险			个人现金支付	
	……				

医保支付方式□ 1. 按项目 2. 单病种 3. 按病种分值 4. 疾病诊断相关分组（DRG）
　　　　　　　5. 按床日 6. 按人头……

定点医疗机构填报部门_____　　　医保经办机构_____　　代码_____
定点医疗机构填报人_____　　　医保机构经办人_____　　代码_____

第一部分

1

基本信息

🌱 总体说明

　　基本信息反映参保患者与定点医疗机构的基础信息,包括参保患者的身份信息、医保信息与就诊定点医疗机构信息。该模块主要以国家卫生健康委员会(简称"国家卫生健康委")住院病案首页中的基本信息为蓝本,结合医保管理实际需求设计。本部分数据范围为0001~0031,共计31项数据指标。

1. 功能定位

　　基本信息模块采集并识别参保患者与定点医疗机构的身份信息。一方面,通过对参保患者姓名、年龄、身份证件、医保类型、参保地等信息的采集,明确了医保经办机构的报销对象及报销政策;另一方面,通过对定点医疗机构名称、代码、医保结算等级等信息的采集,明确了医保经办机构的结算对象及支付政策。

2. 参考标准

　　基本信息引用的数据标准,包括国家标准和行业标准(表1-1)。

表1-1 基本信息参考标准

标准类别	主管部门	具体标准名称
国家标准	国家市场监督管理总局	《家庭关系代码》(GB/T 4761—2008)
		《个人基本信息分类与代码 第1部分:人的性别代码》(GB/T 2261.1—2003)
		《个人基本信息分类与代码 第4部分:从业状况(个人身份)代码》(GB/T 2261.4—2003)
	国家标准化管理委员会	《中华人民共和国行政区划代码》(GB/T 2260—2007)
		《世界各国和地区名称代码》(GB/T 2659—2000)
		《中国各民族名称的罗马字母拼写法和代码》(GB/T 3304—1991)
行业标准	国家卫生健康委	《卫生信息数据元值域代码 第3部分:人口学及社会经济学特征》(WS 364.3—2011)
	国家医保局	《定点医疗机构代码》

3. 清单样式(图1-1)

清单流水号_____

定点医疗机构名称_____　定点医疗机构代码_____　医保结算等级_____

医保编号_____　病案号_____　申报时间_____年__月__日

一、基本信息
姓名_____　性别□ 1.男　2.女　出生日期___年__月__日　年龄___岁　国籍____
(年龄不足1周岁)年龄____天　民族__　患者证件类别____　患者证件号码_____
职业_____　现住址____省(区、市)___市___县____
工作单位及地址_____　单位电话_____　邮编_____
联系人姓名_____　关系___　地址____省(区、市)___市___县___　电话____
医保类型_____　特殊人员类型_____　参保地_____
新生儿入院类型_____　新生儿出生体重____克　新生儿入院体重____克

图 1-1　基本信息部分

0001　清单流水号

"清单流水号"指医保部门接到某定点医疗机构结算清单时自动生成的流水号码。流水号码为每家定点医疗机构单独生成的顺序码。

1. 填写要求

清单流水号无须手动填写,医保部门接到某定点医疗机构结算清单时自动生成。

清单流水号共9位,由医保结算清单年度编码和顺序号编码两部分组成(图1-2)。前2位数字是医保结算清单年度编码,用于区分医保结算清单赋码年度,如"21"表示2021年度;后7位数字是顺序号编码,用于反映某年度某定点医疗机构上传医保结算清单的流水号码,如"0000001"表示该年度每家定点医疗机构向医保部门上传的第一份医保结算清单。

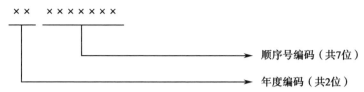

图 1-2　清单流水号结构示意图

填写示例

某定点医疗机构在 2021 年向本统筹地区医保经办部门上传了本年度第 23 份医保结算清单,清单流水号为 210000023(图 1-3)。

清单流水号 <u>210000023</u>

图 1-3　清单流水号填写示例

2. 采集标准(表 1-2)

表 1-2　清单流水号采集标准

项目	内涵和要求
中文名称	清单流水号
同义名	无
英文名称	billing serial number
定义	医保部门接到某定点医疗机构结算清单时自动生成的流水号码
数据类型	字符型
填写格式(数据格式)	××××××××
取值范围(值域)	无特定要求
备注	无须手动填写,医保部门接到定点医疗机构结算清单时自动生成
数据长度	9
缺省值	无
约束性	必填项
出现次数	1

0002 定点医疗机构名称

"定点医疗机构名称"指患者就诊的定点医疗机构名称。

1. 填写要求

定点医疗机构名称应按照《医疗机构执业许可证》登记的机构名称填写。

填写示例

某患者就诊的定点医疗机构为中日友好医院(图1-4)。

定点医疗机构名称	中日友好医院

图1-4 定点医疗机构名称填写示例

---

2. 采集标准(表1-3)

表1-3 定点医疗机构名称采集标准

项目	内涵和要求
中文名称	定点医疗机构名称
同义名	定点医院名称
英文名称	name of designated healthcare provider
定义	患者就诊所在的定点医疗机构名称
数据类型	字符型
填写格式(数据格式)	无特定要求
取值范围(值域)	无特定要求
备注	无
数据长度	200
缺省值	无
约束性	必填项
出现次数	1

0003　定点医疗机构代码

"定点医疗机构代码"指"0002定点医疗机构名称"在《定点医疗机构代码》中对应的机构代码。

1. 填写要求

定点医疗机构代码按《定点医疗机构代码》进行填写,从"国家医保信息业务编码标准数据库动态维护"平台获得。

定点医疗机构代码分3个部分共12位,通过大写英文字母和阿拉伯数字按特定顺序排列表示(图1-5)。其中,第1部分是定点医疗机构标识码,第2部分是行政区划代码,第3部分是定点医疗机构顺序码。

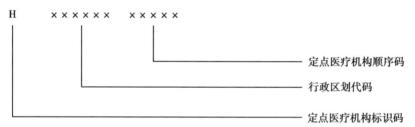

图1-5　定点医疗机构代码结构示意图

第1部分:定点医疗机构标识码,仅1位,用大写英文字母"H"表示。

第2部分:行政区划代码,参考《中华人民共和国行政区划代码》(GB/T 2260—2007)以及民政部官网公布的更新情况,用6位阿拉伯数字表示。其中,前两位代码表示省级行政区(省、自治区、直辖市),中间两位代码表示市级行政区(市、地区、自治州、盟),后两位代码表示县级行政区(县、自治县、县级市、旗、自治旗、市辖区、林区、特区)。

第3部分:定点医疗机构顺序码,对同一市级行政区(市、地区、自治州、盟)下的定点医疗机构顺序码,用5位阿拉伯数字表示。

填写示例

　　某患者就诊的定点医疗机构为中日友好医院,在《定点医疗机构代码》中所对应的代码为 H11010502181(图 1-6)。

| 定点医疗机构名称 | 中日友好医院 | 定点医疗机构代码 | H11010502181 |

图 1-6　定点医疗机构代码填写示例

2. 采集标准(表 1-4)

表 1-4　定点医疗机构代码采集标准

项目	内涵和要求
中文名称	定点医疗机构代码
同义名	定点医院代码、定点医疗机构 ID
英文名称	code of designated healthcare provider
定义	"定点医疗机构名称"在《定点医疗机构代码》中对应的机构代码
数据类型	字符型
填写格式(数据格式)	无特定要求
取值范围(值域)	《定点医疗机构代码》
备注	无
数据长度	30
缺省值	无
约束性	必填项
出现次数	1

0004　医保结算等级

　　"医保结算等级"指定点医疗机构医保管理信息数据子集中的"定点医疗机构收费等级",分为一级、二级、三级和未定级。

1. 填写要求

医保结算等级在定点医疗机构医保管理信息数据子集中分为一级、二级、三级和未定级,应根据本统筹地区医保经办部门签订的协议等级进行填写。

填写示例

某患者在定点医疗机构就诊的医保结算等级为一级(图1-7)。

医保结算等级一级

图1-7 医保结算等级填写示例

2. 采集标准(表1-5)

表1-5 医保结算等级采集标准

项目	内涵和要求
中文名称	医保结算等级
同义名	无
英文名称	medicare settlement level
定义	定点医疗机构医保管理信息数据子集中的"定点医疗机构收费等级"
数据类型	字符型
填写格式(数据格式)	无特定要求
取值范围(值域)	一级、二级、三级和未定级
备注	根据定点医疗机构与本统筹地区医保经办部门签订的协议等级填写
数据长度	3
缺省值	无
约束性	必填项
出现次数	1

0005 医保编号

"医保编号"指参保人在医保系统中的唯一身份代码。

1. 填写要求

医保编号无需手动填写,当医疗机构将患者的医保结算清单上传至医保信息平台时,平台将按照结算清单中的人员信息自动填写医保编号。医疗收费票据中的"医保编号"应与医保结算清单中的"医保编号"一致。

填写示例

某患者因创伤性脑干损伤入院诊疗,定点医疗机构将患者的医保结算清单上传至医保系统后,系统自动识别生成的患者医保编号为×××××× (图1-8)。

医保编号 ＿×××××× ＿

图1-8 医保编号填写示例

2. 采集标准(表1-6)

表1-6 医保编号采集标准

项目	内涵和要求
中文名称	医保编号
同义名	无
英文名称	medical insurance number
定义	参保人在医保系统中的唯一身份代码
数据类型	字符型
填写格式(数据格式)	无特定要求
取值范围(值域)	无特定要求
备注	无须手动填写,系统自动识别生成
数据长度	30
缺省值	无
约束性	必填项
出现次数	1

0006 病案号

"病案号"指定点医疗机构为每一位患者病案设置的唯一编码。

1. 填写要求

病案号由定点医疗机构为患者专门设置。原则上,同一患者在同一医疗机构多次住院应使用同一病案号,按照住院病案首页的号码填写。

填写示例

某患者在定点医疗机构就诊时的病案号为8888888(图1-9)。

病案号 _8888888_

图1-9 病案号填写示例

---

2. 采集标准(表1-7)

表1-7 病案号采集标准

项目	内涵和要求
中文名称	病案号
同义名	无
英文名称	medical record number
定义	定点医疗机构为每一位患者病案设置的唯一编码
数据类型	字符型
填写格式(数据格式)	无特定要求
取值范围(值域)	无特定要求
备注	原则上,同一患者在同一医疗机构多次住院应使用同一病案号
数据长度	40
缺省值	无
约束性	条件必填项
出现次数	1

0007 申报时间

"申报时间"指定点医疗机构上报医保结算清单的时间。

1. 填写要求

申报时间采用公元纪年,精确到日。

填写示例

某定点医疗机构上报医保结算清单的时间为 2022 年 1 月 1 日(图 1-10)。

申报时间 2022 年 01 月 01 日

图 1-10 申报时间填写示例

2. 采集标准(表 1-8)

表 1-8 申报时间采集标准

项目	内涵和要求
中文名称	申报时间
同义名	无
英文名称	time of declaration
定义	定点医疗机构上报医保结算清单的时间
数据类型	日期型
填写格式(数据格式)	yyyy-MM-dd
取值范围(值域)	无特定要求
备注	公元纪年,精确到日
数据长度	—
缺省值	无
约束性	必填项
出现次数	1

0008 姓名

"姓名"指患者本人在公安户籍管理部门正式登记注册的姓氏和名称。

1. 填写要求

姓名应与患者在公安户籍管理部门正式登记注册的姓氏和名称保持一致。

填写示例

某患者的姓名为张某某(图1-11)。

姓名 <u>张某某</u>

图1-11 姓名填写示例

---

2. 采集标准(表1-9)

表1-9 姓名采集标准

项目	内涵和要求
中文名称	姓名
同义名	无
英文名称	name
定义	患者本人在公安户籍管理部门正式登记注册的姓氏和名称
数据类型	字符型
填写格式(数据格式)	无特定要求
取值范围(值域)	无特定要求
备注	中国人姓名是指本人在公安户籍管理部门正式登记注册的姓氏和名称,其中,港澳台地区人员姓名是指来往大陆/内地通行证记载的姓名。外籍人姓名是指护照记载的姓名
数据长度	50
缺省值	无
约束性	必填项
出现次数	1

0009 性别

"性别"指患者的生理性别。

1. 填写要求

性别须按照《个人基本信息分类与代码 第 1 部分：人的性别代码》(GB/T 2261.1—2003)标准，填写相应代码(表 1-10)。

表 1-10 人的性别代码表

代码	性别
0	未知的性别
1	男
2	女
9	未说明的性别

填写示例

某患者的性别为男性(图 1-12)。

性别 ☐ 1.男 2.女

图 1-12 性别填写示例

2. 采集标准(表 1-11)

表 1-11 性别采集标准

项目	内涵和要求
中文名称	性别
同义名	无
英文名称	sex

续表

项目	内涵和要求
定义	患者的生理性别
数据类型	字符型
填写格式（数据格式）	无特定要求
取值范围（值域）	［0,1,2,9］
备注	定义出自《个人基本信息分类与代码 第 1 部分：人的性别代码》（GB/T 2261.1—2003）；代码"0"用于真两性畸形或不确定者；变性者应该填写经历变性手术后的性别，并在医疗档案中记录他们原有的生理性别
数据长度	6
缺省值	无
约束性	必填项
出现次数	1

0010　出生日期

"出生日期"指患者出生当日的公元纪年日期的完整描述。

1. 填写要求

出生日期应按身份证上的出生日期进行填写。如果出生日期不能确定，则应当按规定记录年龄（单位：年）并以此推导出出生日期，推算出的出生日期应是有效日期，并加以（*）标注，以表示其为估算值。

填写示例

某患者的出生日期为 2015 年 10 月 1 日（图 1-13）。

出生日期 2015 年 10 月 01 日

图 1-13　出生日期填写示例

2. 采集标准(表 1-12)

表 1-12　出生日期采集标准

项目	内涵和要求
中文名称	出生日期
同义名	无
英文名称	birth date
定义	患者出生当日的公元纪年日期的完整描述
数据类型	日期型
填写格式(数据格式)	yyyy-MM-dd
取值范围(值域)	无特定要求
备注	公元纪年,精确到日
数据长度	—
缺省值	无
约束性	必填项
出现次数	1

0011　年龄(岁)

"年龄(岁)[①]"指患者年龄大于等于 1 周岁的实足年龄,为患者出生后按照日历计算的历法年龄。

1. 填写要求

年龄(岁)应填写患者实足年龄的相应整数。

---

①为体现 0011 项是针对 1 周岁以上患者,故增加"岁"。

填写示例

某 2015 年 10 月 1 日出生的患者,2021 年 2 月 14 日于家中误咽鱼骨后导致颈前疼痛数小时,当日即前往某定点医疗机构就诊,经检查确诊为"食管上段异物并小瘘管形成"。从患者出生日期开始计算,患者实足年龄的相应整数应为 5 岁(图 1-14)。

年龄 __5__ 岁

图 1-14 年龄(岁)填写示例

2. 采集标准(表 1-13)

表 1-13 年龄采集标准

项目	内涵和要求
中文名称	年龄
同义名	年纪
英文名称	age
定义	患者年龄大于等于 1 周岁的实足年龄,为患者出生后按照日历计算的历法年龄
数据类型	数值型
填写格式(数据格式)	无特定要求
取值范围(值域)	大于等于 1 的整数
备注	以实足年龄的相应整数填写
数据长度	4
缺省值	无
约束性	条件必填项
出现次数	1

0012 （年龄不足1周岁）年龄（天）

"（年龄不足1周岁）年龄（天）[①]"指患者为婴幼儿,实足年龄不足1周岁,为患者出生后按照日历计算的实足天龄。

1. 填写要求

（年龄不足1周岁）年龄（天）应按照患者实足天龄的相应整数填写。

> **填写示例**
>
> 某2021年10月1日出生的新生儿,出生后3周于家中出现进行性加重的喷射状呕吐,呕吐物为白色奶块,呕吐后仍表现较强进食感。其母亲于2021年10月23日带患者到某定点医疗机构就诊,确诊为先天性幽门肥厚性狭窄。从患者出生日期开始计算,患者实足天龄的相应整数应为22天（图1-15）。
>
> ---
> （年龄不足1周岁）年龄 <u>22</u> 天
> ---
>
> **图1-15 （年龄不足1周岁）年龄（天）填写示例**

2. 采集标准（表1-14）

表1-14 （年龄不足1周岁）年龄（天）采集标准

项目	内涵和要求
中文名称	（年龄不足1周岁）年龄（天）
同义名	无
英文名称	age（less than one year old）
定义	患者出生后按照日历计算的实足天龄
数据类型	数值型
填写格式（数据格式）	无特定要求

---

①为体现0012是针对新生儿等婴幼儿患者,故增加"天"。

项目	内涵和要求
取值范围(值域)	大于等于 0 的整数
备注	患者实足年龄不足 1 周岁时填写,为实足天龄的相应整数
数据长度	3
缺省值	无
约束性	条件必填项
出现次数	1

0013 国籍

"国籍"指患者所属国籍。

1. 填写要求

国籍须按照《世界各国和地区名称代码表》(GB/T 2659—2000)标准填写相应名称(表 1-15)。

表 1-15 世界各国和地区名称

序号	中文简称	序号	中文简称
1	阿富汗	11	亚美尼亚
2	阿尔巴尼亚	12	阿鲁巴
3	阿尔及利亚	13	澳大利亚
4	美属萨摩亚	14	奥地利
5	安道尔	15	阿塞拜疆
6	安哥拉	16	巴哈马
7	安圭拉	17	巴林
8	南极洲	18	孟加拉国
9	安提瓜和巴布达	19	巴巴多斯
10	阿根廷	20	白俄罗斯

续表

序号	中文简称	序号	中文简称
21	比利时	49	科科斯(基林)群岛
22	伯利兹	50	哥伦比亚
23	贝宁	51	科摩罗
24	百慕大	52	刚果(布)
25	不丹	53	刚果(金)
26	玻利维亚	54	库克群岛
27	波黑	55	哥斯达黎加
28	博茨瓦纳	56	科特迪瓦
29	布维岛	57	克罗地亚
30	巴西	58	古巴
31	英属印度洋领地	59	塞浦路斯
32	文莱	60	捷克
33	保加利亚	61	丹麦
34	布基纳法索	62	吉布提
35	布隆迪	63	多米尼克
36	柬埔寨	64	多米尼加
37	喀麦隆	65	东帝汶
38	加拿大	66	厄瓜多尔
39	佛得角	67	埃及
40	开曼群岛	68	萨尔瓦多
41	中非	69	赤道几内亚
42	乍得	70	厄立特里亚
43	智利	71	爱沙尼亚
44	中国	72	埃塞俄比亚
45	中国香港	73	福克兰群岛(马尔维纳斯)
46	中国澳门	74	法罗群岛
47	中国台湾	75	斐济
48	圣诞岛	76	芬兰

序号	中文简称	序号	中文简称
77	法国	105	爱尔兰
78	法属圭亚那	106	以色列
79	法属波利尼西亚	107	意大利
80	法属南部领地	108	牙买加
81	加蓬	109	日本
82	冈比亚	110	约旦
83	格鲁吉亚	111	哈萨克斯坦
84	德国	112	肯尼亚
85	加纳	113	基里巴斯
86	直布罗陀	114	朝鲜
87	希腊	115	韩国
88	格陵兰	116	科威特
89	格林纳达	117	吉尔吉斯斯坦
90	瓜德罗普	118	老挝
91	关岛	119	拉脱维亚
92	危地马拉	120	黎巴嫩
93	几内亚	121	莱索托
94	几内亚比绍	122	利比里亚
95	圭亚那	123	利比亚
96	海地	124	列支敦士登
97	赫德岛和麦克唐纳岛	125	立陶宛
98	洪都拉斯	126	卢森堡
99	匈牙利	127	前南马其顿①
100	冰岛	128	马达加斯加
101	印度	129	马拉维
102	印度尼西亚	130	马来西亚
103	伊朗	131	马尔代夫
104	伊拉克	132	马里

①参照《世界各国和地区名称代码表》(GB/T 2659—2000),保留此项。

续表

序号	中文简称	序号	中文简称
133	马耳他	161	挪威
134	马绍尔群岛	162	阿曼
135	马提尼克	163	巴基斯坦
136	毛里塔尼亚	164	帕劳
137	毛里求斯	165	巴勒斯坦
138	马约特	166	巴拿马
139	墨西哥	167	巴布亚新几内亚
140	密克罗尼西亚联邦	168	巴拉圭
141	摩尔多瓦	169	秘鲁
142	摩纳哥	170	菲律宾
143	蒙古	171	皮特凯恩
144	蒙特塞拉特	172	波兰
145	摩洛哥	173	葡萄牙
146	莫桑比克	174	波多黎各
147	缅甸	175	卡塔尔
148	纳米比亚	176	留尼汪
149	瑙鲁	177	罗马尼亚
150	尼泊尔	178	俄罗斯联邦
151	荷兰	179	卢旺达
152	荷属安的列斯	180	圣赫勒拿
153	新喀里多尼亚	181	圣基茨和尼维斯
154	新西兰	182	圣卢西亚
155	尼加拉瓜	183	圣皮埃尔和密克隆
156	尼日尔	184	圣文森特和格林纳丁斯
157	尼日利亚	185	萨摩亚
158	纽埃	186	圣马力诺
159	诺福克岛	187	圣多美和普林西比
160	北马里亚纳	188	沙特阿拉伯

续表

序号	中文简称	序号	中文简称
189	塞内加尔	215	突尼斯
190	塞舌尔	216	土耳其
191	塞拉利昂	217	土库曼斯坦
192	新加坡	218	特克斯和凯科斯群岛
193	斯洛伐克	219	图瓦卢
194	斯洛文尼亚	220	乌干达
195	所罗门群岛	221	乌克兰
196	索马里	222	阿联酋
197	南非	223	英国
198	南乔治亚岛和南桑德韦奇岛	224	美国
199	西班牙	225	美国本土外小岛屿
200	斯里兰卡	226	乌拉圭
201	苏丹	227	乌兹别克斯坦
202	苏里南	228	瓦努阿图
203	斯瓦尔巴岛和扬马延岛	229	梵蒂冈
204	斯威士兰	230	委内瑞拉
205	瑞典	231	越南
206	瑞士	232	英属维尔京群岛
207	叙利亚	233	美属维尔京群岛
208	塔吉克斯坦	234	瓦利斯和富图纳
209	坦桑尼亚	235	西撒哈拉
210	泰国	236	也门
211	多哥	237	南斯拉夫
212	托克劳	238	赞比亚
213	汤加	239	津巴布韦
214	特立尼达和多巴哥		

填写示例

某丹麦籍留学生,在我国求学期间,因患急性阑尾炎入院手术,应于清单"国籍"处填写丹麦(图 1-16)。

国籍 丹麦

图 1-16 国籍填写示例

2. 采集标准(表 1-16)

表 1-16 国籍采集标准

项目	内涵和要求
中文名称	国籍
同义名	国籍名称
英文名称	nationality
定义	患者所属国籍
数据类型	字符型
填写格式(数据格式)	无特定要求
取值范围(值域)	《世界各国和地区名称代码表》(GB/T 2659—2000)
备注	无
数据长度	70
缺省值	无
约束性	必填项
出现次数	1

0014 民族

"民族"指患者所属民族。

1. 填写要求

民族须按照《中国各民族名称的罗马字母拼写法和代码》(GB/T 3304—1991)填写相应名称(表1-17)。

表1-17 民族代码

序号	字母代码	民族名称	序号	字母代码	民族名称
1	HA	汉族	29	KG	柯尔克孜族
2	MG	蒙古族	30	TU	土族
3	HU	回族	31	DU	达斡尔族
4	ZA	藏族	32	ML	仫佬族
5	UG	维吾尔族	33	QI	羌族
6	MH	苗族	34	BL	布朗族
7	YI	彝族	35	SL	撒拉族
8	ZH	壮族	36	MN	毛南族
9	BY	布依族	37	GL	仡佬族
10	CS	朝鲜族	38	XB	锡伯族
11	MA	满族	39	AC	阿昌族
12	DO	侗族	40	PM	普米族
13	YA	瑶族	41	TA	塔吉克族
14	BA	白族	42	NU	怒族
15	TJ	土家族	43	UZ	乌孜别克族
16	HN	哈尼族	44	RS	俄罗斯族
17	KZ	哈萨克族	45	EW	鄂温克族
18	DA	傣族	46	DE	德昂族
19	LI	黎族	47	BN	保安族
20	LS	傈僳族	48	YG	裕固族
21	VA	佤族	49	GI	京族
22	SH	畲族	50	TT	塔塔尔族
23	GS	高山族	51	DR	独龙族
24	LH	拉祜族	52	OR	鄂伦春族
25	SU	水族	53	HZ	赫哲族
26	DX	东乡族	54	MB	门巴族
27	NX	纳西族	55	LB	珞巴族
28	JP	景颇族	56	JN	基诺族

填写示例

某患者是汉族(图1-17)。

民族 __汉族__

图 1-17 民族填写示例

2. 采集标准(表 1-18)

表 1-18 民族采集标准

项目	内涵和要求
中文名称	民族
同义名	民族名称
英文名称	ethnicity
定义	患者所属民族
数据类	字符型
填写格式(数据格式)	无特定要求
取值范围(值域)	《中国各民族名称的罗马字母拼写法和代码》(GB/T 3304—1991)
备注	无
数据长度	100
缺省值	无
约束性	条件必填项
出现次数	1

0015 患者证件类别

"患者证件类别"指患者身份证件所属类别。

1. 填写要求

患者证件类别参考《卫生信息数据元值域代码 第 3 部分：人口学及社会

经济学特征》(WS 364.3—2011)标准,结合医保结算清单实际填写需求,具体身份证件类别代码如下表 1-19 所示,应填写代码对应的证件类别名称。

表 1-19　患者身份证件类别代码表

值	值含义
01	居民身份证
02	居民户口簿
03	护照
04	军官证
05	驾驶证
06	港澳居民来往内地通行证
07	台湾居民来往大陆通行证
19	母亲身份证
29	港澳台居民居住证
99	其他法定有效证件

填写示例

某患者(天龄 8 天)尚未办理户口,故患者证件类别应填写"母亲身份证"(图 1-18)。

患者证件类别　母亲身份证　　　患者证件号码　　　　　　

图 1-18　患者证件类别填写示例

2. 采集标准(表 1-20)

表 1-20　患者证件类别采集标准

项目	内涵和要求
中文名称	患者证件类别
同义名	证件类别
英文名称	type of ID
定义	患者身份证件所属类别
数据类型	字符型
填写格式(数据格式)	无特定要求
取值范围(值域)	[01,02,03,04,05,06,07,19,99]

项目	内涵和要求
备注	无
数据长度	6
缺省值	无
约束性	必填项
出现次数	1

0016 患者证件号码

"患者证件号码"指与"0015 患者证件类别"相对应的唯一法定标识符。

1. 填写要求

患者证件号码需与相应有效证件的号码保持一致。

填写示例

如某患者(2 岁)尚未办理居民身份证,通过居民户口簿办理入院手续,故患者证件类别应为"2",填写"居民户口簿",患者证件号码应填写户口簿上本人的证件号码 4311×××××××××7840(图 1-19)。

患者证件类别 ___居民户口簿___ 患者证件号码 ___4311×××××××××7840___

图 1-19 患者证件号码填写示例

2. 采集标准(表 1-21)

表 1-21 患者证件号码采集标准

项目	内涵和要求
中文名称	患者证件号码
同义名	证件号码
英文名称	ID number
定义	"患者证件类别"对应的唯一法定标识符

续表

项目	内涵和要求
数据类型	字符型
填写格式(数据格式)	无特定要求
取值范围(值域)	无特定要求
备注	无
数据长度	50
缺省值	无
约束性	必填项
出现次数	1

0017 职业

"职业"指患者当前从事的职业类别。

1. 填写要求

职业须按照《个人基本信息分类与代码 第4部分:从业状况(个人身份)代码》(GB/T 2261.4—2003)填写相应名称(表1-22)。

表1-22 患者职业类别代码表

代码	名称
11	国家公务员
13	专业技术人员
17	职员
21	企业管理人员
24	工人
27	农民
31	学生
37	现役军人
51	自由职业者

代码	名称
54	个体经营者
70	无业人员
80	退(离)休人员
90	其他

填写示例

某患者因为身体原因未就业,为无业人员(图1-20)。

职业　无业人员

图1-20　职业填写示例

2. 采集标准(表1-23)

表1-23　职业采集标准

项目	内涵和要求
中文名称	职业
同义名	无
英文名称	occupation
定义	患者当前从事的职业类别
数据类型	字符型
填写格式(数据格式)	无特定要求
取值范围(值域)	《个人基本信息分类与代码 第4部分:从业状况(个人身份)代码》(GB/T 2261.4—2003)
备注	无
数据长度	6
缺省值	无
约束性	必填项
出现次数	1

0018　现住址

"现住址"指患者近期的常住地址。

1. 填写要求

现住址应参考《中华人民共和国行政区划代码》(GB/T 2260—2007)以及民政部官网公布的更新情况,按省、市、县、乡顺序填写行政区划的全称。

填写示例

某患者近期的住址为江苏省南京市江宁区龙眠大道 688 号(图 1-21)。

现住址　江苏　省(区、市)　南京　市　江宁区　县　龙眠大道 688 号

图 1-21　现住址填写示例

2. 采集标准(表 1-24)

表 1-24　现住址采集标准

项目	内涵和要求
中文名称	现住址
同义名	无
英文名称	current address
定义	患者近期的常住地址
数据类型	字符型
填写格式(数据格式)	___省(区、市)___市___县_____
取值范围(值域)	无特定要求
备注	无
数据长度	200
缺省值	无
约束性	必填项
出现次数	1

0019 工作单位及地址

"工作单位及地址"指患者在就诊前的工作单位名称和地址。

1. 填写要求

工作单位应与患者工作单位营业执照中企业的名称保持一致。工作地址应参考《中华人民共和国行政区划代码》(GB/T 2260—2007)以及民政部官网公布的更新情况,按省、市顺序填写行政区划的全称。

填写示例

某患者在国家医疗保障局工作,单位地址是北京市(图1-22)。

工作单位及地址　　国家医疗保障局　　北京

图1-22　工作单位及地址填写示例

---

2. 采集标准(表1-25)

表1-25　工作单位及地址采集标准

项目	内涵和要求
中文名称	工作单位及地址
同义名	无
英文名称	work unit and address
定义	患者在就诊前的工作单位名称和地址
数据类型	字符型
填写格式(数据格式)	无特定要求
取值范围(值域)	无特定要求
备注	无
数据长度	工作单位名称:200;工作单位地址:200
缺省值	无
约束性	条件必填项
出现次数	1

0020 单位电话

"单位电话"指患者当前所在工作单位的电话号码。

1. 填写要求

单位电话包括国际、国内区号和分机号。

> **填写示例**
>
> 某患者在中国银联股份有限公司江苏分公司工作,单位电话是025-5234××××(图1-23)。
>
> | 单位电话 | 025-5234×××× |
> |---|---|
>
> **图1-23 单位电话填写示例**

2. 采集标准(表1-26)

表1-26 单位电话采集标准

项目	内涵和要求
中文名称	单位电话
同义名	无
英文名称	work unit phone number
定义	患者当前所在工作单位的电话号码
数据类型	字符型
填写格式(数据格式)	无特定要求
取值范围(值域)	无特定要求
备注	无
数据长度	50
缺省值	无
约束性	条件必填项
出现次数	1

0021 邮编

"邮编"指患者当前所在工作单位地址的邮政编码。

1. 填写要求

邮编应填写与工作单位地址对应的邮政通信代号。

填写示例

某患者在中国银联股份有限公司江苏分公司工作,工作单位邮编为210××6(图1-24)。

邮编	210××6

图1-24 邮编填写示例

2. 采集标准(表1-27)

表1-27 邮编采集标准

项目	内涵和要求
中文名称	邮编
同义名	无
英文名称	postal zip code
定义	患者当前所在工作单位地址的邮政编码
数据类型	字符型
填写格式(数据格式)	××××××
取值范围(值域)	无特定要求
备注	与地址对应的邮局及其投递区域的邮政通信代号
数据长度	6
缺省值	无
约束性	条件必填项
出现次数	1

0022 联系人姓名

"联系人姓名"指联系人在公安户籍管理部门正式登记注册的姓氏和名称。

1. 填写要求

联系人姓名应与患者联系人在公安户籍管理部门正式登记注册的姓氏和名称保持一致。

填写示例

某老年患者于家中突发心肌梗死,由其独生子张某某陪护送往医院,签订手术知情同意书并陪床看护,故患者联系人姓名处填写为"张某某"(图 1-25)。

联系人姓名 __张某某__

图 1-25 联系人姓名填写示例

---

2. 采集标准(表 1-28)

表 1-28 联系人姓名采集标准

项目	内涵和要求
中文名称	联系人姓名
同义名	无
英文名称	contact person name
定义	联系人在公安户籍管理部门正式登记注册的姓氏和名称
数据类型	字符型
填写格式(数据格式)	无特定要求
取值范围(值域)	无特定要求
备注	无

续表

项目	内涵和要求
数据长度	50
缺省值	无
约束性	条件必填项
出现次数	1

0023 与患者关系

"与患者关系"指联系人与患者之间的关系。

1. 填写要求

与患者关系应参照《家庭关系代码》(GB/T 4761—2008)的二位数字代码所对应的名称填写(表 1-29)。

表 1-29 家庭关系二位数字代码表

代码	家庭关系	代码	家庭关系
01	本人	28	女婿
02	户主	29	其他儿子
10	配偶	30	女
11	夫	31	独生女
12	妻	32	长女
20	子	33	次女
21	独生子	34	三女
22	长子	35	四女
23	次子	36	五女
24	三子	37	养女或继女
25	四子	38	儿媳
26	五子	39	其他女儿
27	养子或继子	40	孙子、孙女、外孙子、外孙女

续表

代码	家庭关系	代码	家庭关系
41	孙子	70	兄、弟、姐、妹
42	孙女	71	兄
43	外孙子	72	嫂
44	外孙女	73	弟
45	孙媳妇或外孙媳妇	74	弟媳
46	孙女婿或外孙女婿	75	姐姐
47	曾孙子或外曾孙子	76	姐夫
48	曾孙女或外曾孙女	77	妹妹
49	其他孙子、孙女、外孙子、外孙女	78	妹夫
50	父母	79	其他兄弟姐妹
51	父亲	80	其他
52	母亲	81	伯父
53	公公	82	伯母
54	婆婆	83	叔父
55	岳父	84	婶母
56	岳母	85	舅父
57	继父或养父	86	舅母
58	继母或养母	87	姨父
59	其他父母关系	88	姨母
60	祖父母或外祖父母	89	姑父
61	祖父	90	姑母
62	祖母	91	堂兄弟、堂姐妹
63	外祖父	92	表兄弟、表姐妹
64	外祖母	93	侄子
65	配偶的祖父母或外祖父母	94	侄女
66	曾祖父	95	外甥
67	曾祖母	96	外甥女
68	配偶的曾祖父母或外曾祖父母	97	其他亲属
69	其他祖父母或外祖父母关系	99	非亲属

填写示例

某老年患者于家中突发心肌梗死,由其独生子(张某某)陪护送往医院,签订手术知情同意书并陪床看护,故与患者关系处应填写"独生子"(图 1-26)。

关系 ___独生子___

图 1-26 与患者关系填写示例

2. 采集标准(表 1-30)

表 1-30 与患者关系采集标准

项目	内涵和要求
中文名称	与患者关系
同义名	与患者关系
英文名称	relationship to patient
定义	联系人与患者之间的关系
数据类型	字符型
填写格式(数据格式)	××
取值范围(值域)	《家庭关系代码》(GB/T 4761—2008)标准规定的二位数字代码
备注	无
数据长度	6
缺省值	无
约束性	条件必填项
出现次数	1

0024 联系人地址

"联系人地址"指联系人当前常住地址或工作单位地址。

1. 填写要求

联系人住址应参考《中华人民共和国行政区划代码》(GB/T 2260—2007)以及民政部官网公布的更新情况,按省、市、县、乡顺序填写行政区划的全称。

填写示例

如某患者联系人常住地为江苏省南京市江宁区龙眠大道 688 号(图1-27)。

地址　<u>江苏</u>　省(区、市)　<u>南京</u>　市　<u>江宁区</u>　县　<u>龙眠大道 688 号</u>

图 1-27　联系人地址填写示例

2. 采集标准(表 1-31)

表 1-31　联系人地址采集标准

项目	内涵和要求
中文名称	联系人地址
同义名	无
英文名称	contact person address
定义	联系人当前常住地址或工作单位地址
数据类型	字符型
填写格式(数据格式)	＿＿＿省(区、市)＿＿＿市＿＿＿县＿＿＿＿＿＿
取值范围(值域)	无特定要求
备注	无
数据长度	200
缺省值	无
约束性	条件必填项
出现次数	1

0025 联系人电话

"联系人电话"指联系人的电话号码。

1. 填写要求

联系人电话包括国际、国内区号、分机号和手机号码。

填写示例

某患者联系人的电话是 1865172××××（图 1-28）。

电话	1865172××××

图 1-28 联系人电话填写示例

2. 采集标准（表 1-32）

表 1-32 联系人电话采集标准

项目	内涵和要求
中文名称	联系人电话
同义名	无
英文名称	contact person phone number
定义	联系人的电话号码
数据类型	字符型
填写格式（数据格式）	无特定要求
取值范围（值域）	无特定要求
备注	无
数据长度	50
缺省值	无
约束性	条件必填项
出现次数	1

0026 医保类型

"医保类型"指国家医保政策规定的医保类型,包括职工基本医疗保险、城乡居民基本医疗保险和其他医疗保障。

1. 填写要求

医保类型应与医疗收费票据中"医保类型"保持一致(表1-33)。

表 1-33 医保类型代码表

值	值含义
1	城镇职工基本医疗保险
2	城乡居民基本医疗保险
9	其他医疗保障

各统筹地区可根据国家或地方相关保障政策,在"其他医疗保障"选项中列明增加的医保类型。

填写示例

某患者参加的是城乡居民基本医疗保险(图1-29)。

医保类型 城乡居民基本医疗保险

图 1-29 医保类型填写示例

2. 采集标准(表 1-34)

表 1-34 医保类型采集标准

项目	内涵和要求
中文名称	医保类型
同义名	无
英文名称	type of healthcare security

续表

项目	内涵和要求
定义	国家医保政策规定的医保类型,包括城镇职工基本医疗保险、城乡居民基本医疗保险和其他医疗保障
数据类型	字符型
填写格式(数据格式)	无特定要求
取值范围(值域)	$[1,2,9]$
备注	无
数据长度	3
缺省值	无
约束性	必填项
出现次数	1

0027 特殊人员类型

"特殊人员类型"指医疗救助资助的参保人员,包括特困人员、低保对象、返贫致贫人口和其他困难群众。

1. 填写要求

特殊人员类型应与医疗保障待遇清单保持一致,其他困难群众由各地根据本地保障政策规定的其他困难群众类型自行添加(表1-35)。

表 1-35 特殊人员类型代码表

值	值含义
0	无
1	特困人员
2	低保对象
3	返贫致贫人口
4	其他困难群众

填写示例

某患者是城乡低保对象(图1-30)。

特殊人员类型　低保对象

图1-30　特殊人员类型填写示例

2. 采集标准(表1-36)

表1-36　特殊人员类型采集标准

项目	内涵和要求
中文名称	特殊人员类型
同义名	无
英文名称	type of special insured people
定义	医疗救助资助的参保人员,包括特困人员、低保对象、返贫致贫人口和其他困难群众
数据类型	字符型
填写格式(数据格式)	无特定要求
取值范围(值域)	[0,1,2,3,4,9]
备注	按特殊人员类型代码表填写相应代码
数据长度	6
缺省值	无
约束性	必填项
出现次数	1

0028　参保地

"参保地"指患者参加基本医疗保险并缴纳参保费的统筹地区。

1. 填写要求

参保地应参考《中华人民共和国行政区划代码》(GB/T 2260—2007)以及民政部官网公布的更新情况,按省、市顺序填写行政区划的全称。

如某患者的参保地为江苏省南京市(图1-31)。

参保地 ___江苏省南京市___

图1-31 参保地填写示例

2. 采集标准(表1-37)

表1-37 参保地采集标准

项目	内涵和要求
中文名称	参保地
同义名	无
英文名称	original insured place
定义	患者参加基本医疗保险并缴纳参保费的统筹地区
数据类型	字符型
填写格式(数据格式)	无特定要求
取值范围(值域)	无特定要求
备注	患者参加基本医疗保险并缴纳参保费的统筹地区
数据长度	100
缺省值	无
约束性	必填项
出现次数	1

0029 新生儿入院类型

"新生儿入院类型"指与新生儿入院相关的影响因素,根据新生儿出生时的情况可分为正常新生儿、早产儿、有疾病新生儿、非无菌分娩和其他五种情形。

1. 填写要求

"新生儿"指从出生到 28 天的婴儿,出生日为第 0 天。新生儿入院类型无须手动填写,在规定的取值范围中进行选择即可。如果有两种或两种以上情况,该数据指标可以多选(表 1-38)。

表 1-38 新生儿入院类型代码表

值	值含义
1	正常新生儿
2	早产儿
3	有疾病新生儿
4	非无菌分娩
9	其他

填写示例

某出生 20 天的新生儿患者为早产儿(胎龄 30 周),因发热入院,确诊为"新生儿肺炎、先天性室间隔缺损"。同时满足早产儿及有疾病新生儿两项,应以半角逗号隔开,依次填写,故新生儿入院类型处应填写"2,3"(图 1-32)。

新生儿入院类型	2,3

图 1-32 新生儿入院类型填写示例

2. 采集标准(表 1-39)

表 1-39 新生儿入院类型

项目	内涵和要求
中文名称	新生儿入院类型
同义名	无
英文名称	neonatal admission type
定义	新生儿入院相关的影响因素,根据新生儿出生时的情况可分为正常新生儿、早产儿、有疾病新生儿、非无菌分娩和其他等五种情形

续表

项目	内涵和要求
数据类型	字符型
填写格式(数据格式)	无特定要求
取值范围(值域)	[1,2,3,4,9]
备注	若有两种或两种以上情况,该项目可以多选,多选时应以半角逗号隔开
数据长度	50
缺省值	无
约束性	条件必填项
出现次数	1

0030　新生儿出生体重

"新生儿出生体重"指新生儿出生后第 1 小时内称得的重量。

1. 填写要求

新生儿出生体重要求精确到 10 克,产妇和新生儿期住院的患儿病历都应填写。若为多胞胎,则以半角逗号隔开,依次填写。

填写示例

某产妇在定点医疗机构经剖宫产术产下双胞胎,按出生顺序,新生儿的体重分别为 3 070 克和 3 510 克,精确至 10 克(图 1-33)。

新生儿出生体重　<u>3 070,3 510</u>　克

图 1-33　新生儿出生体重填写示例

2. 采集标准(表 1-40)

表 1-40 新生儿出生体重

项目	内涵和要求
中文名称	新生儿出生体重
同义名	无
英文名称	neonate birth weight
定义	新生儿出生后第 1 小时内称得的重量
数据类型	字符型
填写格式(数据格式)	无特定要求
取值范围(值域)	无特定要求
备注	体重应精确至 10 克;若为多胞胎,则以半角逗号隔开
数据长度	50
缺省值	无
约束性	条件必填项
出现次数	1

0031 新生儿入院体重

"新生儿入院体重"指患儿入院时称得的重量。

1. 填写要求

新生儿入院体重要求精确到 10 克,新生儿期住院的患儿应填写。出生当日入院的,可以用出生体重代替入院体重。

填写示例

某新生儿患者入院的体重为 3 660 克(图 1-34)。

新生儿入院体重　__3 660__　克

图 1-34 新生儿入院体重填写示例

---

2. 采集标准(表 1-41)

表 1-41 新生儿入院体重

项目	内涵和要求
中文名称	新生儿入院体重
同义名	无
英文名称	weight of newborn on admissions
定义	患儿入院时称得的重量
数据类型	数值型
填写格式(数据格式)	无特定要求
取值范围(值域)	无特定要求
备注	体重应精确至 10 克
数据长度	50
缺省值	无
约束性	条件必填项
出现次数	1

第二部分

2

门诊慢特病诊疗信息

总体说明

　　门诊慢特病诊疗信息反映门诊慢特病参保患者的实际诊疗过程,主要以医保门诊慢特病病种代码为基础设计而成。本部分数据范围为0032~0037,共计 6 项数据指标。

1. 功能定位

　　由于门诊慢特病患者和住院患者分别属于门诊和住院诊疗范畴,对于门诊慢特病患者无须填报住院诊疗信息。门诊慢特病诊疗信息主要用于反映门诊慢特病患者的实际诊疗过程,涵盖诊断与手术及操作等重要诊疗行为。

　　由于门诊慢特病属于全国统一的医保购买服务范畴,患者病程长,消耗医疗资源多,医疗费用高,因此,需要统一规范门诊慢特病数据,加强对门诊慢特病政策的管理、保障医保基金的合理支付与可持续运转。

2. 参考标准

　　门诊慢特病诊疗信息引用的数据标准主要为行业标准(表 2-1)。

表 2-1　门诊慢特病诊疗信息参考标准

标准类别	主管部门	具体标准名称
行业标准	国家医保局	《医保门诊慢特病病种》
		《医保手术操作分类与代码》
	国家卫生健康委	《医疗卫生机构业务科室分类与代码》(CT 08.00.002)

3. 清单样式(图 2-1)

二、门诊慢特病诊疗信息			
诊断科别＿＿＿＿＿＿＿		就诊日期＿＿＿＿＿＿＿	
病种名称	病种代码	手术及操作名称	手术及操作代码

二、门诊慢特病诊疗信息		

图 2-1　门诊慢特病诊疗信息部分

0032　诊断科别

"诊断科别"指门诊慢特病患者进行诊疗时所在的具体科室名称。

明确患者诊断科别,能够与病种名称、手术及操作等诊疗信息进行核对,保证医保结算清单采集的规范性与合理性。同时,也有利于医保部门按科室对病例信息、费用信息等进行统计分析。

1. 填写要求

诊断科别按照《医疗卫生机构业务科室分类与代码》(CT 08.00.002)标准填写(表 2-2)。该标准为 2018 年国家卫生健康委在《2018 国家卫生健康统计调查制度》中发布的行业标准。

表 2-2　医疗卫生机构业务科室分类与代码表

代码	值含义
A01	预防保健科
A02	全科医疗科
A03	内科
A03.01	呼吸内科专业
A03.02	消化内科专业
A03.03	神经内科专业
A03.04	心血管内科专业
A03.05	血液内科专业
A03.06	肾病学专业

续表

代码	值含义
A03.07	内分泌专业
A03.08	免疫学专业
A03.09	变态反应专业
A03.10	老年病专业
A03.11	其他
A04	外科
A04.01	普通外科专业
A04.01.01	肝脏移植项目
A04.01.02	胰腺移植项目
A04.01.03	小肠移植项目
A04.02	神经外科专业
A04.03	骨科专业
A04.04	泌尿外科专业
A04.04.01	肾脏移植项目
A04.05	胸外科专业
A04.05.01	肺脏移植项目
A04.06	心脏大血管外科专业
A04.06.01	心脏移植项目
A04.07	烧伤科专业
A04.08	整形外科专业
A04.09	其他
A05	妇产科
A05.01	妇科专业
A05.02	产科专业
A05.03	计划生育专业
A05.04	优生学专业
A05.05	生殖健康与不孕症专业
A05.06	其他
A06	妇女保健科
A06.01	青春期保健专业

续表

代码	值含义
A06.02	围产期保健专业
A06.03	更年期保健专业
A06.04	妇女心理卫生专业
A06.05	妇女营养专业
A06.06	其他
A07	儿科
A07.01	新生儿专业
A07.02	小儿传染病专业
A07.03	小儿消化专业
A07.04	小儿呼吸专业
A07.05	小儿心脏病专业
A07.06	小儿肾病专业
A07.07	小儿血液病专业
A07.08	小儿神经病学专业
A07.09	小儿内分泌专业
A07.10	小儿遗传病专业
A07.11	小儿免疫专业
A07.12	其他
A08	小儿外科
A08.01	小儿普通外科专业
A08.02	小儿骨科专业
A08.03	小儿泌尿外科专业
A08.04	小儿胸心外科专业
A08.05	小儿神经外科专业
A08.06	其他
A09	儿童保健科
A09.01	儿童生长发育专业
A09.02	儿童营养专业
A09.03	儿童心理卫生专业
A09.04	儿童五官保健专业

代码	值含义
A09.05	儿童康复专业
A09.06	其他
A10	眼科
A11	耳鼻咽喉科
A11.01	耳科专业
A11.02	鼻科专业
A11.03	咽喉科专业
A11.04	其他
A12	口腔科
A12.01	牙体牙髓病专业
A12.02	牙周病专业
A12.03	口腔黏膜病专业
A12.04	儿童口腔专业
A12.05	口腔颌骨外科专业
A12.06	口腔修复专业
A12.07	口腔正畸专业
A12.08	口腔种植专业
A12.09	口腔麻醉专业
A12.10	口腔颌面医学影像专业
A13	皮肤科
A13.01	皮肤病专业
A13.02	性传播疾病专业
A13.03	其他
A14	医疗美容科
A15	精神科
A15.01	精神病专业
A15.02	精神卫生专业
A15.03	药物依赖专业
A15.04	精神康复专业
A15.05	社区防治专业

续表

代码	值含义
A15.06	临床心理专业
A15.07	司法精神专业
A15.08	其他
A16	传染科
A16.01	肠道传染病专业
A16.02	呼吸道传染病专业
A16.03	肝炎专业
A16.04	虫媒传染病专业
A16.05	动物源性传染病专业
A16.06	蠕虫病专业
A16.07	其他
A17	结核病科
A18	地方病科
A19	肿瘤科
A20	急诊医学科
A21	康复医学科
A22	运动医学科
A23	职业病科
A23.01	职业中毒专业
A23.02	尘肺专业
A23.03	放射病专业
A23.04	物理因素损伤专业
A23.05	职业健康监护专业
A23.06	其他
A24	临终关怀科
A25	特种医学与军事医学科
A26	麻醉科
A27	疼痛科
A28	重症医学科
A30	医学检验科

续表

代码	值含义
A30.01	临床体液、血液专业
A30.02	临床微生物学专业
A30.03	临床生化检验专业
A30.04	临床免疫、血清学专业
A30.05	临床细胞分子遗传学专业
A30.06	其他
A31	病理科
A32	医学影像科
A32.01	X 线诊断专业
A32.02	CT 诊断专业
A32.03	磁共振成像诊断专业
A32.04	核医学专业
A32.05	超声诊断专业
A32.06	心电诊断专业
A32.07	脑电及脑血流图诊断专业
A32.08	神经肌肉电图专业
A32.09	介入放射学专业
A32.10	放射治疗专业
A32.11	其他
A50	中医科
A50.01	内科专业
A50.02	外科专业
A50.03	妇产科专业
A50.04	儿科专业
A50.05	皮肤科专业
A50.06	眼科专业
A50.07	耳鼻咽喉科专业
A50.08	口腔科专业
A50.09	肿瘤科专业
A50.10	骨伤科专业

续表

代码	值含义
A50.11	肛肠科专业
A50.12	老年病科专业
A50.13	针灸科专业
A50.14	推拿科专业
A50.15	康复医学专业
A50.16	急诊科专业
A50.17	预防保健科专业
A50.18	其他
A51	民族医学科
A51.01	维吾尔医学
A51.02	藏医学
A51.03	蒙医学
A51.04	彝医学
A51.05	傣医学
A51.06	其他
A52	中西医结合科
A69	其他业务科室
B01	传染病预防控制科(中心)
B02	性病艾滋病预防控制科(中心)
B03	结核病预防控制科(中心)
B04	血吸虫预防控制科(中心)
B05	慢性非传染性疾病预防控制科(中心)
B06	寄生虫病预防控制科(中心)
B07	地方病控制科(中心)
B08	精神卫生科(中心)
B09	妇幼保健科
B10	免疫规划科(中心)
B11	农村改水技术指导科(中心)
B12	疾病控制与应急处理办公室
B13	食品卫生科

续表

代码	值含义
B14	环境卫生所
B15	职业卫生科
B16	放射卫生科
B17	学校卫生科
B18	健康教育科(中心)
B19	预防医学门诊
B69	其他业务科室
C01	综合卫生监督科
C02	产品卫生监督科
C03	职业卫生监督科
C04	环境卫生监督科
C05	传染病执法监督科
C06	医疗服务监督科
C07	稽查科(大队)
C08	许可受理科
C09	放射卫生监督科
C10	学校卫生监督科
C11	食品安全监督科
C69	其他
D71	护理部
D72	药剂科(药房)
D73	感染科
D74	输血科(血库)
D81	办公室
D82	人事科
D83	财务科
D84	设备科
D85	信息科(中心)
D86	医政科
D87	教育培训科

续表

代码	值含义
D88	总务科
D89	新农合管理办公室
D99	其他科室

填写示例

某患者在门诊诊疗时所在的科室为妇产科（图 2-2）。

诊断科别	妇产科

图 2-2 诊断科别填写示例

2. 采集标准（表 2-3）

表 2-3 诊断科别采集标准

项目	内涵和要求
中文名称	诊断科别
同义名	门诊慢特病诊断科别
英文名称	medical department
定义	患者在门诊进行诊疗时所在的具体科室名称
数据类型	字符型
填写格式（数据格式）	无特定要求
取值范围（值域）	《医疗卫生机构业务科室分类与代码》（CT 08.00.002）中规定的科室
备注	无
数据长度	50
缺省值	无
约束性	必填项
出现次数	不限次数

0033　就诊日期

"就诊日期"指患者在门（急）诊就诊时的公元纪年日期的完整描述。

就诊日期的准确填报可用于患者就医活动的溯源，有利于医保部门进行审核结算。

1. 填写要求

就诊日期采用公元纪年，精确到日。

填写示例

某患者就诊的日期为 2022 年 1 月 1 日（图 2-3）。

就诊日期 <u>2022</u> 年 <u>01</u> 月 <u>01</u> 日

图 2-3　就诊日期填写示例

2. 采集标准（表 2-4）

表 2-4　就诊日期采集标准

项目	内涵和要求
中文名称	就诊日期
同义名	门（急）诊慢特病患者就诊日期
英文名称	outpatient date
定义	患者在门（急）诊就诊时的公元纪年日期的完整描述
数据类型	日期型
填写格式（数据格式）	yyyy-MM-dd
取值范围（值域）	无特定要求
备注	精确到日
数据长度	—
缺省值	无
约束性	必填项
出现次数	1

0034　病种名称

"病种名称"指地方医保部门通过"国家医保信息业务编码标准数据库动态维护"平台,维护地方门诊慢特病病种获得的统一病种名称。

病种名称一般是指患者本次门诊就诊的原因,决定患者所需的医疗服务。准确填写该数据指标可与医疗费用进行匹配核对,有利于审核结算的合规性与合理性。此外,准确填写该数据指标有利于对统筹地区门诊慢特病情况进行统计分析。

1. 填写要求

病种名称从"国家医保信息业务编码标准数据库动态维护"平台获得,应按《医保门诊慢特病病种》中对应的名称规范填写。无须填写没有产生医疗成本的门诊慢特病诊断和其他诊断。

> **填写示例**
>
> 某定点医疗机构的一位门诊就诊患者同时患有慢性肾衰竭(尿毒症期)、高血压和糖尿病。根据当地的门诊慢特病医保政策,慢性肾衰竭(尿毒症期)、高血压与糖尿病都属于门诊慢特病病种。患者本次门诊的主要目的是进行血液透析治疗与购买降压药,糖尿病没有产生医疗成本,故病种名称处应填写慢性肾衰竭(尿毒症期)与高血压(图2-4)。
>
> | 病种名称 | 病种代码 | 手术及操作名称 | 手术及操作代码 |
> |---|---|---|---|
> | 慢性肾衰竭(尿毒症期) | | | |
> | 高血压 | | | |
> | | | | |
> | | | | |
> | | | | |
> | | | | |
>
> **图 2-4　病种名称填写示例**

61

2. 采集标准(表 2-5)

表 2-5　病种名称采集标准

项目	内涵和要求
中文名称	病种名称
同义名	门诊慢特病病种名称
英文名称	diagnosis
定义	地方医保部门通过"国家医保信息业务编码标准数据库动态维护"平台,维护地方门诊慢特病病种获得的统一病种名称
数据类型	字符型
填写格式(数据格式)	无特定要求
取值范围(值域)	《医保门诊慢特病病种》中规定的病种名称
备注	无
数据长度	300
缺省值	无
约束性	必填项
出现次数	不限次数

0035　病种代码

"病种代码"指"0034 病种名称"在《医保门诊慢特病病种》中对应的病种代码。

1. 填写要求

病种代码按《医保门诊慢特病病种》进行填写,从"国家医保信息业务编码标准数据库动态维护"平台获得。

病种代码分 3 个部分共 6 位,通过大写英文字母和阿拉伯数字按特定顺序排列表示(图 2-5)。其中,第 1 部分是医保门诊慢特病病种标识码,第 2 部分是病种类别码,第 3 部分是病种顺序码。

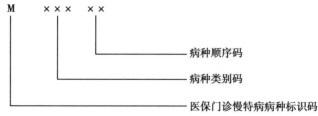

图2-5　医保门诊慢特病病种编码结构示意图

第1部分：医保门诊慢特病病种标识码，用1位大写英文字母"M"表示。

第2部分：病种类别码，对医保门诊慢特病病种属性进行分类的代码，用3位阿拉伯数字表示。

第3部分：病种顺序码，对同一类别下的门诊慢特病病种赋予的顺序码，用2位阿拉伯数字表示。

填写示例

　　某定点医疗机构的一位门诊就诊患者同时患有慢性肾衰竭（尿毒症期）、高血压和糖尿病。根据当地门诊慢特病医保政策，慢性肾衰竭（尿毒症期）、高血压与糖尿病都属于门诊慢特病病种。患者本次门诊的主要目的是进行血液透析治疗与购买降压药，糖尿病没有产生医疗成本，故病种名称处应填写慢性肾衰竭（尿毒症期）与高血压。这两种疾病在《医保门诊慢特病病种》中对应的病种代码分别为 M07805 和 M03900（图2-6）。

病种名称	病种代码	手术及操作名称	手术及操作代码
慢性肾衰竭（尿毒症期）	M07805		
高血压	M03900		

图2-6　病种代码填写示例

2. 采集标准(表 2-6)

表 2-6　病种代码采集标准

项目	内涵和要求
中文名称	病种代码
同义名	门诊慢特病病种目录代码、诊断代码
英文名称	Diagnostic Code
定义	在《医保门诊慢特病病种》中对应的病种代码
数据类型	字符型
填写格式(数据格式)	M××××
取值范围(值域)	《医保门诊慢特病病种》中规定的病种代码
备注	无
数据长度	30
缺省值	无
约束性	必填项
出现次数	不限次数

0036　手术及操作名称

"手术及操作名称"指门诊慢特病患者就诊期间被实施的、与此次就诊门诊慢特病相关的手术及操作名称。

手术及操作名称对患者治疗的意义重大,同时对医疗资源消耗程度有较大影响,准确填写该数据指标有利于对统筹地区门诊慢特病的治疗情况进行统计分析,医保部门审核医疗费用的合理性。同时,手术及操作名称也是病种分组和权重测算的重要数据基础。

1. 填写要求

手术及操作名称从"国家医保信息业务编码标准数据库动态维护"平台获得,应按照《医保手术操作分类与代码》中对应名称规范填写。

填写示例

　　某定点医疗机构的一位门诊就诊患者同时患有慢性肾衰竭(尿毒症期)、高血压和糖尿病。根据当地门诊慢特病医保政策,慢性肾衰竭(尿毒症期)、高血压与糖尿病都属于门诊慢特病病种。患者本次门诊的主要目的是进行血液透析治疗与购买降压药,糖尿病没有产生医疗成本,故手术及操作名称处应填写血液透析(图 2-7)。

病种名称	病种代码	手术及操作名称	手术及操作代码
慢性肾衰竭(尿毒症期)	M07805	血液透析	
高血压	M03900		

图 2-7　手术及操作名称填写示例

2. 采集标准(表 2-7)

表 2-7　手术及操作名称采集标准

项目	内涵和要求
中文名称	手术及操作名称
同义名	手术操作名称
英文名称	name of procedure
定义	门诊慢特病患者就诊期间被实施的、与此次就诊门诊慢特病相关的手术及操作名称
数据类型	字符型
填写格式(数据格式)	无特定要求
取值范围(值域)	《医保手术操作分类与代码》中规定的手术及操作名称
备注	无
数据长度	500
缺省值	无
约束性	条件必填项
出现次数	不限次数

0037 手术及操作代码

"手术及操作代码"指"0036 手术及操作名称"在《医保手术及操作分类与代码》中对应的手术及操作代码。

1. 填写要求

手术及操作代码按《医保手术操作分类与代码》进行填写,从"国家医保信息业务编码标准数据库动态维护"平台获得。

手术及操作代码共 6 位,由阿拉伯数字按特定顺序排列表示(图 2-8)。其中,前 2 位为"分类类目",代表手术章节;第 3 位为"分类亚目",代表手术大类;第 4 位为"分类细目",代表手术大类的细分;第 5、6 位为"延拓的区分码(条目)",代表具体手术及操作名称。

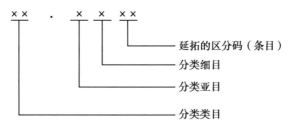

图 2-8 手术及操作代码结构示意图

填写示例

如某定点医疗机构的一位门诊就诊患者同时患有慢性肾衰竭(尿毒症期)、高血压和糖尿病。根据当地门诊慢特病医保政策,慢性肾衰竭(尿毒症期)、高血压与糖尿病都属于门诊慢特病病种。患者本次门诊的主要目的是进行血液透析治疗与购买降压药,糖尿病没有产生医疗成本,故手术及操作名称处应填写血液透析,血液透析在《医保手术操作分类与代码》中对应的手术及操作代码为 39.9500(图 2-9)。

病种名称	病种代码	手术及操作名称	手术及操作代码
慢性肾衰竭（尿毒症期）	M07805	血液透析	39.9500
高血压	M03900		

图 2-9　手术及操作代码填写示例

2. 采集标准(表 2-8)

表 2-8　手术及操作代码采集标准

项目	内涵和要求
中文名称	手术及操作代码
同义名	手术操作代码
英文名称	procedure code
定义	"手术及操作名称"在《医保手术操作分类与代码》中对应的手术及操作代码
数据类型	字符型
填写格式（数据格式）	××.××××
取值范围（值域）	《医保手术操作分类与代码》中规定的手术及操作代码
备注	一般手术及操作代码填写格式为"××.××××"的6位数字代码,特殊情况下可能进一步细分,导致代码位数超6位
数据长度	30
缺省值	无
约束性	条件必填项
出现次数	不限次数

第三部分

3

住院诊疗信息

> ### 🏵 总体说明
>
> 　　住院诊疗信息反映患者入院、诊断、治疗、护理和出院等全诊疗过程的信息,主要以国家卫生健康委发布的住院病案首页中的诊疗信息指标为蓝本。本部分数据范围为 0038~0095,共计 58 项数据指标。

1. 功能定位

　　住院诊疗信息主要实现以下两项功能。

　　一是反映参保患者完整的诊疗过程。住院诊疗信息涵盖"入院—诊断—手术操作—护理—出院"的全过程诊疗行为,明确了医保经办机构按病种付费结算所需要的全部诊疗数据,医保部门可通过大数据分析测算出临床病种的诊疗情况,以此来判断医疗机构申请报销费用是否合理,在规范诊疗行为的同时打击"骗保"等不良行为,保障基金的合理支付及可持续运转。

　　二是提供 DRG/DIP 付费分组数据。以 DRG 付费为例,我国国家医疗保障疾病诊断相关分组(CHS-DRG)数据通过医保结算清单从医疗机构采集,住院诊疗信息是 DRG 的重要决定因素。CHS-DRG 共分为三层,每层分组的依据和所需要的主要数据指标均来源于医保结算清单中的住院诊疗信息(表3-1)。其中,前两层分组为国家统一分组方案,清单可为其提供"主要诊断及代码""手术及操作名称、代码"等统一分组数据。第三层分组为地方分组,清单可为其提供"其他诊断""呼吸机使用时间""昏迷时间"等核心数据指标。

表 3-1　CHS-DRG 与住院诊疗信息的关系

分组	分组依据	对应清单数据指标	分组层面	分组结果
第一层	ICD-10 诊断	主要诊断及代码	国家	26 个 MDC 组
第二层	ICD-9-CM3 手术类、操作类	手术及操作名称、代码	国家	376 个 ADRG 组
第三层	年龄、合并症和并发症、严重合并症和并发症等	呼吸机使用时间、昏迷时间等	地方	组数根据地方实际情况而定

注:截至 2022 年 10 月,我国采用的是 CHS-DRG 细分组方案 1.1 版本。

2. 参考标准

住院诊疗信息引用的数据标准主要为行业标准（表 3-2）。

表 3-2 住院诊疗信息参考标准

标准类别	主管部门	具体标准名称
行业标准	国家医保局	《医保疾病诊断分类与代码》
		《医保手术操作分类与代码》
		《中医病证分类与代码》医保版
		《医保日间手术病种》
		《医保医师代码》
		《医保护士代码》
	国家卫生健康委	《医疗卫生机构业务科室分类与代码》（CT 08.00.002）
		《麻醉方法代码》（CV 06.00.103）
		《输血品种代码》（CV 04.50.021）

3. 清单样式（图 3-1）

三、住院诊疗信息
住院医疗类型□ 1. 住院　2. 日间手术
入院途径□ 1. 急诊　　2. 门诊　　3. 其他医疗机构转入　　9. 其他
治疗类别□ 1. 西医　　2. 中医 (2.1 中医　　2.2 民族医)　　3. 中西医
入院时间___年___月___日___时　　入院科别_____　　转科科别_____
出院时间___年___月___日___时　　出院科别_____　　实际住院_____天
门（急）诊诊断（西医诊断）_____　　　　疾病代码_____ 门（急）诊诊断（中医诊断）_____　　　　疾病代码_____

出院西医诊断	疾病代码	入院病情	出院中医诊断	疾病代码	入院病情
主要诊断：			主病：		
其他诊断：			主证：		

图 3-1（a） 住院诊疗信息部分（一）

诊断代码计数_____

主要手术及操作名称	主要手术及操作代码	麻醉方式	术者医师姓名	术者医师代码	麻醉医师姓名	麻醉医师代码

手术及操作起止时间_____ 麻醉起止时间_____

其他手术及操作名称1	其他手术及操作代码1	麻醉方式	术者医师姓名	术者医师代码	麻醉医师姓名	麻醉医师代码

手术及操作起止时间:_____ 麻醉起止时间_____

其他手术及操作名称2	其他手术及操作代码2	麻醉方式	术者医师姓名	术者医师代码	麻醉医师姓名	麻醉医师代码

手术及操作起止时间_____ 麻醉起止时间_____

......

手术及操作代码计数_____

呼吸机使用时间___天___小时___分钟

颅脑损伤患者昏迷时间:入院前___天___小时___分钟
入院后___天___小时___分钟

重症监护病房类型（CCU、NICU、ECU、SICU、PICU、RICU、ICU(综合)、其他）	进重症监护室时间（_年_月_日_时_分）	出重症监护室时间（_年_月_日_时_分）	合计（_时_分）

输血品种	输血量	输血计量单位

图 3-1（b） 住院诊疗信息部分（二）

特级护理天数_____ 一级护理天数_____
二级护理天数_____ 三级护理天数_____

离院方式 □ 1. 医嘱离院 2. 医嘱转院,拟接收机构名称____ 3. 转医嘱转社区卫生服务机构 / 乡镇卫生院,拟接收机构名称_____ 4. 非医嘱离院 5. 死亡 9. 其他

是否有出院 31 天内再住院计划□ 1. 无 2. 有,目的_____

主诊医师姓名_____ 主诊医师代码_____

责任护士姓名_____ 责任护士代码_____

图 3-1(c) 住院诊疗信息部分(三)

0038 住院医疗类型

"住院医疗类型"指收治患者入院治疗的医疗服务类型,包括"住院"和"日间手术"两类。

住院医疗类型反映患者接受的医疗服务方式。住院医疗类型不同,医保结算清单填写时部分数据指标采用的编码标准不同。

1. 填写要求

包括两类(表 3-3)。

表 3-3 住院医疗类型代码表

值	值含义
1	住院
2	日间手术

无论是"住院"还是"日间手术",均应完整采集住院诊疗信息数据指标。采集数据时,应特别注意出院诊断及其疾病代码采集的代码标准不同。其中,住院患者代码应按照《医保疾病诊断分类与代码》采集(详见"0051 主要诊断");日间手术患者代码应按照《医保日间手术病种》采集。

日间手术病种代码由阿拉伯数字和大写英文字母组成,共 7 位(图 3-2)。首位大写英文字母 "R" 表示医保日间手术病种标识码;后 6 位阿拉伯数字为医保日间手术病种操作代码,采用《医保手术操作分类与代码》。

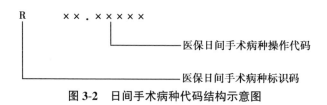

图 3-2　日间手术病种代码结构示意图

填写示例

　　某患者发生急性阑尾炎,医疗机构给其开展日间手术,进行阑尾切除术,则住院医疗类型应选择"2",主要诊断名称和疾病代码应按照《医保日间手术病种》填写,主要诊断名称为日间手术病种名称,填写"阑尾切除术",疾病代码为日间手术病种代码,填写"R47.0100"(图 3-3)。

三、住院诊疗信息					
住院医疗类型☑ 1. 住院　2. 日间手术					
入院途径□ 1. 急诊　2. 门诊　3. 其他医疗机构转入　9. 其他					
治疗类别□ 1. 西医　2. 中医(2.1 中医　2.2 民族医)　3. 中西医					
入院时间＿＿年＿＿月＿＿日＿＿时　　入院科别＿＿＿＿＿　转科科别＿＿＿＿					
出院时间＿＿年＿＿月＿＿日＿＿时　　出院科别＿＿＿＿＿　实际住院＿＿＿天					
门(急)诊诊断(西医诊断)＿＿＿＿＿　疾病代码＿＿＿＿＿ 门(急)诊诊断(中医诊断)＿＿＿＿＿　疾病代码＿＿＿＿＿					
出院西医诊断	疾病代码	入院病情	出院中医诊断	疾病代码	入院病情
主要诊断:阑尾切除术	R47.0100		主病		
其他诊断:			主证		

图 3-3　日间手术医保结算清单填写示例(部分)

2. 采集标准(表 3-4)

表 3-4　住院医疗类型采集标准

项目	内涵和要求
中文名称	住院医疗类型
同义名	无
英文名称	medical type of inpatient
定义	患者收治入院治疗的医疗服务类型
数据类型	字符型
填写格式(数据格式)	无特定要求
取值范围(值域)	[1,2]
备注	按患者收治入院治疗的实际医疗服务类型填写代码
数据长度	3
缺省值	无
约束性	必填项
出现次数	1

0039　入院途径

"入院途径"指患者收治入院的来源,包括经由本院急诊、门诊诊疗后入院,或经由其他医疗机构诊治后转诊入院,以及其他途径入院四种情况。

患者入院途径不仅影响对住院患者的统计分析,同时还影响医疗机构转诊的费用报销、绩效考核等。

1. 填写要求

入院途径填写要求与 2011 年卫生部发布的《住院病案首页部分项目填写说明》中的填写要求相同,无须手动填写,在取值范围中进行选择即可(表 3-5)。

表 3-5　入院途径代码表

值	值含义
1	急诊
2	门诊
3	其他医疗机构转入
9	其他

填写示例

某患者经本院门诊诊疗后入院（图 3-4）。

入院途径☑　1. 急诊　2. 门诊　3. 其他医疗机构转入　9. 其他

图 3-4　入院途径填写示例

2. 采集标准（表 3-6）

表 3-6　入院途径采集标准

项目	内涵和要求
中文名称	入院途径
同义名	无
英文名称	source of admission
定义	患者收治入院治疗的来源
数据类型	字符型
填写格式（数据格式）	无特定要求
取值范围（值域）	［1,2,3,9］
备注	按患者收治入院的实际来源类型填写代码
数据长度	3
缺省值	无
约束性	必填项
出现次数	1

0040　治疗类别

"治疗类别"指对患者采用的主要医学治疗方法类别,包括"西医""中医""中西医"三类。其中,"中医"细分为"中医""民族医"。

治疗类别与我国中西医并重的国情相适应,区分患者接受的主要是西医、中医还是中西医结合治疗。同时,治疗类别将影响后续数据指标中"出院诊断"的填写。具体而言,治疗类别为"中医""中西医"时,应填写"主病、主证"。此外,区分治疗类别有利于医保部门精准统计并分析接受中医、西医治疗的患者人数、费用比例等信息。

1. 填写要求

根据治疗类别的具体分类,医保结算清单设计了如下的治疗类别代码(表 3-7)。

表 3-7　治疗类别代码表

值	值含义
1	西医
2	中医
2.1	中医
2.2	民族医
3	中西医

填写示例

某患者接受的主要是传统中医治疗(图 3-5)。

治疗类别 2.1　1. 西医　2. 中医(2.1 中医　2.2 民族医)　3. 中西医

图 3-5　治疗类别填写示例

2. 采集标准(表3-8)

表 3-8 治疗类别采集标准

中文名称	治疗类别
同义名	无
英文名称	treatment category
定义	对患者采用的主要医学治疗方法类别
数据类型	字符型
填写格式(数据格式)	无特定要求
取值范围(值域)	〔1,2.1,2.2,3〕
备注	按患者实际接受的医学治疗类别填写代码
数据长度	3
缺省值	无
约束性	必填项
出现次数	1

0041 入院时间

"入院时间"指患者办理入院手续后实际入住病房的公元纪年日期和时间。

入院时间是"实际住院天数""结算期间"等数据指标的计算或填写依据,既可作为医保费用报销的参数,也是相关绩效考核的标准之一。

1. 填写要求

入院时间采取公元纪年、24小时制,最小计时单位为小时。部分医疗机构计时单位精确至分钟,具体换算方式有如下两种。

(1)向下取整,仅填写小时,59分及以下的分钟数直接舍去。例如,8点45分可填写为"08时"。

（2）在"小时"中体现分钟。例如，8 点 45 分可填写为"08：45 时"。

填写示例

某患者 2022 年 1 月 1 日上午 8 点 45 分入院（图 3-6）。

入院时间 2022 年 01 月 01 日 08 时
或：入院时间 2022 年 01 月 01 日 08：45 时

图 3-6　入院时间填写示例

2. 采集标准（表 3-9）

表 3-9　入院时间采集标准

项目	内涵和要求
中文名称	入院时间
同义名	无
英文名称	admission time
定义	患者实际入住病房的日期和时间
数据类型	日期时间型
填写格式（数据格式）	yyyy-MM-dd HH/yyyy-MM-dd HH：mm
取值范围（值域）	无特定要求
备注	精确到小时或分钟
数据长度	—
缺省值	无
约束性	必填项
出现次数	1

0042　出院时间

"出院时间"指患者实际办理出院手续时（死亡患者是指其死亡时）的公

元纪年日期和时间。

出院时间是"实际住院天数""结算期间"等数据指标的计算或填写依据,既可作为医保费用报销的参数,也是相关绩效考核的标准之一。

1. 填写要求

出院时间采取公元纪年、24 小时制,最小计时单位为小时。部分医疗机构计时单位精确至分钟,具体换算方式与"0041 入院时间"一致。

> **填写示例**
>
> 某患者 2022 年 1 月 1 日上午 8 点 45 分出院(图 3-7)。
>
> | |
> | --- |
> | 出院时间 2022 年 01 月 01 日 08 时 |
> | 或:出院时间 2022 年 01 月 01 日 08 :45 时 |
>
> **图 3-7　出院时间填写示例**

2. 采集标准(表 3-10)

表 3-10　出院时间采集标准

项目	内涵和要求
中文名称	出院时间
同义名	无
英文名称	discharge time
定义	患者办理出院手续的时间,或死亡患者的死亡时间
数据类型	日期时间型
填写格式(数据格式)	yyyy-MM-dd HH/yyyy-MM-dd HH:mm
取值范围(值域)	无特定要求
备注	精确到小时或分钟
数据长度	—
缺省值	无
约束性	必填项
出现次数	1

0043　入院科别

"入院科别"指患者入院时,入住的科室名称。

明确患者入院科室,能够与疾病诊断、入院病情、手术操作、医师等诊疗信息进行核对,保证医保结算清单采集的规范性与合理性。同时,也有利于医保部门按科室对病例信息、费用信息等进行统计分析。

1. 填写要求

入院科别须按照国家卫生健康委 2018 年发布的《医疗卫生机构业务科室分类与代码》(CT 08.00.002)标准填写,表格见"0032 诊断科别"。

填写示例

某患者入住妇产科,应填写对应名称,即"妇产科"(图 3-8)。

入院科别 妇产科

图 3-8　入院科别填写示例

2. 采集标准(表 3-11)

表 3-11　入院科别采集标准

项目	内涵和要求
中文名称	入院科别
同义名	无
英文名称	admission department
定义	患者入院时,入住的科室名称
数据类型	字符型
填写格式(数据格式)	无特定要求
取值范围(值域)	《医疗卫生机构业务科室分类与代码》(CT 08.00.002)中规定的科室

续表

项目	内涵和要求
备注	无
数据长度	100
缺省值	无
约束性	必填项
出现次数	1

0044　转科科别

"转科科别"指患者住院期间转科的转入科室名称。

转科情况反映患者的诊疗过程和疾病发展状态,可与相关诊断和医疗收费信息进行匹配,方便医保审核结算。同时,可对转科情况进行审核,防止不合理的转科现象发生,规范临床诊疗行为。

1. 填写要求

转科科别须按照国家卫生健康委 2018 年发布的《医疗卫生机构业务科室分类与代码》(CT 08.00.002)标准填写,表格见"0032 诊断科别"。若转科次数超过一次,用"→"转接表示。

填写示例

某患者入院时入住妇产科,后转入心脏大血管外科,最后转入呼吸内科(图3-9)。

转科科别　　心脏大血管外科→呼吸内科

图 3-9　转科科别填写示例

2. 采集标准(表 3-12)

表 3-12 转科科别采集标准

项目	内涵和要求
中文名称	转科科别
同义名	无
英文名称	transferred department
定义	患者住院期间转科的转入科室名称
数据类型	字符型
填写格式(数据格式)	无特定要求
取值范围(值域)	《医疗卫生机构业务科室分类与代码》(CT 08.00.002)中规定的科室
备注	若转科次数超过一次,用"→"转接表示
数据长度	100
缺省值	无
约束性	条件必填项
出现次数	1

0045 出院科别

"出院科别"指患者出院时的科室名称。

明确患者的出院科室,能够与手术操作、医师等诊疗信息进行核对,保证医保结算清单填写的规范性与合理性。同时,也有利于医保部门和医疗机构按科室对病例信息、费用信息等进行统计分析。

1. 填写要求

出院科别须按照国家卫生健康委 2018 年发布的《医疗卫生机构业务科室分类与代码》(CT 08.00.002)标准填写,表格见"0032 诊断科别"。

填写示例

某患者出院前最后的住院科室为呼吸内科,应填写对应的科室名称,即"呼吸内科"(图 3-10)。

出院科别 呼吸内科

图 3-10 出院科别填写示例

2. 采集标准(表 3-13)

表 3-13 出院科别采集标准

项目	内涵和要求
中文名称	出院科别
同义名	无
英文名称	discharge department
定义	患者出院时的科室名称
数据类型	字符型
填写格式(数据格式)	无特定要求
取值范围(值域)	《医疗卫生机构业务科室分类与代码》(CT 08.00.002)中规定的科室
备注	无
数据长度	100
缺省值	无
约束性	必填项
出现次数	1

0046 实际住院天数

"实际住院天数"指患者实际的住院天数。

实际住院天数对医疗资源消耗程度有较大影响,明确该数据指标有利于医保部门审核医疗费用的合理性。同时,实际住院天数也是 DRG/DIP 分组和权重测算的重要数据基础。

1. 填写要求

实际住院天数应为大于 0 的整数。入院日与出院日只计算 1 天；当日入出院计为 1 天。对于日间手术，计为 1 天，但在延期住院的特殊情况（24~48h）下，实际住院天数可以延长至 2 天。

填写示例

某患者 2022 年 1 月 1 日入院，2022 年 1 月 4 日出院，住院天数为 3 天（图 3-11）。

实际住院天数 _3_ 天

图 3-11　实际住院天数填写示例

---

2. 采集标准（表 3-14）

表 3-14　实际住院天数采集标准

项目	内涵和要求
中文名称	实际住院天数
同义名	无
英文名称	actual length of stay
定义	患者实际的住院天数
数据类型	数值型
填写格式（数据格式）	无特定要求
取值范围（值域）	大于 0 的整数
备注	精确到整数
数据长度	4
缺省值	无
约束性	必填项
出现次数	1

0047 门(急)诊西医诊断

"门(急)诊西医诊断"指根据患者住院前,由门(急)诊接诊医师在住院证上填写的门(急)诊西医诊断,进而填写在医保结算清单中的门(急)诊西医诊断。

该数据指标体现了患者从门(急)诊入院时的初步诊断,同时衔接出院西医诊断,有利于医保部门核对医疗机构门(急)诊西医诊断与出院诊断。

1. 填写要求

门(急)诊西医诊断名称应按《医保疾病诊断分类与代码》中对应名称规范填写。当同时存在多个疾病诊断时,一般只填写主要诊断,无须填写其他诊断。

填写示例

某患者近日前额发生周期性疼痛(每日晨起后头疼,并逐渐加重至中午,随后减轻,夜晚完全消失),持续性鼻塞,且伴有鼻腔内流出黄色分泌物,因出现高热于门诊就诊,门诊接诊医生诊断为"急性额窦炎,以及高热",由于门(急)诊诊断一般只需要填写主要诊断结果,故填写时应选择"急性额窦炎"(图3-12)。

门(急)诊诊断(西医诊断)急性额窦炎

图3-12 门(急)诊西医诊断填写示例

2. 采集标准(表3-15)

表3-15 门(急)诊西医诊断采集标准

项目	内涵和要求
中文名称	门(急)诊西医诊断
同义名	门(急)诊诊断西医诊断
英文名称	outpatient(emergency)western medical diagnosis
定义	根据患者住院前,由门(急)诊接诊医师在住院证上填写的门(急)诊西医诊断,进而填写在医保结算清单中的门(急)诊西医诊断

续表

项目	内涵和要求
数据类型	字符型
填写格式（数据格式）	无特定要求
取值范围（值域）	《医保疾病诊断分类与代码》中规定的诊断名称
备注	无
数据长度	200
缺省值	无
约束性	必填项
出现次数	1

0048 门(急)诊西医诊断疾病代码

"门(急)诊西医诊断疾病代码"指"0047 门(急)诊西医诊断"在《医保疾病诊断分类与代码》中对应的疾病代码。

1. 填写要求

门(急)诊西医诊断疾病代码按《医保疾病诊断分类与代码》进行填写，从"国家医保信息业务编码标准数据库动态维护"平台获得。

《医保疾病诊断分类与代码》，即医保版 ICD-10 疾病代码，共 6 位码（图 3-13）。前 3 位为"分类类目"，用 1 位大写英文字母加 2 位阿拉伯数字表示疾病大类；第 4 位为"分类亚目"，用 1 位阿拉伯数字表示疾病大类的细分；第 5、6 位为"延拓的区分码（条目）"，用 2 位阿拉伯数字表示临床疾病诊断名称。

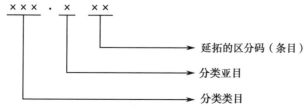

图 3-13 门(急)诊西医诊断疾病代码主要结构示意图

填写示例

　　某患者住院前门（急）诊接诊医师诊断为急性额窦炎，疾病代码应按医保版 ICD-10 填写，为 J01.100（图 3-14）。

门（急）诊诊断（西医诊断）<u>急性额窦炎</u> 　　疾病代码 <u>J01.100</u>

图 3-14　门（急）诊西医诊断疾病代码填写示例

---

2. 采集标准（表 3-16）

表 3-16　门（急）诊西医诊断疾病代码采集标准

项目	内涵和要求
中文名称	门（急）诊西医诊断疾病代码
同义名	西医诊断疾病代码、西医疾病代码、医保版 ICD-10 代码
英文名称	international classification of diseases
定义	"门（急）诊西医诊断"在《医疗保障疾病诊断分类与代码》中所对应的疾病代码
数据类型	字符型
填写格式（数据格式）	×××.×××
取值范围（值域）	《医保疾病诊断分类与代码》中规定的疾病代码
备注	疾病诊断代码通常为 6 位，特殊情况下部分疾病代码位数会增加，如胃肠道术后并发症对应的疾病代码为"Y83.900x003"
数据长度	30
缺省值	无
约束性	必填项
出现次数	1

0049　门（急）诊中医诊断

　　"门（急）诊中医诊断"指根据患者住院前，由门（急）诊接诊医师在住院证上填写的门(急)诊中医诊断,进而填写在医保结算清单中的门(急)诊中医诊断。

该数据指标体现了患者从门(急)诊入院时的初步诊断,同时衔接出院中医诊断,有利于医保部门核对医疗机构门(急)诊中医诊断与出院中医诊断。

1. 填写要求

在中医医疗机构填写门(急)诊中医诊断时,需同步填写门(急)诊西医诊断。其中,门(急)诊中医诊断名称应按《中医病证分类与代码》医保版中对应名称规范填写,该数据指标只能由中医执业医师进行填写,当同时存在多个疾病诊断时,一般只需要填写主要诊断结果,无须填写其他诊断。

填写示例

某患者反复腰部疼痛一年余,伴双下肢麻木疼痛数日。门(急)诊接诊医师查体,该患者步态跛行,腰部疼痛拒按,舌呈紫暗色,苔薄黄,脉紧涩。经腰部 CT 检查,L3-4、L4-5、L5-S1 椎间盘膨出。中医诊断为腰痛,气滞血瘀证;西医诊断为腰椎间盘突出(图 3-15)。

门(急)诊诊断(西医诊断) 腰椎间盘突出	疾病代码 _____
门(急)诊诊断(中医诊断) 腰痛	疾病代码 _____

图 3-15 门(急)诊中医诊断填写示例

---

2. 采集标准(表 3-17)

表 3-17 门(急)诊中医诊断采集标准

项目	内涵和要求
中文名称	门(急)诊中医诊断
同义名	门(急)诊诊断(中医诊断)
英文名称	outpatient(emergency)diagnosis of traditional Chinese medicine
定义	根据患者住院前,由门(急)诊接诊医师在住院证上填写的门(急)诊中医诊断,进而填写在医保结算清单中的门(急)诊中医诊断
数据类型	字符型
填写格式(数据格式)	无特定要求
取值范围(值域)	《中医病证分类与代码》医保版中规定的中医诊断名称
备注	无

续表

项目	内涵和要求
数据长度	200
缺省值	无
约束性	条件必填项
出现次数	1

0050 门(急)诊中医诊断疾病代码

"门(急)诊中医诊断疾病代码"指"0049 门(急)诊中医诊断"在《中医病证分类与代码》医保版中对应的疾病代码。

1. 填写要求

门(急)诊中医诊断疾病代码按《中医病证分类与代码》医保版进行填写,从"国家医保信息业务编码标准数据库动态维护"平台获得。

中医疾病诊断代码由阿拉伯数字和大写英文字母组成,最长 18 个字符(图 3-16)。首位为疾病名术语的标识符,用"A"表示;用"."表示疾病的分类层级,每层用 2 位数字作为分类的标识符,代码末尾的"."表示该疾病具有类目属性,一般不适合用于临床诊断;如果分类的最后一层也带"."(阴证和阳证除外),该术语可以用于诊断。

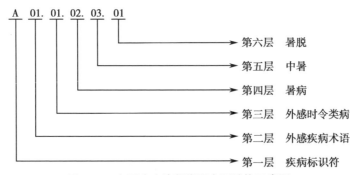

图 3-16 中医疾病诊断代码主要结构示意图

以"暑脱"的编码"A01.01.02.03.01"为例,其中"A"表示中医疾病概念属性,4个"."表示它是该疾病术语范畴内疾病分类四个层级下的疾病名术语,4个分类层级从大到小(从左至右)依次是:外感病类术语(A01.)、外感时令类病(A01.01.)、暑病(A01.01.02.)、中暑(A01.01.02.03),它是在"中暑"疾病分类中序号为01的疾病名术语。

填写示例

某患者住院前,门(急)诊接诊医师中医诊断为腰痛,疾病代码对应为 A17.42。对应的西医诊断为腰椎间盘突出,疾病代码对应为 M51.202(图 3-17)。

门(急)诊诊断(西医诊断) 腰椎间盘突出	疾病代码 M51.202
门(急)诊诊断(中医诊断) 腰痛	疾病代码 A17.42

图 3-17　门(急)诊中医诊断疾病代码填写示例

2. 采集标准(表 3-18)

表 3-18　门(急)诊中医诊断疾病代码采集标准

项目	内涵和要求
中文名称	门(急)诊中医诊断疾病代码
同义名	中医诊断代码、中医疾病代码
英文名称	outpatient(emergency)of traditional Chinese medicine diagnosis code
定义	"门(急)诊中医诊断"对应的《医疗保障中医病证分类与代码》的疾病代码
数据类型	字符型
填写格式(数据格式)	A××.××.××.××.××
取值范围(值域)	《中医病证分类与代码》医保版中规定的中医疾病代码
备注	无
数据长度	30
缺省值	无
约束性	条件必填项
出现次数	1

0051　主要诊断

"主要诊断"指经医疗机构诊治确定的导致患者本次住院就医主要原因的疾病（或健康状况）。

主要诊断是 DRG/DIP 的核心数据指标，该数据指标通过与医疗费用进行匹配核对，有利于审核结算的合规性与合理性。

1. 填写要求

患者一次住院只能有一个主要诊断。若患者出院时存在多个疾病诊断，只能选取一个作为主要诊断。

主要诊断选择时一般要遵循"消耗医疗资源最多、对患者健康危害最大、影响住院时间最长"三项原则。需要注意的是，三项原则选择的顺序不同于病案首页。清单更注重强调"消耗医疗资源"，各医疗机构在选择主要诊断时，需对医疗资源消耗情况进行重点考虑。同时，由于临床实际诊疗情况复杂，应针对具体临床情况，根据《国家医疗保障局办公室关于修订〈医疗保障基金结算清单〉〈医疗保障基金结算清单填写规范〉的通知》（医保办发〔2021〕34 号）的"医疗保障基金结算清单填写规范"中的"主要诊断选择要求"（说明一）写主要诊断。

选定主要诊断后，诊断名称应按照《医保疾病诊断分类与代码》中对应名称规范填写。

填写示例

由于实际临床诊疗过程较为复杂，主要诊断应依据实际情况选择。

例 1：主要诊断入院病情为 4，原则上不作为主要诊断的情况

某患者因糖尿病入院进行治疗，住院期间，不慎坠床导致股骨骨折，由于移位明显进行了手术，采用了较为昂贵的髓内钉固定。尽管医疗资源消耗远大于糖尿病调血糖治疗，但股骨骨折属于在住院期间新发生的，属于医疗机构本身造成的医院获得性问题（HAC），按照"主要诊断选择要求"，不能作为主要诊断，即主要诊断仍应填写为 2 型糖尿病伴血糖控制不佳（图 3-18）。

出院西医诊断	疾病代码	入院病情
主要诊断:2型糖尿病伴血糖控制不佳		

图 3-18　主要诊断填写示例 1

例 2：急诊手术后出现并发症的情况

某患者因急性阑尾炎入院,进行阑尾切除术后发生急性前壁心肌梗死,进行经皮冠状动脉介入治疗(PCI)。根据主要诊断的选择原则,急性前壁心肌梗死消耗的医疗资源更多、对患者健康的危害更大,故应将急性前壁心肌梗死作为主要诊断(图 3-19)。

出院西医诊断	疾病代码	入院病情
主要诊断:急性前壁心肌梗死		

图 3-19　主要诊断填写示例 2

例 3：择期手术后出现并发症的情况

某患者患有胆囊结石伴慢性胆囊炎,择期入院进行了腹腔镜下胆囊切除术,术后发生急性前壁心肌梗死,进行经皮冠状动脉介入治疗(PCI)。根据主要诊断的选择原则,择期手术术后出现的并发症应作为其他诊断填写,不能作为主要诊断,故胆囊结石伴慢性胆囊炎为主要诊断(图 3-20)。

出院西医诊断	疾病代码	入院病情
主要诊断:胆囊结石伴慢性胆囊炎		

图 3-20　主要诊断填写示例 3

例 4：治疗手术和其他治疗的并发症入院治疗的情况

某患者进行胃部分切除术后出现手术后伤口脂肪液化。根据主要诊断的选择原则,当住院是为了治疗手术和其他治疗的并发症时,该并发症作为主要诊断,即手术后伤口脂肪液化为主要诊断。

此外,若该并发症被编在"T80~T88"系列时,由于编码在描述并发症方面缺少必要的特性,需要另编码对该并发症进行说明。由于手术伤口脂肪液化并发症对应的疾病代码位于 T80~T88 系列内,故需要另编码对该并发症进行说明,即在"其他诊断"处需另外补充说明"胃肠道术后并发症"(图 3-21)。

出院西医诊断	疾病代码	入院病情
主要诊断:手术后伤口脂肪液化		
其他诊断:胃肠道术后并发症		

图 3-21　主要诊断填写示例 4

例 5 ：肿瘤相关的情况

由于临床肿瘤相关病情的复杂多样,患者存在原发肿瘤扩散、转移、产生并发症,以及妊娠期间恶性肿瘤等多种情况,治疗方案也涉及化疗、放疗、免疫治疗、手术等多种方案。故应根据肿瘤患者本次住院的具体情况,按照"主要诊断选择要求"正确选择主要诊断。

（1）某患者为了接受乳腺癌手术后恶性肿瘤化疗而住院治疗,治疗过程中产生难以控制的呕吐和脱水。根据主要诊断的选择原则,当患者为了接受化疗、放疗和免疫治疗而入院,治疗过程中产生了并发症,仍选择化疗、放疗和免疫治疗作为主要诊断。故应将"手术后恶性肿瘤化学治疗"作为主要诊断（图 3-22）。

出院西医诊断	疾病代码	入院病情
主要诊断:手术后恶性肿瘤化学治疗		

图 3-22　主要诊断填写示例 5-1

（2）某患者患有乳腺癌,因乳腺癌术后化疗影响进食,进而出现脱水住院治疗时,仅对脱水进行了静脉补液治疗。根据主要诊断的选择原则,应将并发症作为主要诊断（3-23）。

出院西医诊断	疾病代码	入院病情
主要诊断:脱水		

图 3-23　主要诊断填写示例 5-2

2. 采集标准（表 3-19）

表 3-19　主要诊断采集标准

项目	内涵和要求
中文名称	主要诊断
同义名	无

续表

项目	内涵和要求
英文名称	principal diagnosis（discharge diagnosis by western medicine）
定义	经医疗机构诊治确定的导致患者本次住院就医主要原因的疾病（或健康状况）
数据类	字符型
填写格式（数据格式）	无特定要求
取值范围（值域）	《医保疾病诊断分类与代码》中规定的诊断名称
备注	无
数据长度	200
缺省值	无
约束性	必填项
出现次数	1

0052　主要诊断疾病代码

　　"主要诊断疾病代码"指"0051 主要诊断"在《医保疾病诊断分类与代码》中对应的疾病代码。

1. 填写要求

　　主要诊断疾病代码按《医保疾病诊断分类与代码》进行填写,从"国家医保信息业务编码标准数据库动态维护"平台获得。

填写示例

　　某患者因急性阑尾炎伴局限性腹膜炎入院治疗,对应在《医保疾病诊断分类与代码》中的代码为 K35.300（图 3-24）。

出院西医诊断	疾病代码	入院病情
主要诊断:急性阑尾炎伴局限性腹膜炎	K35.300	

图 3-24　主要诊断疾病代码填写示例

2. 采集标准(表 3-20)

表 3-20 主要诊断疾病代码采集标准

项目	内涵和要求
中文名称	主要诊断疾病代码
同义名	主要诊断 ICD-10 代码
英文名称	international classification of diseases of principal diagnosis
定义	"主要诊断"在《医保疾病诊断分类与代码》中对应的疾病代码
数据类型	字符型
填写格式(数据格式)	×××.××××
取值范围(值域)	《医保疾病诊断分类与代码》中规定的疾病代码
备注	疾病诊断代码通常为 6 位,特殊情况下部分疾病代码位数会增加,如胃肠道术后并发症对应的疾病代码为"Y83.900x003"
数据长度	30
缺省值	无
约束性	必填项
出现次数	1

0053 主要诊断入院病情

"主要诊断入院病情"指对患者入院时病情评估情况。将"主要诊断"与其入院时的情况进行比较,按照"主要诊断"在患者入院时是否已具有病情,分为"有、临床未确定、情况不明、无"四种类型。

入院病情数据指标有利于为医疗机构管理、医保支付和医疗机构绩效考核等提供基础数据。其主要作用突出体现在医疗机构、医保部门开展医院获得性问题的分析与管理方面。由于医院获得性问题导致医疗资源浪费、增加医保基金的支付、影响患者生命健康安全,所以通过对入院病情进行具体分析,对住院期间医院发生的医院获得性问题采取相应措施,尽最大可能地减少或避免医源性感染问题的发生,对提升患者安全和医疗质量、减少医疗资源浪费和有效控制医保基金支付风险具有极其重要的意义。

1. 填写要求

主要诊断入院病情填写要求与 2011 年卫生部发布的《住院病案首页部分项目填写说明》中的填写要求相同。入院病情代码及判断标准如下。

(1)有(取值为"1"):对应本出院诊断在入院时就已明确。例如,患者因"乳腺癌"入院治疗,入院前已经乳腺 X 射线摄影(俗称"钼靶摄影")、核芯针穿刺活检明确诊断为"乳腺癌",术后经病理亦诊断为乳腺癌。

(2)临床未确定(取值为"2"):对应本出院诊断在入院时临床未确定,或入院时该诊断为可疑诊断。例如,患者因"乳腺恶性肿瘤不除外""乳腺癌"或"乳腺肿物"入院治疗,因缺少病理结果,肿物性质未确定,出院时有病理诊断明确为乳腺癌或乳腺纤维瘤。

(3)情况不明(取值为"3"):对应本出院诊断在入院时情况不明,例如,乙型病毒性肝炎的窗口期或社区获得性肺炎的潜伏期,因患者入院时处于窗口期或潜伏期,故入院时未能考虑此诊断或主观上未能明确此诊断。患者合并的慢性疾病,经入院后检查新发现的应选择"3"(情况不明),例如,高血压、高脂血症、胆囊结石等,不能选择"4"(无)。

(4)无(取值为"4"):在住院期间新发生的,入院时明确无对应本出院诊断的诊断条目。例如,患者出现手术后心肌梗死,住院期间发生的医院感染等。只有在住院期间新发生的情况,才能选择此项;住院期间新发现的慢性合并疾病,应选择"3"(情况不明)。

填写示例

某患者因乳房中央部恶性肿瘤入院,入院前已经乳腺 X 射线摄影、核芯针穿刺活检明确诊断为"乳房中央部恶性肿瘤",术后经病理亦诊断为乳房中央部恶性肿瘤。此次住院诊疗过程中,由于乳房中央部恶性肿瘤入院时就已明确,故主要诊断的入院病情填写"有"(图 3-25)。

出院西医诊断	疾病代码	入院病情
主要诊断:乳房中央部恶性肿瘤	C50.100	有

图 3-25　主要诊断入院病情填写示例

2. 采集标准(表 3-21)

表 3-21　主要诊断入院病情采集标准

项目	内涵和要求
中文名称	主要诊断入院病情
同义名	主要诊断入院病情类型
英文名称	present on admission
定义	将主要诊断与患者入院时病情评估情况进行比较,判断主要诊断在患者入院时是否已经具有病情
数据类型	字符型
填写格式(数据格式)	无特定要求
取值范围(值域)	[1,2,3,4]
备注	根据患者住院时病情与主要诊断的对比结果,在主要诊断后填写相应代码
数据长度	3
缺省值	无
约束性	必填项
出现次数	1

0054　其他诊断

"其他诊断"指患者住院时并存的、后来发生的或是影响所接受的治疗和 / 或住院时间的疾病,包括并发症和合并症。

并发症:指与主要诊断存在因果关系,主要诊断直接引起的病症。

合并症:指与主要诊断和并发症非直接相关的另外一种疾病。但对本次医疗过程有一定影响(不包括对当前住院没有影响的早期住院的诊断)。

由于患者入院诊疗过程中可能存在多种疾病,其他诊断与主要诊断共同反映患者住院过程中完整的疾病状态与医疗资源消耗情况,便于医保审核结算。同时,其他诊断影响 DRG/DIP 分组与支付,以 DRG 为例,患者能否进入严重并发症或合并症组（Major Complication or Comorbidity，MCC），并发症或合并症组（Complication or Comorbidity，CC），进而影响 DRG 权重，正确填写其他诊断，有利于医保支付的精准结算。此外，其他诊断还有助于对医疗机构诊治疾病的医疗资源消耗水平和疾病的疑难复杂程度进行评估，为后续制定各项政策提供参考。

1. 填写要求

若患者出院时存在多个疾病诊断，首先应确定主要诊断，在确定主要诊断的基础上，进一步判断其他诊断是否满足"医疗保障基金结算清单填写规范"其他诊断的填报标准，满足标准即可作为其他诊断进行填报。需要特别提醒的是，病案首页的其他诊断并非全部满足"医疗保障基金结算清单填写规范"中其他诊断的填报要求。根据"医疗保障基金结算清单填写规范"，具体要求如下。

（1）其他诊断仅包括那些影响患者本次住院医疗过程的附加病症，这些附加病症包括：需要进行临床评估；或治疗；或诊断性操作；或延长住院时间；或增加护理和／或监测。

（2）患者既往发生的病症及治疗情况，对本次住院主要诊断和并发症的诊断、治疗及预后有影响的，应视为合并症填写在其他诊断。

（3）如果既往史或家族史对本次治疗有影响时，医保版 ICD-10 中 Z80~Z87 对应的病史应填写在其他诊断。

（4）除非有明确临床意义，异常所见（实验室、影像、病理或其他诊断结果）无须编码上报；如果针对该临床异常所见又做其他检查评估或常规处理，该异常所见应作为其他诊断编码上报。

（5）如果出院时其他诊断仍为"疑似"的不确定诊断，应按照确定的诊断编码。

（6）按照要求将本次住院的全部诊断（包括疾病、症状、体征等）填全。

填报其他诊断时，诊断名称应按照《医保疾病诊断分类与代码》中对应名称规范填写，且填报时必须符合上述其他诊断填报原则。

> **填写示例**
>
> 例1：其他诊断情形一
>
> 某患者因胃镜检查发现胃恶性肿瘤入院，入院后行胃癌根治性切除术，术后出现伤口脂肪液化，考虑为手术并发症，行清创缝合术，术后患者病情平稳出院。

由于手术导致伤口脂肪液化,故并发症手术后伤口脂肪液化应纳入其他诊断填写范围。同时,手术后伤口脂肪液化需要进行临床评估、治疗,延长了患者住院时间,满足其他诊断的填写要求,故应为其他诊断进行填写(图 3-26)。

出院西医诊断	疾病代码	入院病情
主要诊断:胃恶性肿瘤		
其他诊断:手术后伤口脂肪液化		

图 3-26　其他诊断填写示例

例 2:其他诊断情形二

某患者因脑恶性肿瘤入院治疗,据悉该患者既往有肺恶性肿瘤并已手术切除恶性肿瘤部分。医生判断本次脑恶性肿瘤可能是由原肺恶性肿瘤引起的,因此将"肺恶性肿瘤个人史"作为其他诊断进行填写。

出院西医诊断	疾病代码	入院病情
主要诊断:脑恶性肿瘤		
其他诊断:肺恶性肿瘤个人史		

图 3-27　其他诊断填写示例

例 3:其他诊断情形三

某患者因胃镜检查发现胃恶性肿瘤入院,经评估后确诊为早期未转移性肿瘤,入院后行胃部分切除术。追踪患者病史时,医生发现患者父亲为结肠癌,患者祖父为直肠癌。医生据此判断患者病因可能是其家庭存在"消化器官恶性肿瘤家族史",因此将其作为其他诊断进行填写。

出院西医诊断	疾病代码	入院病情
主要诊断:胃恶性肿瘤		
其他诊断:消化器官恶性肿瘤家族史		

图 3-28　其他诊断填写示例

2. 采集标准(表 3-22)

表 3-22　其他诊断采集标准

项目	内容和含义
中文名称	其他诊断
同义名	次要诊断
英文名称	secondary diagnosis(discharge diagnosis by Western medicine)
定义	患者住院并存的、后来发生的或是影响所接受的治疗和／或住院时间的疾病,包括并发症和合并症
数据类型	字符型
填写格式(数据格式)	无特定要求
取值范围(值域)	《医保疾病诊断分类与代码》中规定的诊断名称
备注	无
数据长度	200
缺省值	无
约束性	条件必填项
出现次数	不限次数

0055　其他诊断疾病代码

"其他诊断疾病代码"指"0054 其他诊断"在《医保疾病诊断分类与代码》中所对应的疾病代码。

1. 填写要求

其他诊断疾病代码按《医保疾病诊断分类与代码》进行填写,从"国家医保信息业务编码标准数据库动态维护"平台获得。

填写示例

　　某患者的其他诊断为手术后伤口脂肪液化,对应《医保疾病诊断分类与代码》中的代码为 T81.812(图 3-29)。

出院西医诊断	疾病代码	入院病情
主要诊断:		
其他诊断:手术后伤口脂肪液化	T81.812	

图 3-29　其他诊断疾病代码填写示例

2. 采集标准(表 3-23)

表 3-23　其他诊断疾病代码采集标准

项目	内涵和要求
中文名称	其他诊断疾病代码
同义名	其他诊断 ICD-10 代码
英文名称	international classification of diseases of secondary diagnosis
定义	"其他诊断"在《医疗保障疾病诊断分类与代码》中对应的疾病代码
数据类型	字符型
填写格式(数据格式)	×××.×××
取值范围(值域)	《医保疾病诊断分类与代码》中规定的疾病代码
备注	疾病诊断代码通常为 6 位,特殊情况下部分疾病代码位数会增加,如胃肠道术后并发症对应的疾病代码为"Y83.900x003"
数据长度	30
缺省值	无
约束性	条件必填项
出现次数	不限次数

0056 其他诊断入院病情

"其他诊断入院病情"指将"其他诊断"与其入院时的情况进行比较,按照"其他诊断"在患者入院时是否已具有病情,分为"有、临床未确定、情况不明、无"四种类型。

1. 填写要求

其他诊断入院病情填写要求与 2011 年卫生部发布的《住院病案首页部分项目填写说明》中的填写要求相同,填写时应参照"0053 主要诊断入院病情"的填写要求。

填写示例

某患者因乳房中央部恶性肿瘤入院,入院后,经检查发现该患者同时伴有高血压,择期进行双侧乳腺癌改良根治术,术后发生急性前壁心肌梗死,进行经皮冠状动脉介入治疗(PCI)。

其他诊断中,由于急性前壁心肌梗死属于在住院期间新发生的,入院时无对应的本出院诊断的诊断条目,故入院病情选择"4",填写"无";高血压是经入院检查后新发现的、患者合并的慢性疾病,故入院病情选择"3",填写"情况不明"(图 3-30)。

出院西医诊断	疾病代码	入院病情
主要诊断:乳房中央部恶性肿瘤		
其他诊断:急性前壁心肌梗死	I21.001	无
其他诊断:特发性(原发性)高血压	I10.x00	情况不明

图 3-30 其他诊断入院病情填写示例

---

2. 采集标准(表 3-24)

表 3-24 其他诊断入院病情采集标准

项目	内涵和要求
中文名称	其他诊断入院病情
同义名	其他诊断入院病情类型

续表

项目	内涵和要求
英文名称	present on admission
定义	将其他诊断与患者入院时病情评估情况进行比较,判断其他诊断在患者入院时是否已经具有病情
数据类型	字符型
填写格式(数据格式)	无特定要求
取值范围(值域)	[1,2,3,4]
备注	根据患者住院时病情与其他诊断的对比结果,在每一其他诊断后填写相应代码
数据长度	3
缺省值	无
约束性	条件必填项
出现次数	不限次数

0057 主病

"主病"指患者在住院期间确诊的主要中医病名。

主病未来是中医 DRG/DIP 的核心数据指标,该数据指标通过与医疗费用进行匹配核对,有利于审核结算的合规性与合理性。

1. 填写要求

主病仅为患者在中医医疗机构住院或住院治疗类别为中医时才需填写,应同时填写与主病和主证对应的主要诊断。

主病只能由中医执业医师填写,患者一次住院的主病有且仅有一个。若患者出院时存在多个疾病诊断,需选取一个作为主病。

主病选择应参照"医疗保障基金结算清单填写规范"中西医"主要诊断指经医疗机构诊治确定的导致患者本次住院就医主要原因的疾病(或健康状况)"的相关原则执行。同时,由于住院中医诊断部分仅要求填写主病、主证,故对于如高血压、高血脂等兼病及其对应的兼证不予填写。

选定主病后,诊断名称应按照《中医病证分类与代码》医保版中对应名称规范填写。

填写示例

某患者因持续感冒,出现高热不退、咳嗽、咳痰黄稠、胸痛、呼吸气促、口渴烦躁、小便黄赤等症状。经入院检查后,发现患者同时伴有高血压症状,由于中医诊断部分仅要求填写主病、主证,对于高血压等兼病、兼症不予填写。出院时,中医诊断为风温肺热病痰热壅肺证。根据中医诊断,综合各项西医检查结果,西医主要诊断为副流感病毒肺炎(图 3-31)。

出院西医诊断	疾病代码	入院病情	出院中医诊断	疾病代码	入院病情
主要诊断:副流感病毒肺炎			主病:风温肺热病		
其他诊断:			主证:痰热壅肺证		

图 3-31　主病填写示例

---

2. 采集标准(表 3-25)

表 3-25　主病采集标准

项目	内涵和要求
中文名称	主病
同义名	无
英文名称	main traditional Chinese medicine disease(discharge disease by traditional Chinese medicine)
定义	患者在住院期间确诊的主要中医病名
数据类型	字符型
填写格式(数据格式)	无特定要求
取值范围(值域)	《中医病证分类与代码》医保版规定的中医诊断名称
备注	无
数据长度	200
缺省值	无
约束性	条件必填项
出现次数	1

0058 主病疾病代码

"主病疾病代码"指"0057 主病"在《中医病证分类与代码》医保版中所对应的疾病代码。

1. 填写要求

主病疾病代码按《中医病证分类与代码》医保版进行填写,从"国家医保信息业务编码标准数据库动态维护"平台获得。

填写示例

某患者主病为风温肺热病,主证为痰热壅肺证。西医主要诊断为副流感病毒肺炎,其他诊断为气胸,以及原发性高血压。对应《中医病证分类与代码》医保版,以及《医保疾病诊断分类与代码》,主病及主要诊断的疾病代码分别为 A01.03.03、J12.200(图 3-32)。

出院西医诊断	疾病代码	入院病情	出院中医诊断	疾病代码	入院病情
主要诊断:副流感病毒肺炎	J12.200		主病:风温肺热病	A01.03.03	
其他诊断:			主证:痰热壅肺证		

图 3-32 主病疾病代码填写示例

---

2. 采集标准(表 3-26)

表 3-26 主病疾病代码

项目	内涵和要求
中文名称	主病疾病代码
同义名	无
英文名称	main traditional Chinese medicine disease code(discharge diagnosis code by traditional Chinese medicine)
定义	"主病"在《中医病证分类与代码》医保版中所对应的疾病代码

续表

项目	内涵和要求
数据类型	字符型
填写格式（数据格式）	A××.××.××.××.××
取值范围（值域）	《中医病证分类与代码》医保版中规定的中医疾病代码
备注	无
数据长度	30
缺省值	无
约束性	条件必填项
出现次数	1

0059 主病入院病情

"主病入院病情"指将"主病"与入院病情进行比较,按照"主病"在患者入院时是否已具有病情,分为"有、临床未确定、情况不明、无"四种类型。

1. 填写要求

主病入院病情填写要求与 2011 年卫生部发布的《住院病案首页部分项目填写说明》中的填写要求相同,填写时应遵循"0053 主要诊断入院病情"的填写要求。

填写示例

某患者因疑似乳腺癌入院,临床中医证候表现为左右两侧乳房肿块,质硬,肤色不变,情志不畅,心烦纳差,胸闷胁胀,经前乳胀,舌暗苔黄,脉弦。由于此时仍缺少病理结果,肿物性质未确定,出院时有病理诊断明确为乳腺癌。出院时,中医诊断主病为妇科癌病,主证为肝郁气滞证;西医主要诊断为左侧乳房为乳房中央部恶性肿瘤,其他诊断为右侧为乳房纤维瘤。

此次诊疗过程中,主病、主要诊断对应的入院病情均属于临床未确定的情况,应选择"2",填写"临床未确定"(图 3-33)。

出院西医诊断	疾病代码	入院病情	出院中医诊断	疾病代码	入院病情
主要诊断:乳房中央部恶性肿瘤	C50.100	临床未确定	主病:乳癌	A16.03.19	临床未确定
其他诊断:			主证:肝郁气滞证		

图 3-33　主病入院病情填写示例

2. 采集标准(表 3-27)

表 3-27　主病入院病情采集标准

项目	内涵和要求
中文名称	主病入院病情
同义名	主病入院病情类型
英文名称	present on admission
定义	指将主病与患者入院时病情评估情况进行比较,判断主病在患者入院时是否已经具有病情
数据类型	字符型
填写格式(数据格式)	无特定要求
取值范围(值域)	[1,2,3,4]
备注	根据住院时病情与主病的对比结果,在主病后填写相应代码
数据长度	3
缺省值	无
约束性	条件必填项
出现次数	1

0060　主证

"主证"指患者所患主病的主要中医证候。

由于中医主病范围较广,同种疾病存在多种证候类型,因而需要通过主证进行具体证候说明,故主证与主病共同反映了患者住院过程中主病完整的疾病状态与医疗资源消耗情况,便于医保审核结算。同时,有利于对中医医疗机构的主证辨证准确率进行考核,综合评价医疗机构的医疗质量安全水平和技术能力。此外,主证数据指标还有助于对医疗机构治疗疾病的医疗资源消耗水平进行评估,为后续制定各项政策提供参考。

1. 填写要求

主证为患者在中医医疗机构住院或住院治疗类别为中医时才需填写,且主证只能由中医执业医师填写。

由于住院中医诊断部分仅要求填写主病、主证,故对于高血压、高血脂等兼病及其对应的兼证不予填写。故同时还应填写未在主病、主证中体现的、患者患有的相关的西医其他诊断。其他诊断填写时应遵循"0054 其他诊断"的填写要求,以及国家中医药管理局发布的《中医住院病案首页数据填写质量规范(暂行)》的要求。

选定主证后,诊断名称应按照《中医病证分类与代码》医保版中对应名称规范填写。

> **填写示例**
>
> 某患者因持续感冒,出现高热不退、咳嗽、咳痰黄稠、胸痛、呼吸气促、口渴烦躁、小便黄赤等症状。经入院检查,发现患者同时伴有高血压症状,由于出院中医诊断部分仅要求填写主病、主证,对于高血压等兼病、兼症不予填写,故应将其放入其他诊断。出院时,中医诊断为风温肺热病痰热壅肺证。根据中医诊断,综合各项西医检查结果,西医主要诊断为副流感病毒肺炎,其他诊断为气胸与特发性(原发性)高血压(图 3-34)。

出院西医诊断	疾病代码	入院病情	出院中医诊断	疾病代码	入院病情
主要诊断:副流感病毒肺炎			主病:风温肺热病		
其他诊断:气胸			主证:痰热壅肺证		
其他诊断:特发性(原发性)高血压					

图 3-34 主证填写示例

2. 采集标准(表 3-28)

表 3-28　主证采集标准

项目	内涵和要求
中文名称	主证
同义名	无
英文名称	main traditional Chinese medicine syndrome(discharge syndrome by traditional Chinese medicine)
定义	患者所患主病的主要中医证候
数据类型	字符型
填写格式(数据格式)	无特定要求
取值范围(值域)	《中医病证分类与代码》医保版中规定的中医诊断名称
备注	无
数据长度	200
缺省值	无
约束性	条件必填项
出现次数	1

0061　主证疾病代码

"主证疾病代码"指"0060 主证"在《中医病证分类与代码》医保版中所对应的疾病代码。

1. 填写要求

主证疾病代码按《中医病证分类与代码》医保版进行填写,从"国家医保信息业务编码标准数据库动态维护"平台获得。

中医证候诊断代码由阿拉伯数字和大写英文字母组成,最长 21 个字符(图 3-35)。首位为证候名术语的标识符,用"B"表示;用"."表示证候的分类层级,每层用 2 位数字作为分类的标识符,代码末尾的"."表示该疾病具有类目属性,一般不适合用于临床诊断;如果分类的最后一层也带"."(阴证和阳证除外),该术语可以用于诊断。

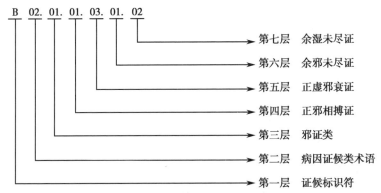

图 3-35 中医证候诊断代码主要结构示意图

以"余湿未尽证"的代码"B02.01.01.03.01.02"为例,其中"B"表示中医证候概念属性,5 个"."表示它是该证候术语范畴内证候分类五个层级下的证候名术语,5 个分类层级从大到小(即从左至右)依次是:病因证候类术语(B02.)、邪证类(B02.01.)、正邪相搏证(B02.01.01.)、正虚邪衰证(B02.01.01.03.)、余邪未尽证(B02.01.01.03.01.),它是在"余邪未尽证"证候分类中序号为 02 的证候名术语。

> **填写示例**
>
> 某患者主证为痰热壅肺证,其他诊断为气胸,以及特发性(原发性)高血压,对应《中医病证分类与代码》医保版,以及《医保疾病诊断分类与代码》,主证及其他诊断的疾病代码分别为 B02.09.05.01.03.01、J93.900、I10.x00。(图 3-36)。
>
> | 出院西医诊断 | 疾病代码 | 入院病情 | 出院中医诊断 | 疾病代码 | 入院病情 |
> |---|---|---|---|---|---|
> | 主要诊断:副流感病毒肺炎 | | | 主病:风温肺热病 | | |
> | 其他诊断:气胸 | J93.900 | | 主证:痰热壅肺证 | B02.09.05.01.03.01 | |
> | 其他诊断:特发性(原发性)高血压 | I10.x00 | | | | |
>
> 图 3-36 主证疾病代码填写示例

2. 采集标准(表 3-29)

表 3-29　主证疾病代码采集标准

项目	内涵和要求
中文名称	主证疾病代码
同义名	无
英文名称	main traditional Chinese medicine syndrome code(discharge syndrome code by traditional Chinese medicine)
定义	"主证"在《中医病证分类与代码》医保版中所对应的疾病代码
数据类型	字符型
填写格式(数据格式)	B×××.××.××.××.××.××
取值范围(值域)	《中医病证分类与代码》医保版中规定的中医疾病代码
备注	无
数据长度	30
缺省值	无
约束性	条件必填项
出现次数	1

0062　主证入院病情

　　"主证入院病情"指将"主证"与入院病情进行比较,按照"主证"在患者入院时是否已具有病情,分为"有、临床未确定、情况不明、无"四种类型。

1. 填写要求

　　主证入院病情填写要求与 2011 年卫生部发布的《住院病案首页部分项目填写说明》中的填写要求相同,填写时应遵循"0053 主要诊断入院病情"的填写要求。

填写示例

　　某患者因疑似乳腺癌入院,临床中医证候表现为左右两侧乳房肿块,质硬,肤色不变,情志不畅,心烦纳差,胸闷胁胀,经前乳胀,舌暗苔黄,脉弦。由于此时仍缺少病理结果,肿物性质未确定,出院时有病理诊断明确为乳腺癌。出院时,中医诊断主病为妇科癌病,主证为肝郁气滞证;西医主要诊断左侧乳房为乳房中央部恶性肿瘤,其他诊断右侧为乳房纤维瘤。

　　此诊疗过程中,由于中医主证的证候入院时已有,应选择"1",填写"有";而西医其他诊断的入院时属于临床未确定的情况,应选择"2",填写"临床未确定"(图 3-37)。

出院西医诊断	疾病代码	入院病情	出院中医诊断	疾病代码	入院病情
主要诊断:乳房中央部恶性肿瘤			主病:妇科癌病		
其他诊断:乳房纤维瘤	N60.300	有	主证:肝郁气滞证	B04.02.01.04.01.01.02	临床未确定

图 3-37　主证入院病情填写示例

2. 采集标准(表 3-30)

表 3-30　主证入院病情采集标准

项目	内涵和要求
中文名称	主证入院病情
同义名	主证入院病情类型
英文名称	present on admission
定义	将主证与患者入院时病情评估情况进行比较,判断主证在患者入院时是否已经具有病情
数据类型	字符型
填写格式(数据格式)	无特定要求
取值范围(值域)	[1,2,3,4]
备注	根据住院时病情与主证的对比结果,在主证后填写相应代码
数据长度	3
缺省值	无
约束性	条件必填项
出现次数	1

0063 诊断代码计数

"诊断代码计数"指主要诊断和其他诊断的代码总数。

采集诊断代码计数有利于医保部门和医疗机构的信息校验,同时可检验医疗机构是否存在过度编码的情况。

1. 填写要求

诊断代码计数只针对西医诊断,包括主要诊断和其他诊断的代码总数。不包括中医诊断代码计数。

填写示例

某患者持续患感冒,出现高热不退、咳嗽、咳痰黄稠、胸痛、呼吸气促、口渴烦躁、小便黄赤等症状。经入院检查后,发现患者同时伴有高血压症状,由于出院中医诊断部分仅要求填写主病、主证,对于高血压等兼病、兼症不予填写。中医诊断为风温肺热病痰热壅肺证。按西医检查结果,西医主要诊断为副流感病毒肺炎,其他诊断为气胸,特发性(原发性)高血压。则西医诊断代码计数为"3"(图3-38)。

出院西医诊断	疾病代码	入院病情	出院中医诊断	疾病代码	入院病情
主要诊断:副流感病毒肺炎			主病:风温肺热病		
其他诊断:气胸			主证:痰热壅肺证		
其他诊断:特发性(原发性)高血压					
诊断代码计数 3					

图3-38 诊断代码计数填写示例

---

2. 采集标准(表3-31)

表 3-31 诊断代码计数采集标准

项目	内涵和要求
中文名称	诊断代码计数
同义名	无
英文名称	diagnosis code count
定义	主要诊断和其他诊断的代码总数
数据类型	数值型
填写格式(数据格式)	无特定要求
取值范围(值域)	大于 0 的整数
备注	按主要诊断和其他诊断代码总数之和填写(只针对西医诊断,不包括中医诊断代码计数)
数据长度	3
缺省值	无
约束性	必填项
出现次数	1

0064 主要手术及操作名称

"主要手术及操作名称"指患者本次住院期间,针对临床医师为患者作出主要诊断的病症所施行的手术或操作的名称。

主要手术及操作应与主要诊断相对应,对本次患者住院治疗的医疗资源消耗程度有较大影响,明确该数据指标有利于医保部门审核医疗费用的合理性。同时,主要手术及操作也是 DRG/DIP 分组和权重测算的重要数据基础。

如果同一台相同时间手术中,主要手术及操作包含了多个术式,应把对应的多个术式都填在主要手术及操作栏目内(图 3-39)。

主要手术及操作名称	主要手术及操作代码	麻醉方式	术者医师姓名	术者医师代码	麻醉医师姓名	麻醉医师代码
45.7302	右半结肠根治性切除术					
45.9307	空肠 - 横结肠吻合术					
40.5909	肠系膜淋巴结清扫术					
手术及操作起止时间 <u>同台手术,同一时间</u>			麻醉起止时间 <u>同台手术,同一时间</u>			

图 3-39 主要手术及操作名称多术式填写示例

1. 填写要求

有主要手术及操作治疗的患者一次住院的主要手术及操作有且仅有一个;部分患者主要手术及操作可以为空,且有可能在主要手术及操作为空的情况下,进行了其他手术及操作,此时应填报在其他手术及操作中。若患者存在多项手术及操作时,需遵循以下规则进行选择。

(1)一般是风险最大、难度最高、花费最多的手术和操作。

(2)填写手术和操作时,优先填写主要手术或操作。

(3)填写一般手术和操作时,如果既有手术又有操作,按手术优先原则。

(4)仅有操作时,首先填写与主要诊断相对应的主要的治疗性操作(特别是有创的治疗性操作)。

(5)手术和操作填报范围:① ICD-9 中有正式名称的全部手术,要求编码填报;②除"无须填报和编码的原则"及"无须填报和编码的操作"要求以外的操作,均应进行编码填报。

1)无须填报和编码的原则:在一次住院期间,大多数患者都需执行的常规操作,最主要的是因为对于这些操作的医疗资源消耗可以通过诊断或其他相关操作反映出来,也就是说对于某个特定的诊断或操作它是诊疗规范标准中的必然之选。如 Colles 骨折必然会使用 X 线和石膏固定;脓毒血症必然会静脉输入抗生素。

2)无须填报和编码的操作如下(表 3-32)。

表 3-32　无须填报和编码的操作

序号	操作类型
1	石膏的固定、置换、去除
2	经留置导管的膀胱灌注、膀胱造口冲洗
3	插管：除心导管、外科插管、新生儿插管以外的动脉或静脉插管，如经外周静脉穿刺的中心静脉导管（peripherally inserted central venous catheter，PICC）、中心静脉导管（central venous catheter，CVC）、S-W 插管；除耻骨上造瘘的插管的泌尿系统插管
4	多普勒（Doppler）检查
5	一般其他药物治疗，无须编码（两种情况除外：对于日间病例该药物是主要治疗；化疗、新生儿特殊的药物干预）
6	心电图检查（ECG）、动态心电图检查（Holter）
7	伴心脏手术时，经皮或经静脉置入的临时电极（术中使用临时心脏起搏器），包括对其进行调整、重新定位，去除电极等操作
8	肌电图、尿道括约肌肌电图、眼肌电图
9	影像：X 线检查、磁共振成像检查、CT 检查、B 超检查（经食管超声心动图 TEE 除外）
10	监测：包括心脏、血管压力监测 <24 小时（如 24 小时内血压监测、中心静脉压监测、肺动脉压监测、肺动脉嵌入压监测）
11	鼻 - 胃管插管的减压和鼻饲（新生儿除外）
12	操作中的某些组成部分
13	应激试验，如铊应激试验伴经食管心室起搏、铊应激试验不伴经食管心室起搏
14	骨牵引、皮牵引

注：(1) ICD-9 中的标准优先；(2) 如果需要全身麻醉而进行的操作，上述操作需要上报与编码；(3) 对于日间医疗的患者，上述如果是主要住院原因要编。

选定主要手术及操作后，手术或操作的名称应按照《医保手术操作分类与代码》中对应名称规范填写。

> **填写示例**
>
> 某患者因患有肾小球肾炎导致的肾功能衰竭入院进行透析治疗，且无明显水钠潴留、高血钾等并发症，经各检查及医疗机构综合评估，各项指标均满足手术标准，接受肾异体移植术。术后第一天，患者出现术后进行性少尿、血清肌酐升高等症状，科室诊断为早期尿路梗阻术后并发症，经移植肾输尿管膀胱吻合术后，梗阻症状消失。

参照主要手术及操作的选择原则,肾异体移植术消耗医疗资源最多,风险难度最高、且与主要诊断肾小球肾炎直接相关,因此选择其作为主要手术(图 3-40)。

主要手术及操作名称	主要手术及操作代码	麻醉方式
肾异体移植术		

图 3-40　主要手术及操作名称填写示例

2. 采集标准(表 3-33)

表 3-33　主要手术及操作名称采集标准

项目	内涵和要求
中文名称	主要手术及操作名称
同义名	无
英文名称	name of main procedure
定义	患者住院期间被实施的主要手术及操作的名称(包括诊断性操作及治疗性操作)
数据类型	字符型
填写格式(数据格式)	无特定要求
取值范围(值域)	《医保手术操作分类与代码》中规定的手术名称
备注	无
数据长度	500
缺省值	无
约束性	条件必填项
出现次数	不限次数

0065　主要手术及操作代码

"主要手术及操作代码"指"0064 主要手术及操作名称"在《医保手术操

作分类与代码》中对应的手术、操作代码。

1. 填写要求

主要手术及操作代码按《医保手术操作分类与代码》进行填写,从"国家医保信息业务编码标准数据库动态维护"平台获得。编码结构同"0037 手术及操作代码"。

填写示例

某患者的主要手术及操作为肾异体移植术,故在《医保手术操作分类与代码》中的对应代码为 55.6901(图 3-41)。

主要手术及操作名称	主要手术及操作代码	麻醉方式
肾异体移植术	55.6901	

图 3-41　主要手术及操作代码填写示例

---

2. 采集标准(表 3-34)

表 3-34　主要手术及操作代码采集标准

项目	内涵和要求
中文名称	主要手术及操作代码
同义名	无
英文名称	code of main procedure
定义	患者住院期间实施的主要手术及操作在《医保手术操作分类与代码》中对应的代码
数据类型	字符型
填写格式(数据格式)	××.×××××
取值范围(值域)	《医保手术操作分类与代码》中规定的手术及操作代码
备注	手术及操作代码通常为 6 位,特殊情况下部分手术及操作代码位数会增加,例如治疗性超声对应的代码为"00.0900x001"
数据长度	30
缺省值	无
约束性	条件必填项
出现次数	不限次数

0066 其他手术及操作名称

"其他手术及操作名称"指患者在本次住院被实施的除主要手术及操作以外的其他手术或操作。

患者住院期间可能进行多个手术及操作,其他手术及操作与主要手术及操作共同反映患者住院过程中完整的治疗情况与医疗资源消耗情况,影响DRG/DIP 权重,准确完整地填写手术及操作数据,便于医保审核及支付结算。此外,采集其他手术及操作有助于对医疗机构治疗疾病的医疗资源消耗水平进行评估,为后续制定各项政策提供参考。

如果某个其他手术及操作包含了多个术式,应把对应的多个术式都填在同一其他手术及操作栏目内,示例见"0064 主要手术及操作名称"。

1. 填写要求

若患者住院期间进行多次手术或操作,应在选择出主要手术及操作后,将其余手术或操作作为其他手术及操作。填写要求如下。

(1)填写其他手术和操作时如果既有手术又有操作,按手术优先原则。

(2)仅有操作时,确定与主要诊断相对应的主要的治疗性操作(特别是有创的治疗性操作)后,其他操作的填写依照时间顺序。

(3)ICD-9 中有正式名称的所有其他手术及操作都要求编码填报。

(4)无须填报和编码的原则同"0064 主要手术及操作名称"。

> **填写示例**
>
> 某患者因患肾小球肾炎导致的肾功能衰竭入院进行透析治疗,且无明显水钠潴留、高血钾等并发症,经各检查及医疗机构综合评估,各项指标满足手术标准,接受肾异体移植术。术后第一天,患者出现术后进行性少尿、血清肌酐升高等症状,科室诊断为术后并发症早期尿路梗阻所致,经移植肾输尿管膀胱吻合术后,梗阻症状消失。
>
> 参照主要手术及操作的选择原则,肾异体移植术消耗医疗资源最多,风险难度最高,且与主要诊断肾小球肾炎直接相关,因此选择其作为主要手术。相对而言,资源消耗相对少、风险较低的移植肾输尿管膀胱吻合术

即为其他手术,血液透析即为其他操作。按照手术优先原则,填写其他手术及操作时,先填写"移植肾输尿管膀胱吻合术",再填写"血液透析"(图 3-42)。

主要手术及操作名称	主要手术及操作代码	麻醉方式
肾异体移植术		
手术及操作起止时间＿＿＿＿	麻醉起止时间＿＿＿＿	
其他手术及操作名称 1	其他手术及操作代码 1	麻醉方式
移植肾输尿管膀胱吻合术		
手术及操作起止时间＿＿＿＿	麻醉起止时间＿＿＿＿	
其他手术及操作名称 2	其他手术及操作代码 2	麻醉方式
血液透析		
手术及操作起止时间＿＿＿＿	麻醉起止时间＿＿＿＿	

图 3-42　其他手术及操作名称填写示例

2. 采集标准(表 3-35)

表 3-35　其他手术及操作名称采集标准

项目	内涵和要求
中文名称	其他手术及操作名称
同义名	无
英文名称	name of other procedure
定义	指患者本次住院期间,针对临床医师为患者作出的其他诊断的病症所实施的手术或操作
数据类型	字符型
填写格式(数据格式)	无特定要求
取值范围(值域)	《医保手术操作分类与代码》中规定的手术及操作名称
备注	无
数据长度	500
缺省值	无
约束性	条件必填项
出现次数	不限次数

0067 其他手术及操作代码

"其他手术及操作代码"指"0066 其他手术及操作名称"在《医保手术操作分类与代码》中对应的手术、操作代码。

1. 填写要求

其他手术及操作代码按《医保手术操作分类与代码》填写,从"国家医保信息业务编码标准数据库动态维护"平台获得。编码结构同"0037 手术及操作代码"。

> **填写示例**
>
> 某患者的其他手术及操作为移植肾输尿管膀胱吻合术,故在《医保手术操作分类与代码》的对应代码为 55.8601(图 3-43)。
>
> | 其他手术及操作名称 1 | 其他手术及操作代码 1 | 麻醉方式 |
> |---|---|---|
> | 移植肾输尿管膀胱吻合术 | 55.8601 | |
>
> **图 3-43 其他手术及操作代码填写示例**

2. 采集标准(表 3-36)

表 3-36 其他手术及操作代码采集标准

项目	内涵和要求
中文名称	其他手术及操作代码
同义名	其他手术及操作编码
英文名称	code of other procedure
定义	患者住院期间实施的其他手术及操作在《医保手术操作分类与代码》中对应的代码
数据类型	字符型
填写格式(数据格式)	××.××××

续表

项目	内涵和要求
取值范围(值域)	《医保手术操作分类与代码》中规定的手术及操作代码
备注	手术及操作代码通常为 6 位,特殊情况下部分手术及操作代码位数会增加,例如治疗性超声对应的代码为"00.0900x001"
数据长度	30
缺省值	无
约束性	条件必填项
出现次数	不限次数

0068　手术及操作起止时间

"手术及操作起止时间"指手术医师开始手术及完成手术的时间。

记录医师开始及完成手术的时间,可以有效地反映手术或操作的难度,体现了医务人员的劳动价值及人力资源消耗情况,有利于医保部门对手术操作费用支出合理性进行审核,同时,也为医疗服务价格的科学制订提供数据基础。

1. 填写要求

手术及操作起止时间需分别记录开始及结束时间。其中,手术开始时间指手术医师正式开始手术(即"刀碰皮")的时间;手术结束时间指手术医师完成全部手术操作的时间。时间采用公元纪年、24 小时制。

> **填写示例**
>
> 某肾小球肾炎患者住院接受肾异体移植术,手术于 2022 年 1 月 1 日上午 8 点 10 分开始,当天 13 点 5 分结束;术后,该患者出现早期尿路梗阻术后并发症,接受移植肾输尿管膀胱吻合术,手术于 1 月 2 日 13 点 30 分开始,当天 16 点 15 手术结束。出院时,肾异体移植术判定为主要手术及操作,移植肾输尿管膀胱吻合术判定为其他手术及操作(图 3-44)。

主要手术及操作名称	主要手术及操作代码	麻醉方式	术者医师姓名	术者医师代码	麻醉医师姓名	麻醉医师代码
肾异体移植术	55.6901					
手术及操作起止时间 2022 年 01 月 01 日 08 时 10 分—2022 年 01 月 01 日 13 时 05 分						
其他手术及操作名称 1	其他手术及操作代码 1	麻醉方式	术者医师姓名	术者医师代码	麻醉医师姓名	麻醉医师代码
移植肾输尿管膀胱吻合术	55.8601					
手术及操作起止时间 2022 年 01 月 02 日 13 时 30 分—2022 年 01 月 02 日 16 时 15 分						

图 3-44 手术及操作起止时间填写示例

2. 采集标准（表 3-37）

表 3-37 手术及操作起止时间采集标准

项目	内涵和要求
中文名称	手术及操作起止时间
同义名	手术操作开始时间、手术操作结束时间
英文名称	start and termination time of procedure
定义	手术医师正式开始手术及完成全部手术操作的时间
数据类型	日期时间型
填写格式（数据格式）	yyyy-MM-dd HH:mm—yyyy-MM-dd HH:mm
取值范围（值域）	无特定要求
备注	精确至分钟
数据长度	—
缺省值	无
约束性	条件必填项
出现次数	不限次数

0069 麻醉方式

"麻醉方式"指为患者进行手术或操作时使用的麻醉方法。

明确患者的麻醉方式,能够与手术及操作、麻醉时间等诊疗信息进行核对,保证医保结算清单的规范性和合理性。

1. 填写要求

麻醉方式须按照《麻醉方法代码》(CV 06.00.103)填写,填写时要求使用两位代码对应的麻醉方式名称(表3-38)。《麻醉方法代码》(CV 06.00.103)为2019年国家卫生健康委在《全国医院数据上报管理方案(试行)》中发布的行业标准。

表3-38　麻醉方法代码(CV 06.00.103)

值	含义
1	全身麻醉
11	吸入麻醉
12	静脉麻醉
13	基础麻醉
2	椎管内麻醉
21	蛛网膜下腔阻滞麻醉
22	硬脊膜外腔阻滞麻醉
3	局部麻醉
31	神经丛阻滞麻醉
32	神经节阻滞麻醉
33	神经阻滞麻醉
34	区域阻滞麻醉
35	局部浸润麻醉
36	表面麻醉
4	复合麻醉
41	静吸复合全麻
42	针药复合麻醉
43	神经丛与硬膜外阻滞复合麻醉
44	全麻复合全身降温
45	全麻复合控制性降压
99	其他麻醉方法

填写示例

　　某患者因急性阑尾炎入院,进行了阑尾切除术,该手术的麻醉方式是硬脊膜外腔阻滞麻醉(图 3-45)。

主要手术及操作名称	主要手术及操作代码	麻醉方式
阑尾切除术	47.0901	硬脊膜外腔阻滞麻醉

图 3-45　麻醉方式填写示例

2. 采集标准(表 3-39)

表 3-39　麻醉方式采集标准

项目	内涵和要求
中文名称	麻醉方式
同义名	无
英文名称	anesthesia method
定义	患者进行手术或操作时使用的麻醉方法
数据类型	字符型
填写格式(数据格式)	无特定要求
取值范围(值域)	《麻醉方法代码》(CV 06.00.103)
备注	无
数据长度	6
缺省值	无
约束性	条件必填项
出现次数	不限次数

0070　麻醉起止时间

　　"麻醉起止时间"指麻醉医师开始实施麻醉及麻醉结束的时间。

　　记录麻醉起止时间,可以有效地反映手术或操作的难度,体现了医务人员的劳动价值及人力资源消耗情况,有利于医保部门对手术操作费用支出的合理性进行审核,同时,也为医疗服务价格的科学制订提供数据基础。

1. 填写要求

麻醉起止时间需分别记录开始及结束时间。其中,麻醉开始时间指麻醉医师正式实施麻醉(全麻指开始麻醉诱导、局麻指开始注射药物)的时间;麻醉结束时间指手术结束后,患者被推离手术室的时间。

填写示例

某患者因急性阑尾炎住院,进行了阑尾切除术,采用硬脊膜外腔阻滞麻醉。2022 年 1 月 1 日 19 点 40 分开始麻醉,20 点 25 分患者被推离手术室(图 3-46)。

主要手术及操作名称	主要手术及操作代码	麻醉方式	术者医师姓名	术者医师代码	麻醉医师姓名	麻醉医师代码
阑尾切除术	47.0901	硬脊膜外腔阻滞麻醉				

麻醉起止时间 2022 年 01 月 01 日 19 时 40 分—2022 年 01 月 01 日 20 时 25 分

图 3-46 麻醉起止时间填写示例

2. 采集标准(表 3-40)

表 3-40 麻醉起止时间采集标准

项目	内涵和要求
中文名称	麻醉起止时间
同义名	麻醉开始时间、麻醉结束时间
英文名称	start and termination time of anaesthesia
定义	麻醉医师开始实施麻醉及麻醉结束的时间
数据类型	日期时间型
填写格式(数据格式)	yyyy-MM-dd HH:mm—yyyy-MM-dd HH:mm
取值范围(值域)	无
备注	精确至分钟
数据长度	—
缺省值	无
约束性	条件必填项
出现次数	不限次数

0071　术者医师姓名

"术者医师姓名"指为患者实施手术的主要执行人员在公安户籍管理部门正式登记注册的姓氏和名称。

术者医师姓名的规范填写便于医保信息审核,以及落实医护人员责任。

1. 填写要求

术者医师姓名应与手术及操作记录中的第一位操作人员姓名一致。

若某些手术操作由护士完成,应填写相应护士姓名。

填写示例

某患者因支气管扩张住院,进行了肺叶切除术,手术操作者共 4 人,记录中第一操作人是张某某,协助者是李某某、王某某、赵某某(图 3-47)。

术者医师姓名	术者医师代码
张某某	

图 3-47　术者医师姓名填写示例

---

2. 采集标准(表 3-41)

表 3-41　术者医师姓名采集标准

项目	内涵和要求
中文名称	术者医师姓名
同义名	无
英文名称	name of operator
定义	为患者实施手术及操作的主要执行人员在公安户籍管理部门正式登记注册的姓氏和名称
数据类型	字符型
填写格式(数据格式)	无特定要求

续表

项目	内涵和要求
取值范围(值域)	无特定要求
备注	无
数据长度	50
缺省值	无
约束性	条件必填项
出现次数	不限次数

0072　术者医师代码

"术者医师代码"指"0071 术者医师姓名"在《医保医师代码》中对应的医师代码。

1. 填写要求

术者医师代码按照《医保医师代码》进行填写,定点医疗机构从"国家医保信息业务编码标准数据库动态维护"平台获得。

医保医师代码分 3 部分共 13 位,通过大写英文字母和阿拉伯数字按特定顺序排列表示(图 3-48)。其中,第 1 部分是医保医师标识码,第 2 部分是行政区划代码,第 3 部分是医保医师顺序码。

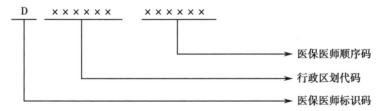

图 3-48　医保医师代码结构示意图

第 1 部分:医保医师标识码,用 1 位大写英文字母 "D" 表示。

第 2 部分:行政区划代码,参考《中华人民共和国行政区划代码》(GB/T 2260—2007)以及民政部官网公布的更新情况填写,用 6 位阿拉伯数字表示。

其中,前两位代码表示省级行政区(省、自治区、直辖市),中间两位代码表示市级行政区(市、地区、自治州、盟),后两位代码表示县级行政区(县、自治县、县级市、旗、自治旗、市辖区、林区、特区)。

第3部分:医保医师顺序码,对同一市级行政区(市、地区、自治州、盟)下的医保医师赋予的顺序码,用6位阿拉伯数字表示。

若某些手术操作由护士完成,应按照《医保护士代码》填写。

填写示例

某患者因支气管扩张住院,需要进行肺叶切除术,手术操作人是张某某,从"国家医保信息业务编码标准数据库动态维护"平台获得张某某的医师代码为D130102000106(图3-49)。

术者医师姓名	术者医师代码
张某某	D130102000106

图3-49 术者医师代码填写示例

2. 采集标准(表3-42)

表3-42 术者医师代码采集标准

项目	内涵和要求
中文名称	术者医师代码
同义名	无
英文名称	code of operator
定义	定点医疗机构从"国家医保信息业务编码标准数据库动态维护"平台获得的医保医师代码
数据类型	字符型
填写格式(数据格式)	D××××××××××××
取值范围(值域)	《医保医师代码》《医保护士代码》
备注	无
数据长度	20
缺省值	无
约束性	条件必填项
出现次数	不限次数

0073　麻醉医师姓名

"麻醉医师姓名"指对患者实施麻醉的医师在公安户籍管理部门正式登记注册的姓氏和名称。

麻醉医师姓名的规范填写便于医保信息审核,以及落实医护人员责任。

1. 填写要求

麻醉医师姓名应与患者手术时麻醉记录中的麻醉医师姓名保持一致。

> **填写示例**
>
> 某患者因支气管扩张住院,需要进行肺叶切除术,手术前需要进行全身麻醉,麻醉医师是李某某(图 3-50)。

麻醉医师姓名	麻醉医师代码
李某某	

图 3-50　麻醉医师姓名填写示例

2. 采集标准(表 3-43)

表 3-43　麻醉医师姓名采集标准

项目	内涵和要求
中文名称	麻醉医师姓名
同义名	无
英文名称	name of anesthesiologist
定义	对患者实施麻醉的医师在公安户籍管理部门正式登记注册的姓氏和名称
数据类型	字符型
填写格式(数据格式)	无特定要求
取值范围(值域)	无特定要求
备注	无

续表

项目	内涵和要求
数据长度	50
缺省值	无
约束性	条件必填项
出现次数	不限次数

0074　麻醉医师代码

"麻醉医师代码"指"0073 麻醉医师姓名"在《医保医师代码》中对应的医师代码。

1. 填写要求

麻醉医师代码按《医保医师代码》进行填写,定点医疗机构从"国家医保信息业务编码标准数据库动态维护"平台获得。麻醉医师代码结构同"0072 术者医师代码"。

填写示例

患者因支气管扩张住院,需要进行肺叶切除术,术前麻醉医师是李某某,李某某的医保医师代码为 D130102000107(图 3-51)。

麻醉医师姓名	麻醉医师代码
李某某	D130102000107

图 3-51　麻醉医师代码填写示例

2. 采集标准(表 3-44)

表 3-44　麻醉医师代码采集标准

项目	内涵和要求
中文名称	麻醉医师代码
同义名	无

项目	内涵和要求
英文名称	code of anesthesiologist
定义	定点医疗机构从"国家医保信息业务编码标准数据库动态维护"平台维护获得的医保医师代码
数据类型	字符型
填写格式（数据格式）	D××××××××××××
取值范围（值域）	《医保医师代码》
备注	无
数据长度	20
缺省值	无
约束性	条件必填项
出现次数	不限次数

0075 手术及操作代码计数

"手术及操作代码计数"指包括主要手术及操作与其他手术及操作的代码总数。

手术及操作代码计数有利于医保部门和医疗机构的信息校验,同时可检验医疗机构是否存在过度编码情况。

1. 填写要求

手术及操作代码计数结果应与所填写的主要手术及操作与其他手术及操作的代码总数保持一致。

填写示例

某患者主要手术及操作为肾异体移植术,其他手术及操作为移植肾输尿管膀胱吻合术、血液透析,则手术及操作代码计数为3(图3-52)。

主要手术及操作名称	主要手术及操作代码	麻醉方式
肾异体移植术		

手术及操作起止时间_____　　　麻醉起止时间_____

其他手术及操作名称 1	其他手术及操作代码 1	麻醉方式
移植肾输尿管膀胱吻合术		

手术及操作起止时间_____　　　麻醉起止时间_____

其他手术及操作名称 2	其他手术及操作代码 2	麻醉方式
血液透析		

手术及操作起止时间_____　　　麻醉起止时间_____

手术及操作代码计数___3___

图 3-52　手术及操作代码计数填写示例

2. 采集标准(表 3-45)

表 3-45　手术及操作代码计数采集标准

项目	内涵和要求
中文名称	手术及操作代码计数
同义名	手术操作代码计数
英文名称	procedure code count
定义	主要手术及操作与其他手术及操作的代码总数
数据类型	数值型
填写格式(数据格式)	无特定要求
取值范围(值域)	大于 0 的整数
备注	按主要手术及操作与其他手术及操作的代码总数
数据长度	3
缺省值	无
约束性	条件必填项
出现次数	1

0076　呼吸机使用时间

"呼吸机使用时间"指住院期间患者使用有创呼吸机时间的总和。

有创呼吸机的使用对医疗资源消耗较大,其使用时间对医疗费用的影响较大,明确该数据指标有利于医保部门审核治疗费用的合理性,严查、避免骗保行为。同时也是 DRG/DIP 分组和权重测算的重要数据基础。

1. 填写要求

仅当患者使用有创呼吸机时才需填写。间断使用有创呼吸机,按照时间总和填写。有创呼吸机使用时间不包括无创呼吸机使用时间,亦不包括全麻手术中气管插管接麻醉机的呼吸机使用时间。

使用时间精确到分钟,计量时间为"天—小时—分钟"。其中,"天"应填写大于等于 0 的整数;"小时"应填写大于等于 0、小于 24 的整数;"分钟"应填写大于等于 0、小于 60 的整数。

> **填写示例**
>
> 　某患者住院期间两次使用有创呼吸机,第一次使用时长为 1 天 6 小时,第二次使用时长为 2 天 10 小时 30 分钟,则应加和填写,共使用 3 天 16 小时 30 分钟(图 3-53)。
>
> | 呼吸机使用时间　3　天　16　小时　30　分钟 |
> | :---: |
>
> **图 3-53　呼吸机使用时间填写示例**

2. 采集标准(表 3-46)

表 3-46　呼吸机使用时间采集标准

项目	内涵和要求
中文名称	呼吸机使用时间
同义名	呼吸机使用时长、呼吸机使用天数、呼吸机使用小时数、呼吸机使用分钟数

续表

项目	内涵和要求
英文名称	duration of active ventilator usage
定义	住院期间患者使用有创呼吸机时间的总和
数据类型	字符型
填写格式（数据格式）	dd-HH-mm
取值范围（值域）	无特定要求
备注	有创呼吸机使用时间加总填写
数据长度	10
缺省值	无
约束性	条件必填项
出现次数	1

0077 颅脑损伤患者昏迷时间（入院前）

"颅脑损伤患者昏迷时间（入院前）"指因外伤所致的颅脑损伤患者，入院前昏迷时间的总和。

颅脑损伤患者的昏迷时间长短，对其生命健康、治疗及预后等有重要影响。明确颅脑损伤患者在入院前的昏迷时间，有利于医保部门审核诊疗行为的合理性，严查骗保行为。

1. 填写要求

仅当患者因颅脑损伤入院，且入院前发生昏迷时才需填写（除颅脑损伤以外，其他导致昏迷的情况无须填写）。间断昏迷患者，按照昏迷时间的总和填写。

昏迷时间精确到分钟，计量时间为"天—小时—分钟"。其中，"天"应填写大于等于 0 的整数；"小时"应填写大于等于 0、小于 24 的整数；"分钟"应填写大于等于 0、小于 60 的整数。

填写示例

某患者颅脑损伤,入院前经历两次昏迷,第一次昏迷时长为 1 小时 10 分钟,第二次昏迷时长为 4 小时 30 分钟,则应加总填写,入院前共昏迷 5 小时 40 分钟(图 3-54)。

颅脑损伤患者昏迷时间:入院前 __0__ 天 __5__ 小时 __40__ 分钟

图 3-54　颅脑损伤患者入院前昏迷时间填写示例

2. 采集标准(表 3-47)

表 3-47　颅脑损伤患者昏迷时间(入院前)采集标准

项目	内涵和要求
中文名称	颅脑损伤者昏迷时间(入院前)
同义名	颅脑损伤患者入院前昏迷时长
英文名称	time of coma before admission(brain-damaged patient)
定义	因外伤所致的颅脑损伤者,入院前昏迷时间的总和
数据类型	字符型
填写格式(数据格式)	dd—HH—mm
取值范围(值域)	"天"应填写大于等于 0 的整数;"小时"应填写大于等于 0、小于 24 的整数;"分钟"应填写大于等于 0、小于 60 的整数
备注	昏迷时间加总填写
数据长度	10
缺省值	无
约束性	条件必填项
出现次数	1

0078　颅脑损伤患者昏迷时间(入院后)

"颅脑损伤患者昏迷时间(入院后)"指因外伤所致的颅脑损伤患者,入院后昏迷时间的总和。

颅脑损伤患者的昏迷时间长短,对其生命健康、手术及操作、护理手段及患者的预后等有重要影响。明确颅脑损伤患者在入院后的昏迷时间,有利于医保部门审核诊疗行为的合理性,严查骗保行为。

1. 填写要求

仅当患者因颅脑损伤入院,且入院后发生昏迷时才需填写(除颅脑损伤以外,其他导致昏迷的情况无须填写)。间断昏迷患者,按照昏迷时间的总和填写。

昏迷时间精确到分钟,计量时间为"天—小时—分钟"。其中,"天"应填写大于等于 0 的整数;"小时"应填写大于等于 0、小于 24 的整数;"分钟"应填写大于等于 0、小于 60 的整数。

填写示例

如某颅脑损伤患者入院后经历三次昏迷,第一次昏迷时长为 8 小时,第二次昏迷时长为 13 小时 30 分钟,第三次昏迷时长为 6 小时,则应加总填写,入院后共昏迷 1 天 3 小时 30 分钟(图 3-55)。

颅脑损伤患者昏迷时间:入院后　1　天　3　小时　30　分钟

图 3-55　颅脑损伤患者昏迷时间(入院后)填写示例

---

2. 采集标准(表 3-48)

表 3-48　颅脑损伤患者昏迷时间(入院后)采集标准

项目	内涵和要求
中文名称	颅脑损伤患者昏迷时间(入院后)
同义名	颅脑损伤患者入院后昏迷时长
英文名称	time of coma after admission(brain-damaged patient)
定义	因外伤所致的颅脑损伤患者,入院后昏迷时间的总和
数据类型	字符型
填写格式(数据格式)	dd—HH—mm
取值范围(值域)	"天"应填写大于等于 0 的整数;"小时"应填写大于等于 0、小于 24 的整数;"分钟"应填写大于等于 0、小于 60 的整数
备注	昏迷时间加总填写

续表

项目	内涵和要求
数据长度	10
缺省值	无
约束性	条件必填项
出现次数	1

0079　重症监护病房类型

"重症监护病房类型"指患者住院期间入住的重症监护病房的名称类别。

重症监护是住院医疗中资源消耗较为集中的部分,需进行重点监控。明确重症监护的病房类型,有利于医保部门结合诊疗信息了解医疗机构重症监护病房的使用情况。同时,医保部门可以提取并对比不同重症监护病房类型的资源消耗情况,对重症监护的成本进行更加精细化的管理。

1. 填写要求

经过对我国使用较多的重症监护病房类型进行分析,医保结算清单设置了心脏重症监护病房(CCU)、新生儿重症监护病房(NICU)、急诊重症监护病房(ECU)、外科重症监护病房(SICU)、儿科重症监护病房(PICU)、呼吸重症监护病房(RICU)、综合重症监护病房[ICU(综合)]七个类型,并分别进行了赋值。若患者入住七种类型之外的重症监护病房,则赋值为"9"。具体值及含义如下(表3-49),实际应填写重症监护病房的英文简称。

表 3-49　重症监护病房类型代码表

值	值含义
1	心脏重症监护病房(CCU)
2	新生儿重症监护病房(NICU)
3	急诊重症监护病房(ECU)
4	外科重症监护病房(SICU)

续表

值	值含义
5	儿科重症监护病房（PICU）
6	呼吸重症监护病房（RICU）
7	综合重症监护病房［ICU（综合）］
9	其他

此外，患者多次进入同一重症监护室或进入不同重症监护室应分别填写。

填写示例

某患者先后入住外科重症监护病房、呼吸重症监护病房，并再次入住外科重症监护病房（图3-56）。

重症监护病房类型 （CCU、NICU、ECU、 SICU、PICU、RICU、 ICU（综合）、其他）	进重症监护室时间 （_年_月_日_时_分）	出重症监护室时间 （_年_月_日_时_分）	合计 （_时_分）
SICU			
RICU			
SICU			

图3-56　重症监护病房类型填写示例

2. 采集标准（表3-50）

表3-50　重症监护病房类型采集标准

项目	内涵和要求
中文名称	重症监护病房类型
同义名	无
英文名称	type of intensive care unit
定义	患者住院期间入住的重症监护病房的名称类别
数据类型	字符型
填写格式（数据格式）	无特定要求
取值范围（值域）	［1,2,3,4,5,6,7,9］
备注	无

项目	内涵和要求
数据长度	6
缺省值	无
约束性	条件必填项
出现次数	不限次数

0080　进重症监护室时间

"进重症监护室时间"指患者进入重症监护病房的具体日期和时间。

重症监护是住院医疗中资源消耗较为集中的部分,需进行重点监控。"进重症监护室时间"主要用于计算重症监护时长;同时,明确开始重症监护的时间,也有利于医保部门结合诊疗信息了解医疗机构重症监护的使用情况。

1. 填写要求

进重症监护室时间精确到分钟。采取公元纪年、24 小时制。患者多次进入同一重症监护室应分别填写。

填写示例

如某患者因车祸失血过多入住外科重症监护病房,入住时间为 2022 年 1 月 1 日下午 01 点 20 分;后因肺部感染治疗不及时,入住呼吸重症监护病房,时间为 1 月 3 日上午 10 点;之后因病情恶化,再次入住外科重症监护病房,时间为 1 月 8 日上午 08 点 30 分(图 3-57)。

重症监护病房类型 (CCU、NICU、ECU、 SICU、PICU、RICU、 ICU(综合)、其他)	进重症监护室时间 (_ 年 _ 月 _ 日 _ 时 _ 分)	出重症监护室时间 (_ 年 _ 月 _ 日 _ 时 _ 分)	合计 (_ 时 _ 分)
SICU	2022 年 01 月 01 日 13 时 20 分		
RICU	2022 年 01 月 03 日 10 时 0 分		
SICU	2022 年 01 月 08 日 08 时 30 分		

图 3-57　进重症监护室时间填写示例

2. 采集标准(表 3-51)

表 3-51　进重症监护室时间采集标准

项目	内涵和要求
中文名称	进重症监护室时间
同义名	重症监护室进入时间
英文名称	time of admission to ICU
定义	患者进入重症监护病房的具体日期和时间
数据类型	日期时间型
填写格式(数据格式)	yyyy-MM-dd HH:mm
取值范围(值域)	无特定要求
备注	精确至分钟
数据长度	—
缺省值	无
约束性	条件必填项
出现次数	不限次数

0081　出重症监护室时间

"出重症监护室时间"指患者退出重症监护病房的具体日期和时间。

重症监护是住院医疗中资源消耗较为集中的部分,需进行重点监控。"出重症监护室时间"主要用于计算重症监护时长。同时,明确重症监护结束时间,也有利于医保部门结合诊疗信息了解医疗机构重症监护的使用情况。

1. 填写要求

出重症监护室时间精确到分钟。采取公元纪年、24 小时制。患者多次进入同一重症监护室应分别填写。

> **填写示例**
>
> 　　承接"0080 进重症监护时间"案例,该患者首次离开外科重症监护病房的时间为 1 月 2 日 09 点 05 分,离开呼吸重症监护病房的时间为 1 月 6 日下午 02 点 30 分,第二次离开外科重症监护病房的时间为 1 月 9 日 12 点 15 分(图 3-58)。
>
> | 重症监护病房类型(CCU、NICU、ECU、SICU、PICU、RICU、ICU(综合)、其他) | 进重症监护室时间(_年_月_日_时_分) | 出重症监护室时间(_年_月_日_时_分) | 合计(_时_分) |
> |---|---|---|---|
> | SICU | 2022 年 01 月 01 日 13 时 20 分 | 2022 年 01 月 02 日 09 时 05 分 | |
> | RICU | 2022 年 01 月 03 日 10 时 00 分 | 2022 年 01 月 06 日 14 时 30 分 | |
> | SICU | 2022 年 01 月 08 日 08 时 30 分 | 2022 年 01 月 09 日 12 点 15 分 | |
>
> **图 3-58　出重症监护室时间填写示例**

2. 采集标准(表 3-52)

表 3-52　出重症监护室时间采集标准

项目	内涵和要求
中文名称	出重症监护室时间
同义名	重症监护室退出时间
英文名称	time of discharge from ICU
定义	患者退出重症监护病房的具体日期和时间
数据类型	日期时间型
填写格式(数据格式)	yyyy-MM-dd HH:mm
取值范围(值域)	无特定要求
备注	精确至分钟
数据长度	—
缺省值	无
约束性	条件必填项
出现次数	不限次数

0082 合计（重症监护时长）

"合计（重症监护时长）"指患者住在重症监护病房的时长总和。

重症监护是住院医疗中资源消耗较为集中的部分，需进行重点监控。重症监护时长也是审核医疗费用合理性的重要依据。同时，有利于医保部门结合诊疗信息了解医疗机构的重症监护的使用情况。

1. 填写要求

合计（重症监护时长）以小时计，精确到分钟。患者多次进入同一或不同重症监护室应分别填写。

填写示例

某患者因车祸失血过多入住外科重症监护病房，入住时间为 2022 年 1 月 1 日 13 点 20 分，离开时间为 1 月 2 日 9 时 5 分，计算本次重症监护时长为 19 小时 45 分钟；再因肺部感染治疗不及时，入住呼吸重症监护室，时间为 1 月 3 日 10 点，离开时间为 1 月 6 日 14 点 30 分，计算本次重症监护时长为 76 小时 30 分；最后因病情恶化，再次入住外科重症监护病房，时间为 1 月 8 日 8 点 30 分，离开时间为 1 月 9 日 12 点 15 分，计算本次重症监护时长为 27 小时 45 分（图 3-59）。

重症监护病房类型（CCU、NICU、ECU、SICU、PICU、RICU、ICU（综合）、其他）	进重症监护室时间（_年_月_日_时_分）	出重症监护室时间（_年_月_日_时_分）	合计（_时_分）
SICU	2022 年 01 月 01 日 13 时 20 分	2022 年 01 月 02 日 09 时 05 分	19 时 45 分
RICU	2022 年 01 月 03 日 10 时 00 分	2022 年 01 月 06 日 14 时 30 分	76 时 30 分
SICU	2022 年 01 月 08 日 08 时 30 分	2022 年 01 月 09 日 12 点 15 分	27 时 45 分

图 3-59 合计（重症监护时长）填写示例

2. 采集标准(表 3-53)

表 3-53 合计(重症监护时长)采集标准

项目	内涵和要求
中文名称	合计(重症监护时长)
同义名	重症监护合计时长
英文名称	duration of ICU
定义	患者住在重症监护病房的时长总和
数据类型	字符型
填写格式(数据格式)	小时数 / 分钟数
取值范围(值域)	无特定要求
备注	无特定要求
数据长度	10
缺省值	无
约束性	条件必填项
出现次数	不限次数

0083 输血品种

"输血品种"指输入患者体内的各种血液成分的名称。

按血液成分,输血品种可分为全血和成分血。规范明确输血品种(及输血量)的填写类型,有利于医保部门了解和掌握医疗机构血液制品的使用情况,对医疗机构输血行为的合规性进行监测;便于医保部门根据输血品种信息,审核比对输血类医疗费用的准确性与合理性。此外,医保部门可根据各输血品种输入情况,通过大数据分析统计,对医疗机构合理用血制定相关医保政策。

1. 填写要求

输血品种须按照《输血品种代码》(CV 04.50.021)填写,应使用两位代码对应的输血品种名称(表 3-54)。该标准为 2019 年国家卫生健康委在《全国医院数据上报管理方案(试行)》中发布的行业标准。

表 3-54 《CV 04.50.021 输血品种代码》

值	值含义
1	红细胞
11	浓缩红细胞
12	滤白红细胞
13	红细胞悬液
14	洗涤红细胞
15	冰冻红细胞
16	冰冻解冻去甘油红细胞
17	Rh 阴性悬浮红细胞
2	全血
21	滤白全血
22	重组全血
23	Rh 阴性全血
3	血小板
31	手工分离浓缩血小板
32	机采血小板
33	滤白机采血小板
34	冷冻机采血小板
4	血浆
41	新鲜液体血浆
42	新鲜冰冻血浆
43	普通冰冻血浆
44	滤白病毒灭活冰冻血浆
45	滤白新鲜冰冻血浆
46	滤白普通冰冻血浆
5	冷沉淀
51	滤白冷沉淀
6	机采浓缩白细胞悬液
9	其他

某患者先后输入红细胞、血小板和血浆(图 3-60)。

输血品种	输血量	输血计量单位
浓缩红细胞		
手工分离浓缩血小板		
新鲜冰冻血浆		

图 3-60　输血品种填写示例

2. 采集标准(表 3-55)

表 3-55　输血品种采集标准

项目	内涵和要求
中文名称	输血品种
同义名	无
英文名称	type of blood transfusion
定义	输入患者体内的各种血液成分的名称
数据类型	字符型
填写格式(数据格式)	无特定要求
取值范围(值域)	《输血品种代码》(CV 04.50.021)中规定的品种
备注	无
数据长度	3
缺省值	无
约束性	条件必填项
出现次数	不限次数

0084　输血量

"输血量"指患者输入体内的各种血液成分的数量。

明确输血量填写,有利于医保部门了解和掌握医疗机构血液制品的使用情况,对医疗机构输血行为的合规性进行监测;便于医保部门根据输血量,审核比对输血类医疗费用的准确性与合理性。医保部门还可根据各种血液成分的使用情况,通过大数据分析统计,对医疗机构合理用血制定相关医保政策提供依据。

1. 填写要求

输血量与输血品种和输血单位对应。多次输入同一品种,应将输血量合计。

填写示例

某患者输入浓缩红细胞 1.5U、手工分离浓缩血小板 400ml、新鲜冰冻血浆 400ml,随后又输如浓缩红细胞 2.0U,则输血量应合计填写(图 3-61)。

输血品种	输血量	输血计量单位
浓缩红细胞	3.5	U
手工分离浓缩血小板	400	ml
新鲜冰冻血浆	400	ml

图 3-61　输血量填写示例

---

2. 采集标准(表 3-56)

表 3-56　输血量采集标准

项目	内涵和要求
中文名称	输血量
同义名	无
英文名称	volume of blood transfusion
定义	输入患者体内的各种血液成分的数量
数据类型	数值型
填写格式(数据格式)	无特定要求
取值范围(值域)	无特定要求
备注	根据实际输血情况,填写具体输血量

续表

项目	内涵和要求
数据长度	6
缺省值	无
约束性	条件必填项
出现次数	不限次数

0085 输血计量单位

"输血计量单位"指输入患者体内的各种血液成分的计量单位。

输血计量单位是明确输血量的基础,统一规范输血量的计量单位,有利于医保部门了解和掌握医疗机构血液制品的使用情况,对医疗机构输血行为的合规性进行监测;便于医保部门根据输血量,审核比对输血类医疗费用的准确性与合理性。医保部门还可根据各种血液成分的使用情况,通过大数据分析统计,对医疗机构合理用血制定相关医保政策提供依据。

1. 填写要求

输血计量单位与输血品种存在对应关系,无须手动填写,由系统自动生成。基于临床使用中输血品种的常用计量单位,医保结算清单设置的输血计量单位与输血品种对应关系如下(表3-57)。

表3-57 输血计量单位与输血品种对应表

输血品种	计量单位
红细胞	U
浓缩红细胞	U
滤白红细胞	U
红细胞悬液	U
洗涤红细胞	U
冰冻红细胞	U

续表

输血品种	计量单位
冰冻解冻去甘油红细胞	U
Rh 阴性悬浮红细胞	U
全血	ml
滤白全血	ml
重组全血	ml
Rh 阴性全血	ml
血小板	U/ 治疗量
手工分离浓缩血小板	U
机采血小板	治疗量
滤白机采血小板	治疗量
冷冻机采血小板	治疗量
血浆	ml
新鲜液体血浆	ml
新鲜冰冻血浆	ml
普通冰冻血浆	ml
滤白病毒灭活冰冻血浆	ml
滤白新鲜冰冻血浆	ml
滤白普通冰冻血浆	ml
冷沉淀	U
滤白冷沉淀	U
机采浓缩白细胞悬液	治疗量
其他	ml

填写示例

某患者大量失血,输如全血 1 200ml(图 3-62)。

输血品种	输血量	输血计量单位
全血	1 200	ml

图 3-62　输血计量单位填写示例

2. 采集标准(表 3-58)

表 3-58 输血计量单位采集标准

项目	内涵和要求
中文名称	输血计量单位
同义名	无
英文名称	measuring unit of blood transfusion
定义	输入患者体内的各种血液成分的计量单位
数据类型	字符型
填写格式(数据格式)	无特定要求
取值范围(值域)	无特定要求
备注	按照《输血计量单位与输血品种对应表》填写,包括 U,ml,U/治疗量,治疗量
数据长度	15
缺省值	无
约束性	条件必填项
出现次数	不限次数

0086 特级护理天数

　　"特级护理天数"指患者住院期间接受特级护理的天数。符合以下情况之一,可确定为特级护理:维持生命,实施抢救性治疗的重症监护患者;病情危重,随时可能发生病情变化需要进行监护、抢救的患者;各种复杂或大手术后、严重创伤或大面积烧伤的患者。

　　规范准确填写患者住院期间的特级护理天数,便于医保部门利用大数据统计分析危重疾病需要特级护理的时间,测算特级护理费用,以此判断医疗机构申报的相关费用是否合理。

1. 填写要求

特级护理天数应与患者住院期间实际发生的特级护理天数保持一致。部分医疗机构特级护理按小时收费,应换算为天数,换算时四舍五入,保留至小数点后 1 位。

填写示例

某患者住院后进行了心脏移植手术,术后特级护理观察 36 小时,换算成天数为 1.5 天(图 3-63)。

特级护理天数	1.5

图 3-63 特级护理天数填写示例

2. 采集标准(表 3-59)

表 3-59 特级护理天数采集标准

项目	内涵和要求
中文名称	特级护理天数
同义名	特级护理时间
英文名称	days of special care
定义	患者住院期间接受特级护理的天数
数据类型	数值型
填写格式(数据格式)	无特定要求
取值范围(值域)	无特定要求
备注	按照《护理分级》(WS/T 431—2013)标准,确定是否为特级护理;单位为天,按小时计算需换算为天,换算时四舍五入,保留至小数点后 1 位
数据长度	5,1
缺省值	无
约束性	条件必填项
出现次数	1

0087　一级护理天数

"一级护理天数"指患者住院期间接受一级护理的天数。符合以下情况之一,可确定为一级护理:病情趋向稳定的重症患者;病情不稳定或随时可能发生变化的患者;手术后或者治疗期间需要严格卧床的患者;自理能力重度依赖的患者。

规范准确填写患者住院期间的一级护理天数,便于医保部门利用大数据统计分析危重疾病患者需要一级护理的时间,测算一级护理费用,以此判断医疗机构申报的相关费用是否合理。

1. 填写要求

一级护理天数应与患者住院期间实际发生的一级护理天数保持一致。

填写示例

某患者因腰椎断裂手术,术后患者的一级护理时间为 28 天(图 3-64)。

一级护理天数	28

图 3-64　一级护理天数填写示例

2. 采集标准(表 3-60)

表 3-60　一级护理天数采集标准

项目	内涵和要求
中文名称	一级护理天数
同义名	无
英文名称	days of first-level care
定义	患者住院期间接受一级护理的天数
数据类型	数值型
填写格式(数据格式)	无特定要求

项目	内涵和要求
取值范围（值域）	无特定要求
备注	按照《护理分级》（WS/T 431—2013）标准，确定是否为一级护理；单位为天，按小时计算需换算为天，换算时四舍五入，保留至小数点后 1 位
数据长度	5,1
缺省值	无
约束性	条件必填项
出现次数	1

0088 二级护理天数

"二级护理天数"指患者住院期间接受二级护理的天数。符合以下情况之一，可确定为二级护理：病情趋于稳定或未明确诊断前，仍需观察，且自理能力轻度依赖的患者；病情稳定，仍需卧床，且自理能力轻度依赖的患者；病情稳定或处于康复期，且自理能力中度依赖的患者。

规范准确填写患者住院期间的二级护理天数，便于医保部门利用大数据统计分析不同病情患者需要二级护理的时间，测算二级护理费用，以此判断医疗机构申报的相关费用是否合理。

1. 填写要求

二级护理天数应与患者住院期间实际发生的二级护理天数保持一致。

填写示例

某患者因腰椎断裂手术，术后患者二级护理时间为 20 天（图 3-65）。

二级护理天数	20

图 3-65 二级护理天数填写示例

2. 采集标准(表 3-61)

表 3-61　二级护理天数采集标准

项目	内涵和要求
中文名称	二级护理天数
同义名	无
英文名称	days of second-level care
定义	患者住院期间接受二级护理的天数
数据类型	数值型
填写格式(数据格式)	无特定要求
取值范围(值域)	无特定要求
备注	按照《护理分级》(WS/T 431—2013)标准,确定是否为二级护理;单位为天,按小时计算需换算为天,换算时四舍五入,保留至小数点后 1 位
数据长度	5,1
缺省值	无
约束性	条件必填项
出现次数	1

0089　三级护理天数

　　"三级护理天数"指患者住院期间接受三级护理的天数。病情稳定或处于康复期,且自理能力轻度依赖或无须依赖的患者,可确定为三级护理。

　　规范准确填写患者住院期间的三级护理天数,便于医保部门利用大数据统计分析病情稳定或康复期疾病患者需要三级护理的时间,测算三级护理费用,以此判断医疗机构申报的相关费用是否合理。

1. 填写要求

　　三级护理天数应与患者住院期间实际发生的三级护理天数保持一致。

填写示例

某患者因腰椎断裂手术,术后患者的三级护理时间为 15 天
(图 3-66)。

三级护理天数	15

图 3-66　三级护理天数填写示例

2. 采集标准(表 3-62)

表 3-62　三级护理天数采集标准

项目	内涵和要求
中文名称	三级护理天数
同义名	无
英文名称	days of third-level care
定义	患者住院期间接受三级护理的天数
数据类型	数值型
填写格式(数据格式)	无特定要求
取值范围(值域)	无特定要求
备注	按照《护理分级》(WS/T 431—2013)标准,确定是否为三级护理;单位为天,按小时计算需换算为天,换算时四舍五入,保留至小数点后 1 位
数据长度	5,1
缺省值	无
约束性	条件必填项
出现次数	1

0090　离院方式

"离院方式"指患者本次住院离开医院的方式。

患者的离院方式是影响 DRG/DIP 的重要因素之一。规范填写患者的离

院方式,有助于反映患者的治疗效果及出院时患者的转归情况,患者离院后去向,转诊情况,分级诊疗情况等,便于医保部门制定或调整医保政策。

1. 填写要求

离院方式与填写要求与 2011 年卫生部发布的《住院病案首页部分项目填写说明》中的填写要求相同,无须手动填写,在取值范围中进行选择即可(表 3-63)。

表 3-63 离院方式代码表

代码	离院方式	离院情形
1	医嘱离院	患者本次治疗结束后,按照医嘱要求出院,回到住地进一步康复等情况
2	医嘱转院	指医疗机构根据诊疗需要,将患者转往相应医疗机构进一步诊治
3	医嘱转社区卫生服务机构/乡镇卫生院	指医疗机构根据患者诊疗情况,将患者转往相应社区卫生服务机构进一步诊疗、康复
4	非医嘱离院	患者未按照医嘱要求而自动离院,如患者疾病需要住院治疗,但患者出于个人原因要求出院,此种出院并非由医务人员根据患者病情决定,属于非医嘱离院
5	死亡	患者在住院期间死亡
9	其他	除上述 5 种出院去向之外的其他情况

需要注意的是,如果是“医嘱转院”或“医嘱转社区卫生服务机构/乡镇卫生院”,则需同步填写对应的拟接收医疗机构的具体名称。因为离院方式 1~5 包括了临床所见的绝大多数情况,因此,应谨慎选择离院方式 9“其他”。

填写示例

某患者最初在南京市江宁医院就诊,诊断出患有肺癌后,经南京市江宁医院联系南京鼓楼医院,患者遵医嘱转院至南京鼓楼医院治疗(图 3-67)。

离院方式 ② 1.医嘱离院 2.医嘱转院,拟接收机构名称南京鼓楼医院 3.转医嘱转社区卫生服务机构/乡镇卫生院,拟接收机构名称_____ 4.非医嘱离院 5.死亡 9.其他

图 3-67 离院方式填写示例

2. 采集标准（表 3-64）

表 3-64 离院方式采集标准

项目	内涵和要求
中文名称	离院方式
同义名	无
英文名称	discharge status
定义	指患者本次住院离开医院的方式
数据类型	字符型
填写格式（数据格式）	无特定要求
取值范围（值域）	［1,2,3,4,5,9］
备注	离院方式 1~5 包括了临床所见的绝大多数情况,应谨慎选择离院方式 9"其他"
数据长度	离院方式:3;医嘱转院,拟接收医疗机构名称:100;医嘱转社区卫生服务机构/乡镇卫生院,拟接收医疗机构名称:100
缺省值	无
约束性	必填项
出现次数	1

0091 是否有出院 31 天内再住院计划

"是否有出院 31 天内再住院计划"指患者本次住院出院后 31 天内是否有诊疗需要的再住院安排。若有再住院计划,则需填写目的。

规范填写是否有出院 31 天内再住院计划,有助于医保部门分析患者再住院原因;了解和掌握因医疗机构医疗服务提供不到位、医疗质量问题导致的患者非计划再住院情况;同时,有助于判断是否存在分解住院等情况。是否有出院 31 天内再住院计划是 DRG/DIP 支付方式评价的重要参考依据。

1. 填写要求

在栏目的"□"内填写相对应项的序号。如果有再住院计划,则需要填写再住院的目的。

某患者出院后,因需要进行化疗在 31 天内再次住院(图 3-68)。

是否有出院 31 天内再住院计划 ☑2 1.无 2.有,目的 化疗

图 3-68 是否有出院 31 天内再住院计划填写示例

2. 采集标准(表 3-65)

表 3-65 是否有出院 31 天内再住院计划采集标准

项目	内涵和要求
中文名称	是否有出院 31 天内再住院计划
同义名	出院 31 天内再住院计划
英文名称	scheduled readmission within 31 days
定义	患者本次住院出院后 31 天内是否有诊疗需要的再住院安排
数据类型	字符型
填写格式(数据格式)	无特定要求
取值范围(值域)	无特定要求
备注	根据是否有 31 天内再住院计划,填写对应序号代码,填写 "2" 时,需同步填写再住院目的
数据长度	是否有出院 31 天内再住院计划:3;目的:200
缺省值	无
约束性	条件必填项
出现次数	1

0092　主诊医师姓名

"主诊医师姓名"指对某参保患者直接负责并且实施具体医疗行为的最高级别医师。由具有副主任及以上资格的医师担任组长、带领一名主治以上医师和若干住院医师组成的一个医疗小组,全权负责患者的门诊、住院、手术、会诊、出院后随访等一系列医疗服务工作,并对所负责的患者的医疗服务质量把关。主诊医师一般指组中具有副主任及以上资格的医师。

主诊医师姓名的规范填写便于医保信息审核,以及落实医务人员主体责任。

1. 填写要求

主诊医师姓名应与在公安户籍管理部门正式登记注册的姓氏和名称保持一致。

填写示例

某患者因胃出血住院,住院期间其主诊医师为张某某(图 3-69)。

主诊医师姓名	主诊医师代码
张某某	

图 3-69　主诊医师姓名填写示例

2. 采集标准(表 3-66)

表 3-66　主诊医师姓名采集标准

项目	内涵和要求
中文名称	主诊医师姓名
同义名	无
英文名称	the name of attending physician
定义	对某参保患者直接负责并且实施具体医疗行为的最高级别医师在公安户籍管理部门正式登记注册的姓氏和名称

续表

项目	内涵和要求
数据类型	字符型
填写格式（数据格式）	无特定要求
取值范围（值域）	无特定要求
备注	主诊医师一般指具有副主任及以上资格的医师
数据长度	50
缺省值	无
约束性	条件必填项
出现次数	1

0093 主诊医师代码

"主诊医师代码"指"0092 主诊医师姓名"在《医保医师代码》中对应的医师代码。

1. 填写要求

主诊医师代码按《医保医师代码》进行填写，定点医疗机构从"国家医保信息业务编码标准数据库动态维护"平台获得。主诊医师代码结构同"0072 术者医师代码"

> **填写示例**
>
> 某患者因胃出血住院，住院期间其主诊医师为张某某，张某某的医保医师代码为 D130102000106（图 3-70）。

主诊医师姓名	主诊医师代码
张某某	D130102000106

图 3-70 主诊医师代码填写示例

2. 采集标准(表 3-67)

表 3-67　主诊医师代码采集标准

项目	内涵和要求
中文名称	主诊医师代码
同义名	无
英文名称	the code of attending physician
定义	定点医疗机构从"国家医保信息业务编码标准数据库动态维护"平台获得的医保医师代码
数据类型	字符型
填写格式(数据格式)	D××××××××××××
取值范围(值域)	《医保医师代码》
备注	无
数据长度	30
缺省值	无
约束性	条件必填项
出现次数	1

0094　责任护士姓名

"责任护士姓名"指在已开展责任制护理的科室,负责患者整体护理的责任护士。

责任护士姓名的规范填写便于医保信息审核,以及落实医务人员主体责任。

1. 填写要求

责任护士姓名应与在公安户籍管理部门正式登记注册的姓氏和名称保持一致。

填写示例

　　某患者因胃出血住院,住院期间负责患者整体护理的责任护士是李某某(图 3-71)。

责任护士姓名	责任护士代码
李某某	

图 3-71　责任护士姓名填写示例

2. 采集标准(表 3-68)

表 3-68　责任护士姓名采集标准

项目	内涵和要求
中文名称	责任护士姓名
同义名	无
英文名称	responsible nurse
定义	在已开展责任制护理的科室,负责患者整体护理的责任护士在公安户籍管理部门正式登记注册的姓氏和名称
数据类型	字符型
填写格式(数据格式)	无特定要求
取值范围(值域)	无特定要求
备注	按责任护士在公安户籍管理部门正式登记注册的姓氏和名称填写
数据长度	50
缺省值	无
约束性	必填项
出现次数	1

0095　责任护士代码

"责任护士代码"指"0094 责任护士姓名"在《医保护士代码》中对应的护士代码。

1. 填写要求

责任护士代码按《医保护士代码》进行填写,定点医疗机构从"国家医保信息业务编码标准数据库动态维护"平台获得。

医保护士代码分 3 个部分共 13 位,通过大写英文字母和阿拉伯数字按特定顺序排列表示(图 3-72)。其中,第 1 部分是医保护士标识码,第 2 部分是行政区划代码,第 3 部分是医保护士顺序码。

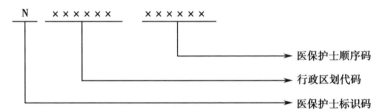

图 3-72　医保护士代码结构示意图

第 1 部分:医保护士标识码,用 1 位大写英文字母"N"表示。

第 2 部分:行政区划代码,参考《中华人民共和国行政区划代码》(GB/T 2260—2007)以及民政部官网公布的更新情况,用 6 位阿拉伯数字表示。其中,前两位代码表示省级行政区(省、自治区、直辖市),中间两位代码表示市级行政区(市、地区、自治州、盟),后两位代码表示县级行政区(县、自治县、县级市、旗、自治旗、市辖区、林区、特区)。

第 3 部分:医保护士顺序码,对同一市级行政区(市、地区、自治州、盟)下的医保护士赋予的顺序码,用 6 位阿拉伯数字表示。

> **填写示例**
>
> 如患者因胃出血住院,住院期间负责患者整体护理的责任护士是李某某,李某某的责任护士代码为 N130102000106(图 3-73)。

责任护士姓名	责任护士代码
李某某	N130102000106

图 3-73 责任护士代码填写示例

2. 采集标准(表 3-69)

表 3-69 责任护士代码采集标准

项目	内涵和要求
中文名称	责任护士代码
同义名	无
英文名称	the code of responsible nurse
定义	定点医疗机构从"国家医保信息业务编码标准数据库动态维护"平台获得的医保护士代码
数据类型	字符型
填写格式(数据格式)	N××××××××××××
取值范围(值域)	《医保护士代码》
备注	无
数据长度	50
缺省值	无
约束性	必填项
出现次数	1

第四部分

医疗收费信息

4

🌿 总体说明

　　医疗收费信息反映参保患者的实际医疗费用,可划分为"医疗费用信息"和"申请结算信息"两部分。其中,医疗费用信息部分的 14 项收费分类与财政部于 2019 年 8 月印发的《财政部国家卫生健康委 国家医疗保障局关于全面推行医疗收费电子票据管理改革的通知》同源,覆盖各地医疗收费项目;申请结算信息部分则包涵各类支付情况。本部分数据范围为 0096~0193,共计 98 项数据指标。

1. 功能定位

　　医疗收费信息主要实现以下三项功能。

　　一是反映参保患者实际医疗费用。现阶段,我国各地收费项目杂乱,收费标准不一。医保结算清单以《财政部国家卫生健康委 国家医疗保障局关于全面推行医疗收费电子票据管理改革的通知》为基础,采集床位费、诊察费等 14 项医疗收费项目,同时为了满足医疗保障基金结算清单的普适性,调整建立了按病种收费项目的费用,并划分为总金额、甲类、乙类、自费、其他五类,有助于医疗机构和医保经办机构对于医疗机构的结算方式进行完整统计。

　　二是为医保费用结算申请提供核查依据。由于地方申请结算的信息项目特色化严重,采集规范不统一,通过医保结算清单,可针对各类费用进行更为科学有效的审核查验,并对医疗费用形成大数据分析,支撑 DRG/DIP 付费改革。

　　三是通过统一规范医疗收费的 14 项收费分类,便于医疗机构和医保部门按照作业成本法开展成本测算和管理。

2. 参考标准

　　医疗收费信息主要引用的数据标准涉及国家标准及行业标准。由于西药费、中药饮片费、中成药费、卫生材料费 4 项医疗收费项目已与《医保药品分类与代码》《医保医用耗材分类与代码》标准相关联,可以实现按直接实际发生数收费。因此,除此 4 项医疗服务项目外,已将国家版 7 848 项医疗服务项目与床位费、诊察费、检查费、化验费、治疗费、手术费、护理费、一般诊疗费、挂号费、其他费 10 项医疗收费项目做映射归集。

　　综上所述,医疗收费信息主要引用的数据标准如下(表 4-1)。

表 4-1 医疗收费信息参考标准

标准类别	主管部门	具体标准名称
国家标准	国家标准化管理委员会	《中华人民共和国行政区划代码》（GB/T 2260—2007）
行业标准	国家医保局	《医疗服务项目分类与代码》
		《医保药品分类与代码》
		《医保医用耗材分类与代码》
		《医保系统工作人员代码》
		《医保日间手术病种》
		《医保按病种结算病种》
	财政部	《财政票据编码规则》

3. 清单样式（图 4-1）

四、医疗收费信息					
业务流水号：_____ 票据代码：_____ 票据号码：_____	结算期间：_____年___月___日—_____年___月___日				
项目名称	金额	甲类	乙类	自费	其他
床位费					
诊察费					
检查费					
化验费					
治疗费					
手术费					
护理费					
卫生材料费					
西药费					
中药饮片费					
中成药费					
一般诊疗费					
挂号费					
其他费					
××（按病种收费名称＋代码）					
金额合计					

图 4-1（a） 医疗收费信息部分（一）

医保统筹基金支付			个人负担	个人自付	
补充医疗保险支付	职工大额补助				
	居民大病保险				
	公务员医疗补助			个人自费	
医疗救助支付					
其他支付	企业补充		个人支付	个人账户支付	
	商业保险				
	……			个人现金支付	

医保支付方式□ 1. 按项目 2. 单病种 3. 按病种分值 4. 疾病诊断相关分组（DRG） 5. 按床日 6. 按人头……

定点医疗机构填报部门_____   医保经办机构_____   代码_____
定点医疗机构填报人_____   医保机构经办人_____   代码_____

图 4-1（b） 医疗收费信息部分（二）

0096 业务流水号

"业务流水号"指医疗卫生机构收费系统自动生成的流水号码。

1. 填写要求

业务流水号须按照医疗卫生机构收费系统自动生成的流水号码填写。

填写示例

某患者本次就医，系统自动生成的业务流水号为 ×××××× ×××××××××××××（图 4-2）。

业务流水号:××××××——×××××××××	结算期间:
票据代码:_____ 票据号码:_____	____年__月__日—____年__月__日

图 4-2 业务流水号填写示例

2. 采集标准(表 4-2)

表 4-2 业务流水号采集标准

项目	内涵和要求
中文名称	业务流水号
同义名	无
英文名称	business flow number
定义	医疗卫生机构收费系统自动生成的流水号码
数据类型	字符型
填写格式(数据格式)	无特定要求
取值范围(值域)	无特定要求
备注	与医疗收费票据中"业务流水号"保持一致
数据长度	50
缺省值	无
约束性	必填项
出现次数	1

0097 票据代码

"票据代码"指定点医疗机构按照财政部门票据管理相关规定出具的医疗收费电子票据上的票据代码。

1. 填写要求

票据代码须按照医疗收费电子票据上的票据代码如实填写。根据

《关于印发〈关于稳步推进财政电子票据管理改革的试点方案〉的通知》（财综〔2017〕32号），财政电子票据编码由票据代码和票据号码两部分组成，票据代码和票据号码组合，可以在全国范围内唯一识别某份财政电子票据。

电子票据代码由八位阿拉伯数字组成（图4-3），共分为四个部分。第1~2位编码代表财政电子票据监管机构行政区划编码，参考《中华人民共和国行政区划代码》（GB/T 2260—2007）以及民政部官网公布的更新情况取前2位，如北京市用"11"；第3~4位编码代表财政电子票据分类编码，用于反映财政电子票据所属的分类，医疗收费票据用"06"表示；第5~6位编码代表财政电子票据种类编码，在医疗收费票据中，采用顺序码，"01"表示医疗门诊收费票据，"02"表示医疗住院收费票据；第7~8位编码代表财政电子票据年度编码，用于区分财政电子票据赋码年度，如"22"表示2022年度。如"11060222"就代表是2022年北京市的医疗住院收费票据。

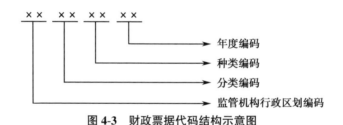

图4-3　财政票据代码结构示意图

填写示例

某患者本次就医，医疗收费电子票据上的票据代码为11060122（图4-4）。

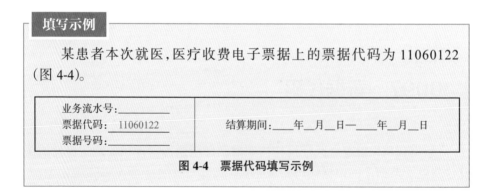

图4-4　票据代码填写示例

2. 采集标准(表 4-3)

表 4-3 票据代码采集标准

项目	内涵和要求
中文名称	票据代码
同义名	无
英文名称	medical billing code
定义	定点医疗机构按照财政部门票据管理相关规定出具的医疗收费电子票据上的票据代码
数据类型	字符型
填写格式(数据格式)	×××××××××
取值范围(值域)	无
备注	与医疗收费电子票据上的"票据代码"保持一致
数据长度	50
缺省值	无
约束性	条件必填项
出现次数	不限次数

0098 票据号码

"票据号码"指定点医疗机构按照财政部门票据管理相关规定出具的医疗收费电子票据上的票据流水号。

1. 填写要求

票据号码须按照医疗收费电子票据上的票据号码如实填写。根据《关于印发〈关于稳步推进财政电子票据管理改革的试点方案〉的通知》(财综〔2017〕32 号),财政电子票据编码由票据代码和票据号码两部分组成,票据代码和票据号码组合,可以在全国范围内唯一识别某份财政电子票据。

电子票据代码由十位阿拉伯数字组成,采用顺序号,用于反映财政电子票据赋码顺序,使用数字表示,如"0000000001"表示第一份电子票据。

填写示例

　　某患者本次就医,医疗收费电子票据上的票据代码为 11060122,票据号码为 0000000001(图 4-5)。

业务流水号:_____	
票据代码: 11060122	结算期间:____年__月__日—____年__月__日
票据号码: 0000000001	

图 4-5 票据号码填写示例

---

2. 采集标准(表 4-4)

表 4-4 票据号码采集标准

项目	内涵和要求
中文名称	票据号码
同义名	无
英文名称	medical billing number
定义	为定点医疗机构按照财政部门票据管理相关规定出具的医疗收费电子票据上的票据流水号
数据类型	字符型
填写格式(数据格式)	无特定要求
取值范围(值域)	无特定要求
备注	与医疗收费电子票据上的"票据号码"保持一致
数据长度	30
缺省值	无
约束性	必填项
出现次数	不限次数

0099 结算期间

　　"结算期间"指定点医疗机构与患者当次结算费用的起止时间。

1. 填写要求

结算期间一般情况下应与"0041 入院时间"和"0043 出院时间"保持一致（精确至日）。

针对门诊慢特病就诊时可能存在单次门诊、多张发票、多次费用的情况，门诊慢特病患者的"结算期间"分别填写单次门诊诊疗的第一笔费用发生日期和最后一笔费用发生日期。

> **填写示例**
>
> 例 1：住院结算患者
>
> 某患者因急性阑尾炎于 2022 年 1 月 1 日夜晚，紧急入院手术，术后 4 天即 2022 年 1 月 5 日医嘱离院。此次住院诊疗过程中，患者结算期间应对应填写入院时间和出院时间（应同"住院诊疗信息"部分入 / 出院时间保持一致）（图 4-6）。
>
> 业务流水号：_____
> 票据代码：_____ 结算期间：2022 年 01 月 01 日— 2022 年 01 月 05 日
> 票据号码：_____
>
> **图 4-6　结算期间填写示例 1**
>
> 例 2：门诊慢特病结算患者
>
> 某患者近日因早晨起床时出现膝关节活动不灵活、关节肿胀、疼痛等症状，2022 年 1 月 1 日挂号于风湿免疫科（门诊）就诊，主治医生初步诊断为类风湿关节炎，并为其开具血液化验单、CT 检查，进一步确定疾病情况。其中，CT 需要预约，患者 3 天后（2022 年 1 月 4 日）缴费并做检查，根据检查结果，采用药物治疗，为其开具非甾体抗炎药，患者购药后完成本次门诊慢特病诊疗过程。此次诊疗过程中，患者先后发生挂号费、化验费、检查费、西药费 4 项。故结算期间应对应填写挂号费发生时间和西药费发生时间（图 4-7）。
>
> 业务流水号：_____
> 票据代码：_____ 结算期间：2022 年 01 月 01 日— 2022 年 01 月 04 日
> 票据号码：_____
>
> **图 4-7　结算期间填写示例 2**

2. 采集标准(表 4-5)

表 4-5 结算期间采集标准

项目	内涵和要求
中文名称	结算期间
同义名	无
英文名称	duration of settlement
定义	定点医疗机构与患者当次结算费用的起止时间
数据类型	日期型
填写格式(数据格式)	yyyy-MM-dd—yyyy-MM-dd
取值范围(值域)	无特定要求
备注	对于住院结算患者,分别填写"入院时间"与"出院时间";对于门诊慢特病结算患者,分别填写单次门诊治疗的第一笔费用发生时间和最后一笔费用发生时间;精确至日
数据长度	
缺省值	无
约束性	必填项
出现次数	1

0100~0104 床位费(金额、甲类、乙类、自费、其他)

"床位费"指患者本次住院期间使用医疗机构病床所发生的医疗服务项目费用。

1. 填写要求

床位费相关数据项须按照本次就医期间,所发生的金额、甲类、乙类、自费、其他费用依次进行填写。

床位费金额指患者就诊过程使用病床所发生的医疗服务项目费用。

床位费甲类指参保患者就诊过程所发生的床位费项目中,属于各统筹地区《××省/自治区/直辖市基本医疗保险诊疗项目目录》中的甲类项目。

床位费乙类指参保患者就诊过程所发生的床位费项目中,属于各统筹地区《××省/自治区/直辖市基本医疗保险诊疗项目目录》中的乙类项目。

床位费自费指患者就诊过程所发生的床位费项目中,不属于各统筹地区《××省/自治区/直辖市基本医疗保险诊疗项目目录》中的医疗服务项目,由个人自费承担。

床位费其他指患者就诊过程所发生的床位费项目中,不属于基本医疗保险基金报销范畴的费用,由其他基金/资金报销,如生育保险。

填写示例

例1:享有基本医疗保险普通患者床位费填写

某患者因车祸出现肝脾破裂,经急诊手术后,转入ICU进行后续监护治疗,5天后,患者生命体征平稳,符合ICU转出要求,后转入普通四人间病房,由于患者对于休养环境要求较高,第二天转入特需高级单人间病房,9天后顺利出院。

此次诊疗过程中,根据"医疗保障基金结算清单填写规范"中"医疗收费项目归集口径"(附录六)、当地医疗收费物价政策和相关医保政策,该患者共发生床位费5 840.00元,其中医保甲类涉及普通病房床位费40.00元(40.00元/日,1日)、ICU病房床位费400.00元(80.00元/日,5日);自费床位费为其入住特需高级单人间病房所产生的床位费5 400.00元(600.00元/日,9日)(图4-8)。

项目名称	金额	甲类	乙类	自费	其他
床位费	5 840.00	440.00	0.00	5 400.00	0.00

图4-8　床位费填写示例1

例2:享有生育保险患者床位费填写

某孕妇预产期前一天办理入院,入住普通4人间病房待产,翌日产妇顺产,胎儿平安分娩,随后回到普通4人间病房,产后5天顺利出院。

此次诊疗过程中,根据当地医保政策及医疗服务物价水平,仅发生普通4人间病房的床位费240.00元(40.00元/日,6日)。由于患者享受生育保险保障待遇,故填写时均归入床位费其他项,仅需在填写"金额"及"其他"的费用(图4-9)。

项目名称	金额	甲类	乙类	自费	其他
床位费	240.00	0.00	0.00	0.00	240.00

图4-9　床位费填写示例2

2. 采集标准(表 4-6、4-7、4-8、4-9、4-10)

表 4-6 床位费金额采集标准

项目	内涵和要求
中文名称	床位费金额
同义名	床位费
英文名称	total amount of bed fee
定义	患者本次住院期间使用病床所发生的医疗服务项目费用
数据类型	数值型
填写格式(数据格式)	无特定要求
取值范围(值域)	无特定要求
备注	患者使用病床发生的所有医疗服务项目费用的加和
数据长度	16,2
缺省值	无
约束性	条件必填项
出现次数	1

表 4-7 床位费甲类采集标准

项目	内涵和要求
中文名称	床位费甲类
同义名	无
英文名称	bed fee of full reimbursement
定义	患者住院期间所发生的床位费项目中,属于各统筹地区《××省/自治区/直辖市基本医疗保险诊疗项目目录》中的甲类项目
数据类型	数值型
填写格式(数据格式)	无特定要求
取值范围(值域)	无特定要求
备注	患者使用病床发生的甲类医疗服务项目费用的加和
数据长度	16,2
缺省值	无
约束性	条件必填项
出现次数	1

表 4-8 床位费乙类采集标准

项目	内涵和要求
中文名称	床位费乙类
同义名	无
英文名称	bed fee of partial reimbursement
定义	患者住院期间所发生的床位费项目中,属于各统筹地区《××省/自治区/直辖市基本医疗保险诊疗项目目录》中的乙类项目
数据类型	数值型
填写格式(数据格式)	无特定要求
取值范围(值域)	无特定要求
备注	患者使用病床发生的乙类医疗服务项目费用的加和
数据长度	16,2
缺省值	无
约束性	条件必填项
出现次数	1

表 4-9 床位费自费采集标准

项目	内涵和要求
中文名称	床位费自费
同义名	无
英文名称	bed fee at one's own expense
定义	患者住院期间所发生的床位费项目中,由个人自费的医疗服务项目费用
数据类型	数值型
填写格式(数据格式)	无特定要求
取值范围(值域)	无特定要求
备注	患者使用病床发生的由个人自费的医疗服务项目费用的加和
数据长度	16,2
缺省值	无
约束性	条件必填项
出现次数	1

表 4-10　床位费其他采集标准

项目	内涵和要求
中文名称	床位费其他
同义名	无
英文名称	Other
定义	患者住院期间所发生的床位费项目中,由非基本医疗保险报销的费用,如生育保险
数据类型	数值型
填写格式(数据格式)	无特定要求
取值范围(值域)	无特定要求
备注	患者使用病床发生的其他医疗服务项目费用的加和
数据长度	16,2
缺省值	无
约束性	条件必填项
出现次数	1

0105~0109　诊察费(金额、甲类、乙类、自费、其他)

"诊察费"指患者本次就医接受医师诊疗所发生的医疗服务项目费用,包括诊疗费、会诊费等。

1. 填写要求

诊察费相关数据项须按照本次就医期间,所发生的金额、甲类、乙类、自费、其他费用依次进行填写。

诊察费金额指患者就诊过程接受医师诊疗所发生的医疗服务项目费用。

诊察费甲类指参保患者就诊过程所发生的诊察费项目中,属于各统筹地区《××省/自治区/直辖市基本医疗保险诊疗项目目录》中的甲类项目。

诊察费乙类指参保患者就诊过程所发生的诊察费项目中,属于各统筹地区《××省/自治区/直辖市基本医疗保险诊疗项目目录》中的乙类项目。

　　诊察费自费指患者就诊过程所发生的诊察费项目中，不属于各统筹地区《××省/自治区/直辖市基本医疗保险诊疗项目目录》中的医疗服务项目，由个人自费承担。

　　诊察费其他指患者就诊过程所发生的诊察费项目中，不属于基本医疗保险基金报销范畴的费用，由其他基金/资金报销，如生育保险。

　　各项细分费用均为实际定价费用，即与各地的报销政策（如起付线、封顶线、支付比例）无关，不可填写为"经医保报销后的患者各类自付、自费费用"。

填写示例

　　某患者肝移植术后3月余，近日出现面色暗黑、食欲不振、恶心腹泻等症状，经专家门诊（主任医师）复诊后入院，经多项检查，初步判断为"肝功能损害"，由于患者既往合并高血压、糖尿病，通过药物剂量调整及保肝等治疗方案疗效欠佳，医院组织院内多学科会诊，涉及肝胆外科、影像科、麻醉科等多个科室，最终形成合理的诊疗方案。经治疗护理，9天后患者顺利出院。

　　此次诊疗过程中，根据"医疗收费项目归集口径"、当地医保政策及医疗服务物价水平，该患者共发生诊察费922.00元，均为医保甲类，其中主任医师门诊100.00元（100.00元/次，1次）、院内会诊费597.00元、住院诊察费225.00元（25.00元/日，9日）（图4-10）。

项目名称	金额	甲类	乙类	自费	其他
诊察费	922.00	922.00	0.00	0.00	0.00

图4-10　诊察费填写示例

2. 采集标准（表4-11、4-12、4-13、4-14、4-15）

表4-11　诊察费金额采集标准

项目	内涵和要求
中文名称	诊察费金额
同义名	诊察费
英文名称	total amount of diagnostic fee
定义	患者本次就医，接受医师诊疗所发生的医疗服务项目费用，包括诊疗费、会诊费等

续表

项目	内涵和要求
数据类型	数值型
填写格式（数据格式）	无特定要求
取值范围（值域）	无特定要求
备注	患者接受医师诊疗发生的所有医疗服务项目费用的加和
数据长度	16,2
缺省值	无
约束性	条件必填项
出现次数	1

表 4-12　诊察费甲类采集标准

项目	内涵和要求
中文名称	诊察费甲类
同义名	无
英文名称	diagnostic fee of full reimbursement
定义	患者就诊过程所发生的诊察费项目中，属于各统筹地区《××省/自治区/直辖市基本医疗保险诊疗项目目录》中的甲类项目
数据类型	数值型
填写格式（数据格式）	无特定要求
取值范围（值域）	无特定要求
备注	患者接受医师诊疗发生的甲类医疗服务项目费用的加和
数据长度	16,2
缺省值	无
约束性	条件必填项
出现次数	1

表 4-13 诊察费乙类采集标准

项目	内涵和要求
中文名称	诊察费乙类
同义名	无
英文名称	diagnostic fee of partial reimbursement
定义	患者就诊过程所发生的诊察费项目中,属于各统筹地区《××省/自治区/直辖市基本医疗保险诊疗项目目录》中的乙类项目
数据类型	数值型
填写格式(数据格式)	无特定要求
取值范围(值域)	无特定要求
备注	患者接受医师诊疗发生的乙类医疗服务项目费用的加和
数据长度	16,2
缺省值	无
约束性	条件必填项
出现次数	1

表 4-14 诊察费自费采集标准

项目	内涵和要求
中文名称	诊察费自费
同义名	无
英文名称	diagnostic fee at one's own expense
定义	患者就诊过程所发生的诊察费项目中,由个人自费的医疗服务项目费用
数据类型	数值型
填写格式(数据格式)	无特定要求
取值范围(值域)	无特定要求
备注	患者接受医师诊疗发生的由个人自费的医疗服务项目费用的加和
数据长度	16,2
缺省值	无
约束性	条件必填项
出现次数	1

表 4-15 诊察费其他采集标准

项目	内涵和要求
中文名称	诊察费其他
同义名	无
英文名称	Other
定义	患者就诊过程所发生的诊察费项目中,由非基本医疗保险报销的费用,如生育保险
数据类型	数值型
填写格式(数据格式)	无特定要求
取值范围(值域)	无特定要求
备注	患者接受医师诊疗发生的其他医疗服务项目费用的加和
数据长度	16,2
缺省值	无
约束性	条件必填项
出现次数	1

0110~0114 检查费(金额、甲类、乙类、自费、其他)

"检查费"指患者本次就医,接受核素、超声、放射等影像检查所发生的医疗服务项目费用,不含使用且允许单独收费的药品和医用材料费用。

1. 填写要求

检查费相关数据项须按照本次就医期间,所发生的金额、甲类、乙类、自费、其他费用依次进行填写。

检查费金额指患者就诊过程中接受影像等检查所发生的医疗服务费用。

检查费甲类指参保患者就诊过程所发生的检查费项目中,属于各统筹地区《××省/自治区/直辖市基本医疗保险诊疗项目目录》中的甲类项目。

检查费乙类指参保患者就诊过程所发生的检查费项目中,属于各统筹地区《××省/自治区/直辖市基本医疗保险诊疗项目目录》中的乙类项目。

检查费自费指患者就诊过程所发生的检查费项目中，不属于各统筹地区《××省/自治区/直辖市基本医疗保险诊疗项目目录》中的医疗服务项目，由个人自费承担。

检查费其他指患者就诊过程所发生的检查费项目中，不属于基本医疗保险基金报销范畴的费用，由其他基金/资金报销，如生育保险。

填写示例

某患者经皮冠状动脉介入治疗（PCI）前，进行心电图、心脏彩色多普勒超声、胸部X线、冠状动脉造影等检查，确定符合手术指征。术后，患者复查心电图、心脏色多普勒超声，以评估患者预后，并监测介入及药物治疗的效果。经术后治疗护理，患者顺利出院。

此次诊疗过程中，根据"医疗收费项目归集口径"、当地医保政策及医疗服务物价水平，该患者共发生检查费1 950.00元，其中医保甲类共计1 234.00元，涉及常规心电图检查24.00元（8.00元/次，3次）、常规心电图检查（床旁加收）10.00元（5.00元/次，2次）、冠状动脉造影术1 200.00元（1 200.00元/次）；医保乙类共计716.00元，涉及动态心电图160.00元（160.00元/次，1次）、心脏彩色多普勒超声280.00元（140.00元/次，2次）、胸部X线计算机体层成像（CT）平扫276.00元（276.00元/次，1次）（图4-11）。

项目名称	金额	甲类	乙类	自费	其他
检查费	1 950.00	1 234.00	716.00	0.00	0.00

图4-11　检查费填写示例

2. 采集标准（表4-16、4-17、4-18、4-19、4-20）

表4-16　检查费金额采集标准

项目	内涵和要求
中文名称	检查费金额
同义名	检查费
英文名称	total amount of examination fee
定义	患者本次就医，接受核素、超声、放射等影像检查，所发生的医疗服务项目费用，不含使用且允许单独收费的药品和医用材料费用

续表

项目	内涵和要求
数据类型	数值型
填写格式（数据格式）	无特定要求
取值范围（值域）	无特定要求
备注	患者接受核素、超声、放射等影像检查发生的所有医疗服务项目费用的加和
数据长度	16,2
缺省值	无
约束性	条件必填项
出现次数	1

表 4-17　检查费甲类采集标准

项目	内涵和要求
中文名称	检查费甲类
同义名	无
英文名称	examination fee of full reimbursement
定义	参保患者就诊过程所发生的检查费项目中，属于各统筹地区《××省/自治区/直辖市基本医疗保险诊疗项目目录》中的甲类项目
数据类型	数值型
填写格式（数据格式）	无特定要求
取值范围（值域）	无特定要求
备注	患者接受核素、超声、放射等影像检查发生的甲类医疗服务项目费用的加和
数据长度	16,2
缺省值	无
约束性	条件必填项
出现次数	1

表 4-18 检查费乙类采集标准

项目	内涵和要求
中文名称	检查费乙类
同义名	无
英文名称	examination fee of partial reimbursement
定义	参保患者就诊过程所发生的检查费项目中,属于各统筹地区《××省/自治区/直辖市基本医疗保险诊疗项目目录》中的乙类项目
数据类型	数值型
填写格式(数据格式)	无特定要求
取值范围(值域)	无特定要求
备注	患者接受核素、超声、放射等影像检查发生的乙类医疗服务项目费用的加和
数据长度	16,2
缺省值	无
约束性	条件必填项
出现次数	1

表 4-19 检查费自费采集标准

项目	内涵和要求
中文名称	检查费自费
同义名	无
英文名称	examination fee at one's own expense
定义	患者就诊过程所发生的检查费项目中,由个人自费的医疗服务项目费用
数据类型	数值型
填写格式(数据格式)	无特定要求
取值范围(值域)	无特定要求
备注	患者接受核素、超声、放射等影像检查发生的由个人自费的医疗服务项目费用的加和
数据长度	16,2
缺省值	无
约束性	条件必填项
出现次数	1

表 4-20　检查费其他采集标准

项目	内涵和要求
中文名称	检查费其他
同义名	无
英文名称	other
定义	患者就诊过程所发生的检查费项目中,由非基本医疗保险报销的费用,如生育保险
数据类型	数值型
填写格式(数据格式)	无特定要求
取值范围(值域)	无特定要求
备注	患者就医接受核素、超声、放射等影像检查发生的其他医疗服务项目费用的加和
数据长度	16,2
缺省值	无
约束性	条件必填项
出现次数	1

0115~0119　化验费(金额、甲类、乙类、自费、其他)

"化验费"指患者本次就医,接受临床检验所发生的医疗服务项目费用。

1. 填写要求

化验费相关数据项须按照本次就医期间,所发生的金额、甲类、乙类、自费、其他费用依次进行填写。

化验费金额指患者就诊过程中接受临床检验所发生的医疗服务项目费用。

化验费甲类指参保患者就诊过程所发生的化验费项目中,属于各统筹地区《××省/自治区/直辖市基本医疗保险诊疗项目目录》中的甲类项目。

化验费乙类指参保患者就诊过程所发生的化验费项目中,属于各统筹地区《××省/自治区/直辖市基本医疗保险诊疗项目目录》中的乙类项目。

化验费自费指患者就诊过程所发生的化验费项目中，不属于各统筹地区《××省/自治区/直辖市基本医疗保险诊疗项目目录》中的医疗服务项目，由个人自费承担。

化验费其他指患者就诊过程所发生的化验费项目中，不属于基本医疗保险基金报销范畴的费用，由其他基金/资金报销，如生育保险。

填写示例

某患者需进行经皮冠状动脉介入治疗（PCI），术前进行血常规、凝血功能、肝功能、肾功能、血脂、血糖等化验，确定符合手术指征。术后，患者复查上述化验，以评估患者预后。经术后治疗护理，患者顺利出院。

此次诊疗过程中，根据"医疗收费项目归集口径"、当地医保政策及医疗服务物价水平，该患者共发生化验费 968.00 元，均为医保甲类（图 4-12）。

项目名称	金额	甲类	乙类	自费	其他
化验费	968.00	968.00	0.00	0.00	0.00

图 4-12　化验费填写示例

2. 采集标准（表 4-21、4-22、4-23、4-24、4-25）

表 4-21　化验费金额采集标准

项目	内涵和要求
中文名称	化验费金额
同义名	化验费
英文名称	total amount of laboratory fee
定义	患者本次就医，接受临床检验所发生的医疗服务项目费用
数据类型	数值型
填写格式（数据格式）	无特定要求
取值范围（值域）	无特定要求
备注	患者接受临床检验发生的所有医疗服务项目费用的加和
数据长度	16,2
缺省值	无
约束性	条件必填项
出现次数	1

表 4-22　化验费甲类采集标准

项目	内涵和要求
中文名称	化验费甲类
同义名	无
英文名称	laboratory fee of full reimbursement
定义	患者就诊过程所发生的化验费项目中,属于各统筹地区《××省/自治区/直辖市基本医疗保险诊疗项目目录》中的甲类项目
数据类型	数值型
填写格式(数据格式)	无特定要求
取值范围(值域)	无特定要求
备注	患者接受临床检验发生的甲类医疗服务项目费用的加和
数据长度	16,2
缺省值	无
约束性	条件必填项
出现次数	1

表 4-23　化验费乙类采集标准

项目	内涵和要求
中文名称	化验费乙类
同义名	无
英文名称	laboratory fee of partial reimbursement
定义	患者就诊过程所发生的化验费项目中,属于各统筹地区《××省/自治区/直辖市基本医疗保险诊疗项目目录》中的乙类项目
数据类型	数值型
填写格式(数据格式)	无特定要求
取值范围(值域)	无特定要求
备注	患者接受临床检验发生的乙类医疗服务项目费用的加和
数据长度	16,2
缺省值	无
约束性	条件必填项
出现次数	1

表 4-24 化验费自费采集标准

项目	内涵和要求
中文名称	化验费自费
同义名	无
英文名称	laboratory fee at one's own expense
定义	患者就诊过程所发生的化验费项目中,由个人自费的医疗服务项目费用
数据类型	数值型
填写格式(数据格式)	无特定要求
取值范围(值域)	无特定要求
备注	患者接受临床检验发生的由个人自费的医疗服务项目费用的加和
数据长度	16,2
缺省值	无
约束性	条件必填项
出现次数	1

表 4-25 化验费其他采集标准

项目	内涵和要求
中文名称	化验费其他
同义名	无
英文名称	other
定义	患者就诊过程所发生的化验费项目中,由非基本医疗保险报销的费用,如生育保险
数据类型	数值型
填写格式(数据格式)	无特定要求
取值范围(值域)	无特定要求
备注	患者接受临床检验检查发生的其他医疗服务项目费用的加和
数据长度	16,2
缺省值	无
约束性	条件必填项
出现次数	1

0120~0124 治疗费(金额、甲类、乙类、自费、其他)

"治疗费"指患者本次就医,接受临床医师实施的治疗操作所发生的医疗服务项目费用,含精神治疗费、康复治疗费、中医治疗费、特殊治疗费等。

1. 填写要求

治疗费相关数据项须按照本次就医期间,所发生的金额、甲类、乙类、自费、其他费用依次进行填写。

治疗费金额指患者就诊过程中接受临床医师实施的治疗操作,所发生的医疗服务项目费用。

治疗费甲类指参保患者就诊过程所发生的治疗费项目中,属于各统筹地区《××省/自治区/直辖市基本医疗保险诊疗项目目录》中的甲类项目。

治疗费乙类指参保患者就诊过程所发生的治疗费项目中,属于各统筹地区《××省/自治区/直辖市基本医疗保险诊疗项目目录》中的乙类项目。

治疗费自费指患者就诊过程所发生的治疗费项目中,不属于各统筹地区《××省/自治区/直辖市基本医疗保险诊疗项目目录》中的医疗服务项目,由个人自费承担。

治疗费其他指患者就诊过程所发生的治疗费项目中,不属于基本医疗保险基金报销范畴的费用,由其他基金/资金报销,如生育保险。

填写示例

某患者因肛门剧痛、多次出现便血,并有肿块突起,入院后进行肛周常见疾病手术治疗,治疗期间发生导尿、静脉采血、清洁灌肠等7项治疗。经术后治疗护理,患者顺利出院。

此次诊疗过程中,根据"医疗收费项目归集口径"、当地医保政策及医疗服务物价水平,该患者共发生手术费94.00元,均为医保甲类。其中,导尿15.00元(15.00元/次,1次)、肌内注射4.00元(2.00元/次,2次)、静脉采血4.00元(4.00元/次,1次)、静脉输液30.00元(6.00元/组,5次)、静脉输液(使用微量泵、输液泵加收)1.00元(1.00元/小时,1小时)、静脉输

液（超过一组加收）18.00 元（2.00 元 / 组，9 组）、清洁灌肠 22.00 元（22.00
元 / 次，1 次）（图 4-13）。

项目名称	金额	甲类	乙类	自费	其他
治疗费	94.00	94.00	0.00	0.00	0.00

图 4-13　治疗费填写示例

2. 采集标准（表 4-26、4-27、4-28、4-29、4-30）

表 4-26　治疗费金额采集标准

项目	内涵和要求
中文名称	治疗费金额
同义名	治疗费
英文名称	total amount of treatment fee
定义	患者本次就医，接受临床医师实施的治疗操作，所发生的医疗服务项目费用，含精神治疗费、康复治疗费、中医治疗费、特殊治疗费等
数据类型	数值型
填写格式（数据格式）	无特定要求
取值范围（值域）	无特定要求
备注	患者接受临床医师实施的治疗操作发生的所有医疗服务项目费用的加和
数据长度	16,2
缺省值	无
约束性	条件必填项
出现次数	1

表 4-27　治疗费甲类采集标准

项目	内涵和要求
中文名称	治疗费甲类
同义名	无
英文名称	treatment fee of full reimbursement

项目	内涵和要求
定义	患者就诊过程所发生的治疗费项目中,属于各统筹地区《××省/自治区/直辖市基本医疗保险诊疗项目目录》中的甲类项目
数据类型	数值型
填写格式(数据格式)	无特定要求
取值范围(值域)	无特定要求
备注	患者接受临床医师实施的治疗操作发生的甲类医疗服务项目费用的加和
数据长度	16,2
缺省值	无
约束性	条件必填项
出现次数	1

表 4-28 治疗费乙类采集标准

项目	内涵和要求
中文名称	治疗费乙类
同义名	无
英文名称	treatment fee of partial reimbursement
定义	患者就诊过程所发生的治疗费项目中,属于各统筹地区《××省/自治区/直辖市基本医疗保险诊疗项目目录》中的乙类项目
数据类型	数值型
填写格式(数据格式)	无特定要求
取值范围(值域)	无特定要求
备注	患者接受临床医师实施的治疗操作发生的乙类医疗服务项目费用的加和
数据长度	16,2
缺省值	无
约束性	条件必填项
出现次数	1

表 4-29　治疗费自费采集标准

项目	内涵和要求
中文名称	治疗费自费
同义名	无
英文名称	treatment fee at one's own expense
定义	患者就诊过程所发生的治疗费项目中,由个人自费的医疗服务项目费用
数据类型	数值型
填写格式(数据格式)	无特定要求
取值范围(值域)	无特定要求
备注	患者接受临床医师实施的治疗操作发生的由个人自费的医疗服务项目费用的加和
数据长度	16,2
缺省值	无
约束性	条件必填项
出现次数	1

表 4-30　治疗费其他采集标准

项目	内涵和要求
中文名称	治疗费其他
同义名	无
英文名称	other
定义	患者就诊过程所发生的治疗费项目中,由非基本医疗保险报销的费用,如生育保险
数据类型	数值型
填写格式(数据格式)	无特定要求
取值范围(值域)	无特定要求
备注	患者接受临床医师实施的治疗操作发生的其他医疗服务项目费用的加和
数据长度	16,2
缺省值	无
约束性	条件必填项
出现次数	1

0125~0129　手术费(金额、甲类、乙类、自费、其他)

"手术费"指患者本次就医,接受手术治疗所发生的医疗服务项目费用,不含接生费、使用且允许单独收费的药品和医用耗材费用。

1. 填写要求

手术费相关数据项须按照本次就医期间,所发生的金额、甲类、乙类、自费、其他费用依次进行填写。

手术费金额指患者就诊过程中接受手术治疗,所发生的医疗服务项目费用。

手术费甲类指参保患者就诊过程所发生的手术费项目中,属于各统筹地区《×× 省 / 自治区 / 直辖市基本医疗保险诊疗项目目录》中的甲类项目。

手术费乙类指参保患者就诊过程所发生的手术费项目中,属于各统筹地区《×× 省 / 自治区 / 直辖市基本医疗保险诊疗项目目录》中的乙类项目。

手术费自费指患者就诊过程所发生的手术费项目中,不属于各统筹地区《×× 省 / 自治区 / 直辖市基本医疗保险诊疗项目目录》中的医疗服务项目,由个人自费承担。

手术费其他指患者就诊过程所发生的手术费项目中,不属于基本医疗保险基金报销范畴的费用,由其他基金 / 资金报销,如生育保险。

> **填写示例**
>
> 某患者因肛门剧痛、多次出现便血,并有肿块突起,入院后进行肛周常见疾病手术治疗,采用椎管内麻醉,并进行麻醉中监测。经术后治疗护理,患者顺利出院。
>
> 此次诊疗过程中,根据"医疗收费项目归集口径"、当地医保政策及医疗服务物价水平,该患者共发生手术费 579.00 元,均为医保甲类。其中,肛周常见疾病手术治疗 375.00 元,椎管内麻醉 175.00 元(175.00 元 / 小时,1 小时),麻醉中监测 29.00 元(29.00 元 / 小时,1 小时)(图 4-14)。
>
> | 项目名称 | 金额 | 甲类 | 乙类 | 自费 | 其他 |
> | --- | --- | --- | --- | --- | --- |
> | 手术费 | 579.00 | 579.00 | 0.00 | 0.00 | 0.00 |
>
> **图 4-14　手术费填写示例**

2. 采集标准（表 4-31、4-32、4-33、4-34、4-35）

表 4-31　手术费金额采集标准

项目	内涵和要求
中文名称	手术费金额
同义名	手术费
英文名称	total amount of surgical fee
定义	患者本次就医，接受手术治疗所发生的医疗服务项目费用，不含接生费、使用且允许单独收费的药品和医用耗材费用
数据类型	数值型
填写格式（数据格式）	无特定要求
取值范围（值域）	无特定要求
备注	患者接受手术治疗发生的所有医疗服务项目费用的加和
数据长度	16,2
缺省值	无
约束性	条件必填项
出现次数	1

表 4-32　手术费甲类采集标准

项目	内涵和要求
中文名称	手术费甲类
同义名	无
英文名称	surgical fee of full reimbursement
定义	患者就诊过程所发生的手术费项目中，属于各统筹地区《××省/自治区/直辖市基本医疗保险诊疗项目目录》中的甲类项目
数据类型	数值型
填写格式（数据格式）	无特定要求
取值范围（值域）	无特定要求
备注	患者接受手术治疗发生的甲类医疗服务项目费用的加和
数据长度	16,2
缺省值	无
约束性	条件必填项
出现次数	1

表 4-33　手术费乙类采集标准

项目	内涵和要求
中文名称	手术费乙类
同义名	无
英文名称	surgical fee of partial reimbursement
定义	患者就诊过程所发生的手术费项目中,属于各统筹地区《××省/自治区/直辖市基本医疗保险诊疗项目目录》中的乙类项目
数据类型	数值型
填写格式(数据格式)	无特定要求
取值范围(值域)	无特定要求
备注	患者接受手术治疗发生的乙类医疗服务项目费用的加和
数据长度	16,2
缺省值	无
约束性	条件必填项
出现次数	1

表 4-34　手术费自费采集标准

项目	内涵和要求
中文名称	手术费自费
同义名	无
英文名称	surgical fee at one's own expense
定义	患者就诊过程所发生的手术费项目中,由个人自费的医疗服务项目费用
数据类型	数值型
填写格式(数据格式)	无特定要求
取值范围(值域)	无特定要求
备注	患者接受手术治疗发生的由个人自费的医疗服务项目费用的加和
数据长度	16,2
缺省值	无
约束性	条件必填项
出现次数	1

表 4-35 手术费其他采集标准

项目	内涵和要求
中文名称	手术费其他
同义名	无
英文名称	other
定义	患者就诊过程所发生的手术费项目中,由非基本医疗保险报销的费用,如生育保险
数据类型	数值型
填写格式(数据格式)	无特定要求
取值范围(值域)	无特定要求
备注	患者接受手术治疗发生的其他医疗服务项目费用的加和
数据长度	16,2
缺省值	无
约束性	条件必填项
出现次数	1

0130~0134 护理费(金额、甲类、乙类、自费、其他)

"护理费"指患者本次就医,接受护理专业人员实施等级护理所涉及的医疗服务项目费用。

1. 填写要求

护理费相关数据项须按照本次就医期间,所发生的金额、甲类、乙类、自费、其他费用依次进行填写。

护理费金额指患者就诊过程中接受护理专业人员实施等级护理,所发生的医疗服务项目费用。

护理费甲类指参保患者就诊过程所发生的护理费项目中,属于各统筹地区《××省/自治区/直辖市基本医疗保险诊疗项目目录》中的甲类项目。

护理费乙类指参保患者就诊过程所发生的护理费项目中,属于各统筹地区《××省/自治区/直辖市基本医疗保险诊疗项目目录》中的乙类项目。

护理费自费指患者就诊过程所发生的护理费项目中,不属于各统筹地区《××省/自治区/直辖市基本医疗保险诊疗项目目录》中的医疗服务项目,由个人自费承担。

护理费其他指患者就诊过程所发生的护理费项目中,不属于基本医疗保险基金报销范畴的费用,由其他基金/资金报销,如生育保险。

填写示例

某患者因车祸导致肠系膜根部、胰腺等遭到重创,经急诊手术后,转入 ICU 进行后续监护治疗,并进行一级护理。5 天后,患者生命体征平稳,符合 ICU 转出要求,后转入普通病房,进行二级护理,8 天后由于患者病情稳定且生活可完全自理,采取三级护理,7 天后,患者顺利出院。

此次诊疗过程中,根据"医疗收费项目归集口径"、当地医保政策及医疗服务物价水平,该患者共发生护理费 114.00 元,均为医保甲类。其中,一级护理 60.00 元(12.00 元/日,5 日)、二级护理 40.00 元(5.00 元/日,8 日)、三级护理 14.00 元(2.00 元/日,7 日)(图 4-15)。

项目名称	金额	甲类	乙类	自费	其他
护理费	114.00	114.00	0.00	0.00	0.00

图 4-15 护理费填写示例

2. 采集标准(表 4-36、4-37、4-38、4-39、4-40)

表 4-36 护理费金额采集标准

项目	内涵和要求
中文名称	护理费金额
同义名	无
英文名称	total amount of nursing care fee
定义	患者本次就医,接受护理专业人员实施等级护理,涉及的医疗服务项目费用
数据类型	数值型
填写格式(数据格式)	无特定要求

续表

项目	内涵和要求
取值范围（值域）	无特定要求
备注	患者接受护理发生的所有医疗服务项目费用的加和
数据长度	16,2
缺省值	无
约束性	条件必填项
出现次数	1

表 4-37　护理费甲类采集标准

项目	内涵和要求
中文名称	护理费甲类
同义名	无
英文名称	nursing care fee of full reimbursement
定义	患者就诊过程所发生的护理费项目中，属于各统筹地区《××省/自治区/直辖市基本医疗保险诊疗项目目录》中的甲类项目
数据类型	数值型
填写格式（数据格式）	无特定要求
取值范围（值域）	无特定要求
备注	患者接受护理发生的甲类医疗服务项目费用的加和
数据长度	16,2
缺省值	无
约束性	条件必填项
出现次数	1

表 4-38　护理费乙类采集标准

项目	内涵和要求
中文名称	护理费乙类
同义名	无
英文名称	nursing care fee of partial reimbursement

续表

项目	内涵和要求
定义	患者就诊过程所发生的护理费项目中,属于各统筹地区《××省/自治区/直辖市基本医疗保险诊疗项目目录》中的乙类项目
数据类型	数值型
填写格式(数据格式)	无特定要求
取值范围(值域)	无特定要求
备注	患者接受护理发生的乙类医疗服务项目费用的加和
数据长度	16,2
缺省值	无
约束性	条件必填项
出现次数	1

表 4-39　护理费自费采集标准

项目	内涵和要求
中文名称	护理费自费
同义名	无
英文名称	nursing care fee at one's own expense
定义	患者就诊过程所发生的护理费项目中,由个人自费的医疗服务项目费用
数据类型	数值型
填写格式(数据格式)	无特定要求
取值范围(值域)	无特定要求
备注	患者接受护理发生的由个人自费的医疗服务项目费用的加和
数据长度	16,2
缺省值	无
约束性	条件必填项
出现次数	1

表 4-40　护理费其他采集标准

项目	内涵和要求
中文名称	护理费其他
同义名	无
英文名称	other
定义	患者就诊过程所发生的护理费项目中,由非基本医疗保险报销的费用,如生育保险
数据类型	数值型
填写格式(数据格式)	无特定要求
取值范围(值域)	无特定要求
备注	患者接受护理发生的其他医疗服务项目费用的加和
数据长度	16,2
缺省值	无
约束性	条件必填项
出现次数	1

0135~0139　卫生材料费(金额、甲类、乙类、自费、其他)

"卫生材料费"指患者本次就医,接受治疗过程中使用的医疗器械以及一次性的医疗材料所发生的费用。

1. 填写要求

卫生材料费相关数据项须按照本次就医期间,所发生的金额、甲类、乙类、自费、其他费用依次进行填写。

卫生材料费金额指患者就诊过程中使用消耗型用品,所发生的费用。

卫生材料费甲类指参保患者就诊过程使用的,属于各统筹地区《××省/自治区/直辖市基本医疗保险医用耗材目录》中的甲类耗材。

卫生材料费乙类指参保患者就诊过程使用的,属于各统筹地区《××省/

自治区／直辖市基本医疗保险医用耗材目录》中的乙类耗材。

卫生材料费自费指患者就诊过程中使用医疗器械以及一次性的医疗材料所发生的费用中，不属于各统筹地区《××省／自治区／直辖市基本医疗保险医用耗材目录》中的耗材，由个人自费承担。

卫生材料费其他指患者就诊过程中使用医疗器械以及一次性的医疗材料所发生的费用中，不属于基本医疗保险基金报销范畴的费用，由其他基金／资金报销，如生育保险。

填写示例

某患者因肛门剧痛、多次出现便血，并有肿块突起，入院后进行肛周常见疾病手术治疗，治疗期间共使用一次性使用灌肠包、一次性使用静脉采血针等十余项卫生材料。经术后治疗护理，患者顺利出院。

此次诊疗过程中，根据《医保医用耗材分类与代码》，以及当地医用耗材定价，该患者共发生卫生材料费81.23元。其中，医保乙类共79.23元，涉及一次性使用灌肠包（6.70元／个，1个）、一次性使用静脉采血针（0.23元／支，1支）、一次性使用静脉留置针（50.00元／支，1支）、医用红外激光胶片（22.30元／张，1张）等；自费费用为一次性使用灭菌橡胶外科手套费2.00元（2.00元／副，1副）（图4-16）。

项目名称	金额	甲类	乙类	自费	其他
卫生材料费	81.23	0.00	79.23	2.00	0.00

图4-16 卫生材料费填写示例

2. 采集标准（表4-41、4-42、4-43、4-44、4-45）

表4-41 卫生材料费金额采集标准

项目	内涵和要求
中文名称	卫生材料费金额
同义名	卫生材料费
英文名称	total amount of health material fee
定义	患者本次就医，接受治疗过程中使用的医疗器械以及一次性的医疗材料所发生的费用
数据类型	数值型
填写格式（数据格式）	无特定要求

续表

项目	内涵和要求
取值范围(值域)	无特定要求
备注	患者就医时使用医疗器械以及一次性的医疗材料发生的所有费用的加和
数据长度	16,2
缺省值	无
约束性	条件必填项
出现次数	1

表 4-42 卫生材料费甲类采集标准

项目	内涵和要求
中文名称	卫生材料费甲类
同义名	无
英文名称	health material fee of full reimbursement
定义	患者就诊过程使用的,属于各统筹地区《××省/自治区/直辖市基本医疗保险医用耗材目录》中的甲类耗材
数据类型	数值型
填写格式(数据格式)	无特定要求
取值范围(值域)	无特定要求
备注	患者就医时使用医疗器械以及一次性的医疗材料发生的甲类费用的加和
数据长度	16,2
缺省值	无
约束性	条件必填项
出现次数	1

表 4-43 卫生材料费乙类采集标准

项目	内涵和要求
中文名称	卫生材料费乙类
同义名	无
英文名称	health material fee of partial reimbursement

续表

项目	内涵和要求
定义	患者就诊过程使用的,属于各统筹地区《××省/自治区/直辖市基本医疗保险医用耗材目录》中的乙类耗材
数据类型	数值型
填写格式(数据格式)	无特定要求
取值范围(值域)	无特定要求
备注	患者就医时使用医疗器械以及一次性的医疗材料发生的乙类费用的加和
数据长度	16,2
缺省值	无
约束性	条件必填项
出现次数	1

表 4-44 卫生材料费自费采集标准

项目	内涵和要求
中文名称	卫生材料费自费
同义名	无
英文名称	health material fee at one's own expense
定义	患者就诊过程中使用医疗器械以及一次性的医疗材料所发生的费用中,由个人自费的费用
数据类型	数值型
填写格式(数据格式)	无特定要求
取值范围(值域)	无特定要求
备注	患者就医时使用医疗器械以及一次性的医疗材料发生的由个人自费的费用的加和
数据长度	16,2
缺省值	无
约束性	条件必填项
出现次数	1

表 4-45　卫生材料费其他采集标准

项目	内涵和要求
中文名称	卫生材料费其他
同义名	无
英文名称	other
定义	患者就诊过程中使用医疗器械以及一次性的医疗材料所发生的费用中，由非基本医疗保险报销的费用，如生育保险
数据类型	数值型
填写格式（数据格式）	无特定要求
取值范围（值域）	无特定要求
备注	患者就医时使用医疗器械以及一次性的医疗材料发生的其他费用的加和
数据长度	16,2
缺省值	无
约束性	条件必填项
出现次数	1

0140~0144　西药费（金额、甲类、乙类、自费、其他）

"西药费"指患者本次就医，使用的西药所发生的费用。

1. 填写要求

西药费相关数据项须按照本次就医期间，所发生的金额、甲类、乙类、自费、其他费用依次进行填写。

西药费金额指患者就医过程中使用西药所发生的费用。

西药费甲类指参保患者就诊过程使用的《国家基本医疗保险、工伤保险和生育保险药品目录》中的甲类西药。

西药费乙类指参保患者就诊过程使用的《国家基本医疗保险、工伤保险和生育保险药品目录》中的乙类西药。

西药费自费指患者就诊过程中使用的西药，不属于《国家基本医疗保险、工伤保险和生育保险药品目录》中的西药,由个人自费承担。

西药费其他指患者就诊过程中使用西药所发生的,不属于基本医疗保险基金报销范畴的费用,由其他基金/资金报销,如生育保险。

填写示例

某患者因非小细胞肺鳞癌入院治疗,入院后采用"信迪利单抗+吉西他滨+铂类"的化疗治疗方案,治疗期间共使用信迪利单抗、吉西他滨、洛铂、格拉司琼等十余种药品。经治疗护理,患者顺利出院。

此次诊疗过程中,根据《国家基本医疗保险、工伤保险和生育保险药品目录》,以及各地药品定价,该患者共发生西药费 12 000.00 元。其中,医保甲类共 200.00 元,包含 0.9% 氯化钠注射液(4.00 元/袋,20 袋)等;医保乙类共 11 800.00 元,包含信迪利单抗(2 834.00 元/瓶,2 瓶)、吉西他滨(42.90 元/支,16 支)等(图 4-17)。

项目名称	金额	甲类	乙类	自费	其他
西药费	12 000.00	200.00	11 800.00	0.00	0.00

图 4-17 西药费填写示例

2. 采集标准(表 4-46、4-47、4-48、4-49、4-50)

表 4-46 西药费金额采集标准

项目	内涵和要求
中文名称	西药费金额
同义名	西药费
英文名称	total amount of western medicine fee
定义	患者本次就医,使用的西药所发生的费用
数据类型	数值型
填写格式(数据格式)	无特定要求
取值范围(值域)	无特定要求
备注	患者就医使用化学药品与生物制品发生的所有费用的总和
数据长度	16,2
缺省值	无
约束性	必填项
出现次数	1

表 4-47　西药费甲类采集标准

项目	内涵和要求
中文名称	西药费甲类
同义名	无
英文名称	western medicine fee of full reimbursement
定义	患者就诊过程使用的《国家基本医疗保险、工伤保险和生育保险药品目录》中的甲类西药
数据类型	数值型
填写格式（数据格式）	无特定要求
取值范围（值域）	无特定要求
备注	患者就医使用甲类西药费用的总和
数据长度	16,2
缺省值	无
约束性	条件必填项
出现次数	1

表 4-48　西药费乙类采集标准

项目	内涵和要求
中文名称	西药费乙类
同义名	无
英文名称	western medicine fee of partial reimbursement
定义	患者就诊过程使用的《国家基本医疗保险、工伤保险和生育保险药品目录》中的乙类西药
数据类型	数值型
填写格式（数据格式）	无特定要求
取值范围（值域）	无特定要求
备注	患者就医使用乙类西药费用的总和
数据长度	16,2
缺省值	无
约束性	条件必填项
出现次数	1

表 4-49 西药费自费采集标准

项目	内涵和要求
中文名称	西药费自费
同义名	无
英文名称	western medicine fee at one's own expense
定义	患者就诊过程中使用西药所发生的由个人自费的费用
数据类型	数值型
填写格式（数据格式）	无特定要求
取值范围（值域）	无特定要求
备注	患者就医使用西药发生的个人自费费用的总和
数据长度	16,2
缺省值	无
约束性	条件必填项
出现次数	1

表 4-50 西药费其他采集标准

项目	内涵和要求
中文名称	西药费其他
同义名	无
英文名称	other
定义	患者就诊过程中使用西药所发生的,由非基本医疗保险报销的费用,如生育保险
数据类型	数值型
填写格式（数据格式）	无特定要求
取值范围（值域）	无特定要求
备注	患者就医使用西药发生的其他费用的总和
数据长度	16,2
缺省值	无
约束性	条件必填项
出现次数	1

0145~0149 中药饮片费(金额、甲类、乙类、自费、其他)

"中药饮片费"指患者本次就医,使用中药饮片所发生的费用。

1. 填写要求

中药饮片费相关数据项须按照本次就医期间,所发生的金额、甲类、乙类、自费、其他费用依次进行填写。根据《基本医疗保险用药管理暂行办法》,中药饮片的"甲乙分类"由省级医疗保障行政部门确定。

中药饮片费金额指患者就诊过程中使用中药饮片所发生的费用。

中药饮片费甲类指参保患者就诊过程使用的,属于各统筹地区《××省/自治区/直辖市基本医疗保险、工伤保险和生育保险药品目录》中的甲类中药饮片。

中药饮片费乙类指参保患者就诊过程使用的,属于各统筹地区《××省/自治区/直辖市基本医疗保险、工伤保险和生育保险药品目录》中的乙类中药饮片。

中药饮片费自费指患者就诊过程中使用中药饮片所发生的费用中,不属于各统筹地区《××省/自治区/直辖市基本医疗保险、工伤保险和生育保险药品目录》中的中药饮片,由个人自费承担。

中药饮片费其他指患者就诊过程中使用中药饮片所发生的费用中,不属于基本医疗保险基金报销范畴的费用,由其他基金/资金报销,如生育保险。

填写示例

某患者因乳腺癌入院治疗,入院后进行乳腺癌根治术,由于术后出现气虚血瘀证候,方药采用四君子汤合血府逐瘀汤加减,饮片包含茯苓、党参、白术等十余种药品。经治疗护理,患者顺利出院。

此次诊疗过程中,根据《××省/自治区/直辖市基本医疗保险、工伤保险和生育保险药品目录》,以及各地中药饮片定价,该患者共发生中药饮片费600.00元。

其中,医保甲类共280.00元,包含白术、桃仁、红花等;医保乙类共

320.00 元,包含黄芪、党参、茯苓等(图 4-18)。

项目名称	金额	甲类	乙类	自费	其他
中药饮片费	600.00	280.00	320.00	0.00	0.00

图 4-18 中药饮片费填写示例

2. 采集标准(表 4-51、4-52、4-53、4-54、4-55)

表 4-51 中药饮片费金额采集标准

项目	内涵和要求
中文名称	中药饮片费金额
同义名	中药饮片费
英文名称	total amount of Chinese herbal slices fee
定义	患者本次就医,使用中药饮片所发生的费用
数据类型	数值型
填写格式(数据格式)	无特定要求
取值范围(值域)	无特定要求
备注	患者使用中药饮片发生的所有费用的加和
数据长度	16,2
缺省值	无
约束性	条件必填项
出现次数	1

表 4-52 中药饮片费甲类采集标准

项目	内涵和要求
中文名称	中药饮片费甲类
同义名	无
英文名称	Chinese herbal slices fee of full reimbursement
定义	患者就诊过程使用的,属于各统筹地区《××省/自治区/直辖市基本医疗保险、工伤保险和生育保险药品目录》中的甲类中药饮片

项目	内涵和要求
数据类型	数值型
填写格式(数据格式)	无特定要求
取值范围(值域)	无特定要求
备注	患者使用甲类中药饮片发生费用的加和
数据长度	16,2
缺省值	无
约束性	条件必填项
出现次数	1

表 4-53 中药饮片费乙类采集标准

项目	内涵和要求
中文名称	中药饮片费乙类
同义名	无
英文名称	Chinese herbal slices fee of partial reimbursement
定义	患者就诊过程使用的,属于各统筹地区《××省/自治区/直辖市基本医疗保险、工伤保险和生育保险药品目录》中的乙类中药饮片
数据类型	数值型
填写格式(数据格式)	无特定要求
取值范围(值域)	无特定要求
备注	患者使用乙类中药饮片发生费用的加和
数据长度	16,2
缺省值	无
约束性	条件必填项
出现次数	1

表 4-54　中药饮片费自费采集标准

项目	内涵和要求
中文名称	中药饮片费自费
同义名	无
英文名称	Chinese herbal slices fee at one's own expense
定义	患者就诊过程中使用中药饮片所发生的费用中,由个人自费的费用
数据类型	数值型
填写格式(数据格式)	无特定要求
取值范围(值域)	无特定要求
备注	患者使用中药饮片发生的由个人自费的费用的加和
数据长度	16,2
缺省值	无
约束性	条件必填项
出现次数	1

表 4-55　中药饮片费其他采集标准

项目	内涵和要求
中文名称	中药饮片费其他
同义名	无
英文名称	other
定义	患者就诊过程中使用中药饮片所发生的费用中,由非基本医疗保险报销的费用,如生育保险
数据类型	数值型
填写格式(数据格式)	无特定要求
取值范围(值域)	无特定要求
备注	患者使用中药饮片发生的其他费用的加和
数据长度	16,2
缺省值	无
约束性	条件必填项
出现次数	1

0150~0154　中成药费(金额、甲类、乙类、自费、其他)

"中成药费"指患者本次就医,使用中成药所发生的费用。

1. 填写要求

中成药费相关数据项须按照本次就医期间,所发生的金额、甲类、乙类、自费、其他费用依次进行填写。

中成药金额指患者就诊过程中使用中成药所发生的费用。

中成药费甲类指参保患者就诊过程使用的《国家基本医疗保险、工伤保险和生育保险药品目录》中的甲类中成药。

中成药费乙类指参保患者就诊过程使用的《国家基本医疗保险、工伤保险和生育保险药品目录》中的乙类中成药。

中成药费自费指患者就诊过程中使用中成药所发生的费用中,不属于《国家基本医疗保险、工伤保险和生育保险药品目录》中的中成药,由个人自费承担。

中成药费其他指患者就诊过程中使用中成药所发生的费用中,不属于基本医疗保险基金报销范畴的费用,由其他基金/资金报销,如生育保险。

填写示例

　　某患者因股骨头坏死入院治疗,入院后进行髋关节置换术,治疗期间由于患者失眠、心烦、时常头晕,并有健忘症状,医生为其开具枣仁安神胶囊以养血安神。经治疗护理,患者顺利出院。

　　此次诊疗过程中,根据《国家基本医疗保险、工伤保险和生育保险药品目录》,以及当地药品定价,该患者共发生中成药费 24.00 元,枣仁安神胶囊(0.80 元/粒,30 粒),为医保乙类药品(图 4-19)。

项目名称	金额	甲类	乙类	自费	其他
中成药费	24.00	0.00	24.00	0.00	0.00

图 4-19　中成药费填写示例

2. 采集标准(表 4-56、4-57、4-58、4-59、4-60)

表 4-56　中成药费金额采集标准

项目	内涵和要求
中文名称	中成药费金额
同义名	中成药费
英文名称	total amount of Chinese patent medicine fee
定义	患者本次就医,使用中成药所发生的费用
数据类型	数值型
填写格式(数据格式)	无特定要求
取值范围(值域)	无特定要求
备注	患者使用中成药所发生费用的加和
数据长度	16,2
缺省值	无
约束性	条件必填项
出现次数	1

表 4-57　中成药费甲类采集标准

项目	内涵和要求
中文名称	中成药费甲类
同义名	无
英文名称	Chinese patent medicine fee of full reimbursement
定义	患者就诊过程使用的《国家基本医疗保险、工伤保险和生育保险药品目录》中的甲类中成药
数据类型	数值型
填写格式(数据格式)	无特定要求
取值范围(值域)	无特定要求
备注	患者使用甲类中成药所发生费用的加和
数据长度	16,2
缺省值	无
约束性	条件必填项
出现次数	1

表 4-58 中成药费乙类采集标准

项目	内涵和要求
中文名称	中成药费乙类
同义名	无
英文名称	Chinese patent medicine fee of partial reimbursement
定义	患者就诊过程使用的《国家基本医疗保险、工伤保险和生育保险药品目录》中的乙类中成药
数据类型	数值型
填写格式(数据格式)	无特定要求
取值范围(值域)	无特定要求
备注	患者使用乙类中成药所发生费用的加和
数据长度	16,2
缺省值	无
约束性	条件必填项
出现次数	1

表 4-59 中成药费自费采集标准

项目	内涵和要求
中文名称	中成药费自费
同义名	无
英文名称	Chinese patent medicine fee at one's own expense
定义	患者就诊过程中使用中成药所发生的费用中,由个人自费的费用
数据类型	数值型
填写格式(数据格式)	无特定要求
取值范围(值域)	无特定要求
备注	患者使用中成药所发生的由个人自费费用的加和
数据长度	16,2
缺省值	无
约束性	条件必填项
出现次数	1

表 4-60　中成药费其他采集标准

项目	内涵和要求
中文名称	中成药费其他
同义名	无
英文名称	other
定义	患者就诊过程中使用中成药所发生的费用中,由非基本医疗保险报销的费用,如生育保险
数据类型	数值型
填写格式(数据格式)	无特定要求
取值范围(值域)	无特定要求
备注	患者使用中成药发生的其他费用的加和
数据长度	16,2
缺省值	无
约束性	条件必填项
出现次数	1

0155~0159　一般诊疗费(金额、甲类、乙类、自费、其他)

"一般诊疗费"指患者本次就医,患者接受医护人员提供的技术劳动所发生的诊疗医疗服务费用。

1. 填写要求

一般诊疗费相关数据项须按照本次就医期间,所发生的金额、甲类、乙类、自费、其他费用依次进行填写。

一般诊疗费金额指患者就诊时接受医护人员提供的技术劳动所发生的诊疗医疗服务费用。

一般诊疗费甲类指参保患者就诊过程所发生的一般诊疗费项目中,属于各统筹地区《××省/自治区/直辖市基本医疗保险诊疗项目目录》中的甲类项目。

一般诊疗费乙类指参保患者就诊过程所发生的一般诊疗费项目中,属于各统筹地区《××省/自治区/直辖市基本医疗保险诊疗项目目录》中的乙类项目。

一般诊疗费自费指患者就诊过程中接受医护人员提供的技术劳动所发生的费用中,不属于各统筹地区《××省/自治区/直辖市基本医疗保险诊疗项目目录》中的医疗服务项目,由个人自费承担。

一般诊疗费其他指患者就诊过程中接受医护人员提供的技术劳动所发生的费用中,不属于基本医疗保险基金报销范畴的费用,由其他基金/资金报销,如生育保险。

填写示例

某患者肛门剧痛、多次出现便血,并有肿块突起,经一般诊疗,以及各项检查后,医生建议入院手术治疗。经治疗护理,患者顺利出院。

此次诊疗过程中,根据"医疗收费项目归集口径"、当地医保政策及医疗服务物价水平,该患者共发生一般诊疗费 9.00 元(9.00 元/次,1 次),属于医保甲类(图 4-20)。

项目名称	金额	甲类	乙类	自费	其他
一般诊疗费	9.00	9.00	0.00	0.00	0.00

图 4-20 一般诊疗费填写示例

2. 采集标准(表 4-61、4-62、4-63、4-64、4-65)

表 4-61 一般诊疗费金额采集标准

项目	内涵和要求
中文名称	一般诊疗费金额
同义名	一般诊疗费
英文名称	total amount of general diagnosis and treatment fee
定义	患者本次就医,接受医护人员提供的技术劳动所发生的诊疗医疗服务费用
数据类型	数值型
填写格式(数据格式)	无特定要求

续表

项目	内涵和要求
取值范围（值域）	无特定要求
备注	患者接受医护人员提供的技术劳动发生的诊疗医疗服务费用的加和
数据长度	16,2
缺省值	无
约束性	条件必填项
出现次数	1

表 4-62 一般诊疗费甲类采集标准

项目	内涵和要求
中文名称	一般诊疗费甲类
同义名	无
英文名称	general diagnosis and treatment fee of full reimbursement
定义	患者就诊过程所发生的一般诊疗费项目中，属于各统筹地区《××省/自治区/直辖市基本医疗保险诊疗项目目录》中的甲类项目
数据类型	数值型
填写格式（数据格式）	无特定要求
取值范围（值域）	无特定要求
备注	患者接受医护人员提供的技术劳动发生的甲类诊疗医疗服务费用的加和
数据长度	16,2
缺省值	无
约束性	条件必填项
出现次数	1

表 4-63 一般诊疗费乙类采集标准

项目	内涵和要求
中文名称	一般诊疗费乙类
同义名	无
英文名称	general diagnosis and treatment fee of partial reimbursement
定义	患者就诊过程所发生的一般诊疗费项目中,属于各统筹地区《××省/自治区/直辖市基本医疗保险诊疗项目目录》中的乙类项目
数据类型	数值型
填写格式(数据格式)	无特定要求
取值范围(值域)	无特定要求
备注	患者接受医护人员提供的技术劳动发生的乙类诊疗医疗服务费用的加和
数据长度	16,2
缺省值	无
约束性	条件必填项
出现次数	1

表 4-64 一般诊疗费自费采集标准

项目	内涵和要求
中文名称	一般诊疗费自费
同义名	无
英文名称	general diagnosis and treatment fee at one's own expense
定义	患者就诊过程中接受医护人员提供的技术劳动所发生的费用中,由个人自费的诊疗医疗服务费用
数据类型	数值型
填写格式(数据格式)	无特定要求
取值范围(值域)	无特定要求
备注	患者接受医护人员提供的技术劳动发生的由个人自费的诊疗医疗服务费用的加和
数据长度	16,2
缺省值	无
约束性	条件必填项
出现次数	1

表 4-65 一般诊疗费其他采集标准

项目	内涵和要求
中文名称	一般诊疗费其他
同义名	无
英文名称	other
定义	患者就诊过程中接受医护人员提供的技术劳动所发生的费用中,由非基本医疗保险报销的费用,如生育保险
数据类型	数值型
填写格式(数据格式)	无特定要求
取值范围(值域)	无特定要求
备注	患者接受医护人员提供的技术劳动发生的其他诊疗医疗服务费用的加和
数据长度	16,2
缺省值	无
约束性	条件必填项
出现次数	1

0160~0164 挂号费(金额、甲类、乙类、自费、其他)

"挂号费"指患者在门急诊就医时第一时间需要交纳的费用,体现的是医务人员劳动价值。

1. 填写要求

挂号费相关数据项须按照本次就医期间,所发生的金额、甲类、乙类、自费、其他费用依次进行填写。

挂号费金额指患者就医时第一时间需要缴纳的费用。

挂号费甲类指参保患者就诊过程所发生的挂号费项目中,属于各统筹地区《××省/自治区/直辖市基本医疗保险诊疗项目目录》中的甲类项目。

挂号费乙类指参保患者就诊过程所发生的挂号费项目中,属于各统筹地区《××省/自治区/直辖市基本医疗保险诊疗项目目录》中的乙类项目。

挂号费自费指患者就诊过程所发生的挂号费项目中,不属于各统筹地区《××省/自治区/直辖市基本医疗保险诊疗项目目录》中的医疗服务项目,由个人自费承担。

挂号费其他指患者就诊过程所发生的挂号费项目中,不属于基本医疗保险基金报销范畴的费用,由其他基金/资金报销,如生育保险。

部分统筹地区未设"挂号费"项目,而是设立"医事服务费"等医疗收费项目,填写时应将对应医疗收费项目作为"挂号费"填入。

填写示例

某患者因肛门剧痛、多次出现便血,并有肿块突起,经挂号初诊建病历及病历手册后,通过各项检查,医生建议入院手术治疗。经治疗护理后,患者顺利出院。

此次诊疗过程中,根据"医疗收费项目归集口径"、当地医保政策及医疗服务物价水平,该患者共发生挂号费2.50元,均为自费费用。其中,挂号费(初诊建病历及病历手册)0.50元,挂号费(三级医疗机构)2.00元(2.00元/次,1次)(图4-21)。

项目名称	金额	甲类	乙类	自费	其他
挂号费	2.50	0.00	0.00	2.50	0.00

图4-21 挂号费填写示例

2. 采集标准(表4-66、4-67、4-68、4-69、4-70)

表4-66 挂号费金额采集标准

项目	内涵和要求
中文名称	挂号费金额
同义名	挂号费
英文名称	total amount of registration fee
定义	患者在门急诊就医时第一时间需要交纳的费用,是医生智力劳动的报酬
数据类型	数值型
填写格式(数据格式)	无特定要求

续表

项目	内涵和要求
取值范围（值域）	无特定要求
备注	患者就医时第一时间需交纳费用的总和
数据长度	16,2
缺省值	无
约束性	条件必填项
出现次数	1

表 4-67 挂号费甲类采集标准

项目	内涵和要求
中文名称	挂号费甲类
同义名	无
英文名称	registration fee of full reimbursement
定义	患者就诊过程所发生的挂号费项目中,属于各统筹地区《××省/自治区/直辖市基本医疗保险诊疗项目目录》中的甲类项目
数据类型	数值型
填写格式（数据格式）	无特定要求
取值范围（值域）	无特定要求
备注	患者就医时第一时间需交纳的甲类费用的总和
数据长度	16,2
缺省值	无
约束性	条件必填项
出现次数	1

表 4-68 挂号费乙类采集标准

项目	内涵和要求
中文名称	挂号费乙类
同义名	无
英文名称	registration fee of partial reimbursement
定义	患者就诊过程所发生的挂号费项目中,属于各统筹地区《××省/自治区/直辖市基本医疗保险诊疗项目目录》中的乙类项目

续表

项目	内涵和要求
数据类型	数值型
填写格式(数据格式)	无特定要求
取值范围(值域)	无特定要求
备注	患者就医时第一时间需交纳的乙类费用的总和
数据长度	16,2
缺省值	无
约束性	条件必填项
出现次数	1

表 4-69　挂号费自费采集标准

项目	内涵和要求
中文名称	挂号费自费
同义名	无
英文名称	registration fee at one's own expense
定义	患者就诊过程所发生的挂号费项目中,由个人自费的费用
数据类型	数值型
填写格式(数据格式)	无特定要求
取值范围(值域)	无特定要求
备注	患者就医时第一时间需交纳的个人自费费用的总和
数据长度	16,2
缺省值	无
约束性	条件必填项
出现次数	1

表 4-70　挂号费其他采集标准

项目	内涵和要求
中文名称	挂号费其他
同义名	无
英文名称	other
定义	患者就诊过程所发生的挂号费项目中,由非基本医疗保险报销的费用,如生育保险

续表

项目	内涵和要求
数据类型	数值型
填写格式（数据格式）	无特定要求
取值范围（值域）	无特定要求
备注	患者就医时第一时间需交纳的其他费用的总和
数据长度	16,2
缺省值	无
约束性	条件必填项
出现次数	1

0165~0169 其他费（金额、甲类、乙类、自费、其他）

"其他费"指患者本次就医,所发生的不属于其他14种费用的费用,如血液制品、病房取暖、救护车使用等。

1. 填写要求

其他费相关数据项须按照本次就医期间,所发生的金额、甲类、乙类、自费、其他费用依次进行填写。

其他费金额指患者就医过程中发生的不属于其他14种费用的费用。

其他费甲类指参保患者就诊过程所发生的其他费项目中,属于各统筹地区《××省/自治区/直辖市基本医疗保险诊疗项目目录》中的甲类项目。

其他费乙类指参保患者就诊过程所发生的其他费项目中,属于各统筹地区《××省/自治区/直辖市基本医疗保险诊疗项目目录》中的乙类项目。

其他费自费指患者就诊过程所发生的其他费项目中,不属于各统筹地区《××省/自治区/直辖市基本医疗保险诊疗项目目录》中的医疗服务项目,由个人自费承担。

其他费其他指患者就诊过程所发生的其他费项目中,不属于基本医疗保险基金报销范畴的费用,由其他基金/资金报销,如生育保险。

填写示例

某患者（B 型血）发生车祸，意识不清，多处骨折并出现大出血，由救护车紧急送往急诊手术，术中患者由于失血较多，血压降低，输注 B 型全血共 1 400ml。经抢救，生命体征恢复平稳，2 周后出院。

此次诊疗过程中，根据"医疗收费项目归集口径"、当地医保政策及医疗服务物价水平，该患者共发生其他费 1 773.00 元，其中医保乙类为血液制品费用，共 1 680.00 元（240.00 元 /200ml·袋，7 袋）：自费费用涉及救护车费 23.00 元，病房取暖费 70.00 元（5.00 元 / 日，共 14 日）（图 4-22）。

项目名称	金额	甲类	乙类	自费	其他
其他费	1 773.00	0.00	1 680.00	93.00	0.00

图 4-22　其他费填写示例

2. 采集标准（表 4-71、4-72、4-73、4-74、4-75）

表 4-71　其他费金额采集标准

项目	内涵和要求
中文名称	其他费金额
同义名	其他费
英文名称	other
定义	患者本次就医，所发生的不属于其他 14 种费用的费用，如血液制品、病房取暖、救护车使用等
数据类型	数值型
填写格式（数据格式）	无特定要求
取值范围（值域）	无特定要求
备注	患者就医时所发生的不属于其他 14 种费用的费用加和
数据长度	16,2
缺省值	无
约束性	条件必填项
出现次数	1

表 4-72　其他费甲类采集标准

项目	内涵和要求
中文名称	其他费甲类
同义名	无
英文名称	other
定义	患者就诊过程所发生的其他费项目中,属于各统筹地区《××省/自治区/直辖市基本医疗保险诊疗项目目录》中的甲类项目
数据类型	数值型
填写格式(数据格式)	无特定要求
取值范围(值域)	无特定要求
备注	患者就医时所发生的不属于其他14种费用的甲类费用的加和
数据长度	16,2
缺省值	无
约束性	条件必填项
出现次数	1

表 4-73　其他费乙类采集标准

项目	内涵和要求
中文名称	其他费乙类
同义名	无
英文名称	other
定义	患者就诊过程所发生的其他费项目中,属于各统筹地区《××省/自治区/直辖市基本医疗保险诊疗项目目录》中的乙类项目
数据类型	数值型
填写格式(数据格式)	无特定要求
取值范围(值域)	无特定要求
备注	患者就医时所发生的不属于其他14种费用的乙类费用的加和
数据长度	16,2
缺省值	无
约束性	条件必填项
出现次数	1

表 4-74　其他费自费采集标准

项目	内涵和要求
中文名称	其他费自费
同义名	无
英文名称	other
定义	患者就诊过程所发生的其他费项目中,由患者个人自费的费用
数据类型	数值型
填写格式(数据格式)	无特定要求
取值范围(值域)	无特定要求
备注	患者就医时所发生的不属于其他 14 种费用的由个人自费的费用的加和
数据长度	16,2
缺省值	无
约束性	条件必填项
出现次数	1

表 4-75　其他费其他采集标准

项目	内涵和要求
中文名称	其他费其他
同义名	无
英文名称	other
定义	患者就诊过程所发生的其他费项目中,由非基本医疗保险报销的费用,如生育保险
数据类型	数值型
填写格式(数据格式)	无特定要求
取值范围(值域)	无特定要求
备注	患者就医时所发生的不属于其他 14 种费用的其他费用的加和
数据长度	16,2
缺省值	无
约束性	条件必填项
出现次数	1

0170　××（按病种收费名称＋代码）

"××（按病种收费名称＋代码）"指按病种（如单病种、日间手术）向患者收取的定额费用。

1. 填写要求

本数据项填写时同时填写病种收费的疾病名称和对应的疾病代码，疾病代码从"国家医保信息业务编码标准数据库动态维护"平台获得，如日间手术需对应按照《医保日间手术病种》填写，参考标准如下（表4-76）。

表4-76　××（按病种收费名称＋代码）疾病名称及代码参考标准

疾病类别	具体标准名称
日间手术	《医保日间手术病种》
单病种	《医保按病种结算病种》

原则上按病种付费的患者，无须填写"床位费、诊察费、检查费、化验费、治疗费、手术费、护理费、卫生材料费、西药费、中药饮片费、中成药费、一般诊疗费、挂号费、其他费"14项收费项目。××（按病种收费名称＋代码）费用按病种的支付标准填写，无须考虑患者实际发生的医疗费用。

> **填写示例**
>
> 某患者因病毒性心肌炎入院，进行内科治疗，根据《医保按病种结算病种》，病毒性心肌炎对应的疾病代码为 BI40.001。
>
> 根据当地医保政策及医疗服务物价水平，该地对"病毒性心肌炎"等病种实施按病种收费，按病种结算支付标准为 4 110.00 元（三级医疗机构标准），患者实际发生医疗费用为 3 780.00 元。××（按病种收费名称＋代码）费用直接填写该病种的支付标准 4 110.00 元（图4-23）。
>
> | 项目名称 | 金额 | 甲类 | 乙类 | 自费 | 其他 |
> |---|---|---|---|---|---|
> | 病毒性心肌炎 BI40.001 | 4 110.00 | | | | |
>
> 图4-23　××（按病种收费名称＋代码）填写示例

2. 采集标准(表 4-77)

表 4-77 ××(按病种收费名称+代码)采集标准

项目	内涵和要求
中文名称	××(按病种收费名称+代码)
同义名	无
英文名称	××(charge by disease name + code)
定义	按病种(如单病种、日间手术)向患者收费
数据类型	字符型+数值型
填写格式(数据格式)	无特定要求
取值范围(值域)	无特定要求
备注	按照病种支付标准填写费用
数据长度	按病种收费名称:500;代码:30
缺省值	无
约束性	条件必填项
出现次数	1

0171~0175 金额合计(金额、甲类、乙类、自费、其他)

"金额合计"指患者在定点医疗机构本次医疗过程发生的费用总和。

1. 填写要求

金额合计相关数据项须按照金额、甲类、乙类、自费、其他按相关政策填写,本行各列数据应为本列的代数和,且金额合计的金额应与医疗收费票据上的金额合计保持一致。

其中,金额合计金额=医保统筹基金支付+补充医疗保险支付+医疗救助支付+个人负担,指患者在定点医疗机构本次医疗过程发生的费用总和。

金额合计甲类指患者在定点医疗机构本次医疗过程发生的费用中，属于各统筹地区甲类医疗收费项目的费用，为床位费甲类、诊察费甲类、检查费甲类等15项医疗收费项目的加和。

金额合计乙类指患者在定点医疗机构本次医疗过程发生的费用中，属于各统筹地区乙类医疗收费项目的费用，为床位费乙类、诊察费乙类、检查费乙类等15项医疗收费项目的加和。

金额合计自费指患者在定点医疗机构本次医疗过程发生的费用中，不属于各统筹地区医保政策范围内的费用，由个人自费，为床位费自费、诊察费自费、检查费自费等15项医疗收费项目的加和。

金额合计其他指患者在定点医疗机构本次医疗过程发生的费用中，不属于基本医疗保险基金报销范畴的费用，应由其他基金/资金报销，如生育保险，为床位费其他、诊察费其他、检查费其他等15项医疗收费项目的加和。

填写示例

某患者各项医疗服务费用如下所示，金额合计相关数据项应为各列代数和（图4-24）。

项目名称	金额	甲类	乙类	自费	其他
床位费	706.00	106.00	0.00	600.00	0.00
诊察费	380.00	380.00	0.00	0.00	0.00
检查费	1 950.00	1 234.00	716.00	0.00	0.00
化验费	968.00	968.00	0.00	0.00	0.00
治疗费	196.00	180.00	0.00	16.00	0.00
手术费	3 424.00	3 288.00	136.00	0.00	0.00
护理费	0.00	0.00	0.00	0.00	0.00
卫生材料费	23 351.60	22 867.70	351.30	132.60	0.00
西药费	586.00	246.00	340.00	0.00	0.00
中药饮片费	0.00	0.00	0.00	0.00	0.00
中成药费	0.00	0.00	0.00	0.00	0.00
一般诊疗费	0.00	0.00	0.00	0.00	0.00
挂号费	2.50	0.00	0.00	2.50	0.00
其他费	83.00	0.00	0.00	83.00	0.00
××（按病种收费名称＋代码）	0.00				
金额合计	31 647.10	29 269.70	1 543.30	834.10	0.00

图4-24 金额合计填写示例

2. 采集标准(表 4-78、4-79、4-80、4-81、4-82)

表 4-78 金额合计金额采集标准

项目	内涵和要求
中文名称	金额合计金额
同义名	金额、总金额
英文名称	total amount
定义	患者在定点医疗机构本次医疗过程发生的费用总和
数据类型	数值型
填写格式(数据格式)	无特定要求
取值范围(值域)	无特定要求
备注	金额合计金额应与医疗收费票据上的金额合计保持一致
数据长度	16,2
缺省值	无
约束性	必填项
出现次数	1

表 4-79 金额合计甲类采集标准

项目	内涵和要求
中文名称	金额合计甲类
同义名	无
英文名称	total amount of full reimbursement
定义	患者在定点医疗机构本次医疗过程发生的费用中,属于各统筹地区甲类医疗收费项目的费用总和
数据类型	数值型
填写格式(数据格式)	无特定要求
取值范围(值域)	无特定要求
备注	床位费甲类、诊察费甲类、检查费甲类等 15 项医疗收费项目的加和
数据长度	16,2
缺省值	无
约束性	必填项
出现次数	1

表 4-80　金额合计乙类采集标准

项目	内涵和要求
中文名称	金额合计乙类
同义名	无
英文名称	total amount of partial reimbursement
定义	患者在定点医疗机构本次医疗过程发生的费用中,属于各统筹地区乙类医疗收费项目的费用总和
数据类型	数值型
填写格式(数据格式)	无特定要求
取值范围(值域)	无特定要求
备注	床位费乙类、诊察费乙类、检查费乙类等15项医疗收费项目的加和
数据长度	16,2
缺省值	无
约束性	必填项
出现次数	1

表 4-81　金额合计自费采集标准

项目	内涵和要求
中文名称	金额合计自费
同义名	无
英文名称	total amount at one's own expense
定义	患者在定点医疗机构本次医疗过程发生的费用中,不属于各统筹地区医保政策范围内的费用总和
数据类型	数值型
填写格式(数据格式)	无特定要求
取值范围(值域)	无特定要求
备注	床位费自费、诊察费自费、检查费自费等15项医疗收费项目的加和
数据长度	16,2
缺省值	无
约束性	必填项
出现次数	1

表 4-82　金额合计其他采集标准

项目	内涵和要求
中文名称	金额合计其他
同义名	无
英文名称	other
定义	患者在定点医疗机构本次医疗过程发生的费用中,不属于基本医疗保险基金报销范畴的费用,应由其他基金/资金报销的费用总和,如生育保险
数据类型	数值型
填写格式(数据格式)	无特定要求
取值范围(值域)	无特定要求
备注	床位费其他、诊察费其他、检查费其他等 15 项医疗收费项目的加和
数据长度	16,2
缺省值	无
约束性	必填项
出现次数	1

0176　医保统筹基金支付

"医保统筹基金支付"指患者本次就医,所发生按规定由基本医疗保险统筹基金支付的医疗费用。

1. 填写要求

医保统筹基金支付金额须按照实际发生的医疗费用,根据当地医保政策及患者个人的参保情况进行计算基本医保统筹基金支付费用,该费用同医疗机构为患者生成的医疗收费票据——其他信息中的"医保统筹基金支付"金额一致。

填写示例

　　某患者就医期间,共发生医疗费用 5 000.00 元,根据当地医保政策和患者个人的参保情况,医疗收费票据生成医保统筹基金支付 3 500.00 元,剩余费用由患者自行负担(图 4-25)。

医保统筹基金支付		3 500.00		
补充医疗保险支付	职工大额补助		个人负担	个人自付
	居民大病保险			
	公务员医疗补助			
医疗救助支付				个人自费
其他支付	企业补充		个人支付	个人账户支付
	商业保险			
	……			个人现金支付

图 4-25 医保统筹基金支付填写示例

2. 采集标准(表 4-83)

表 4-83 医保统筹基金支付采集标准

项目	内涵和要求
中文名称	医保统筹基金支付
同义名	基本医疗保险统筹基金支出
英文名称	paid by social pooling fund of basic medical insurance
定义	患者本次就医,所发生按规定由基本医疗保险统筹基金支付的医疗费用
数据类型	数值型
填写格式(数据格式)	无特定要求
取值范围(值域)	无特定要求
备注	与医疗收费票据中的"医保统筹基金支付"金额保持一致
数据长度	16,2
缺省值	无
约束性	必填项
出现次数	1

0177 职工大额补助

"职工大额补助"指对参保职工发生的、符合规定的高额医疗费用给予进一步保障,包含部分省份的职工大病保险。

1. 填写要求

职工大额补助含部分省份的职工大病保险,该金额须按照实际发生的医疗费用,根据当地医保政策及患者个人的参保情况进行计算,经城镇职工基本医保支付后或超过城镇职工基本医保年度最高支付限额以上,累计超过职工大额补助起付标准以上的个人自付费用,将由大额补助基金进行支付。

填写示例

某患者(城镇职工)就医期间,共发生医疗费用 200 000.00 元,根据当地医保政策和患者个人的参保情况,经医保统筹基金支付 100 000.00 元后,由于基本医保政策范围内个人自付费用达到当地职工大额补助起付金额,由职工大额补助基金支付 23 000.00 元,剩余费用由患者自行负担(图 4-26)。

医保统筹基金支付					
补充医疗保险支付	职工大额补助	23 000.00	个人负担	个人自付	
	居民大病保险				
	公务员医疗补助			个人自费	
医疗救助支付					
其他支付	企业补充		个人支付	个人账户支付	
	商业保险			个人现金支付	
	……				

图 4-26 职工大额补助填写示例

2. 采集标准(表 4-84)

表 4-84　职工大额补助采集标准

项目	内涵和要求
中文名称	职工大额补助
同义名	职工大额医疗费用补助基金支出
英文名称	paid by catastrophic supplementary fund
定义	对参保职工发生的、符合规定的高额医疗费用给予进一步保障
数据类型	数值型
填写格式(数据格式)	无特定要求
取值范围(值域)	无特定要求
备注	包含部分省份的职工大病保险
数据长度	16,2
缺省值	无
约束性	条件必填项
出现次数	1

0178　居民大病保险

"居民大病保险"指对居民医保参保患者发生的、符合规定的高额医疗费用给予进一步保障。

1. 填写要求

居民大病保险金额须按照实际发生的医疗费用,根据当地医保政策及患者个人的参保情况进行计算,当患者享受城乡居民基本医保统筹基金保障待遇后,年度内符合政策规定的个人自付费用达到当地大病保险起付线后,将由大病保险基金进行支付。

填写示例

　　某患者(城乡居民)就医期间,共发生医疗费用 350 000.00 元,根据当地医保政策和患者个人的参保情况,基本医疗保险统筹基金支付 150 000.00 元,由于基本医保政策范围内个人自付费用达到当地居民大病保险起付金额,由居民大病医疗保险基金支付 135 000.00 元,剩余费用由患者自行负担(图 4-27)。

医保统筹基金支付				个人自付	
补充医疗保险支付	职工大额补助		个人负担		
	居民大病保险	135 000.00			
	公务员医疗补助			个人自费	
医疗救助支付					
其他支付	企业补充		个人支付	个人账户支付	
	商业保险				
	……			个人现金支付	

图 4-27　居民大病保险填写示例

2. 采集标准(表 4-85)

表 4-85　居民大病保险采集标准

项目	内涵和要求
中文名称	居民大病保险
同义名	居民大病保险资金支出
英文名称	paid by critical illness insurance
定义	对居民医保参保患者发生的、符合规定的高额医疗费用给予进一步保障
数据类型	数值型
填写格式(数据格式)	无特定要求
取值范围(值域)	无特定要求
备注	患者个人自付费用达到当地大病保险起付线后,才由大病保险基金进行支付
数据长度	16,2
缺省值	无
约束性	条件必填项
出现次数	1

0179　公务员医疗补助

"公务员医疗补助"指患者本次就医所发生的医疗费用中按规定由公务员医疗补助基金支付的金额。

1. 填写要求

公务员医疗补助金额须按照实际发生的医疗费用,根据当地医保政策和患者个人的参保情况进行计算,参加城镇职工基本医疗保险的公务员在享受基本医保统筹基金保障待遇后,若个人负担的费用符合当地公务员医疗补助政策要求的费用,将由公务员医疗补助基金进行支付。

填写示例

某患者(参加城镇职工基本医疗保险的公务员)就医期间,共发生医疗费用 10 000.00 元,根据当地医保政策和患者个人的参保情况,基本医疗保险统筹基金支付 7 000.00 元,公务员医疗补助基金支付 1 840.00 元,剩余费用由患者自行负担(图 4-28)。

医保统筹基金支付					
补充医疗保险支付	职工大额补助		个人负担	个人自付	
	居民大病保险				
	公务员医疗补助	1 840.00		个人自费	
医疗救助支付					
其他支付	企业补充		个人支付	个人账户支付	
	商业保险				
	……			个人现金支付	

图 4-28　公务员医疗补助填写示例

2. 采集标准（表 4-86）

表 4-86　公务员医疗补助采集标准

项目	内涵和要求
中文名称	公务员医疗补助
同义名	公务员医疗补助资金支出
英文名称	paid by medical subsidy for civil servants
定义	患者本次就医所发生的医疗费用中按规定由公务员医疗补助基金支付的金额
数据类型	数值型
填写格式（数据格式）	无特定要求
取值范围（值域）	无特定要求
备注	无
数据长度	16,2
缺省值	无
约束性	条件必填项
出现次数	1

0180　医疗救助支付

"医疗救助支付"指患者本次就医所发生的医疗费用中按规定由医疗救助基金支付的金额。

1. 填写要求

医疗救助支付须按照实际发生的医疗费用,根据当地医保政策及患者个人的参保情况进行计算,当患者享受城乡居民医保统筹基金、居民大病保险基金保障待遇后,年度内符合政策规定的个人自付费用,将由医疗救助基金进行支付。

填写示例

　　某患者(所在城市低保对象)就医期间,共发生医疗费用 18 000.00 元,根据当地医保政策和患者个人的参保情况,经基本医疗保险统筹基金支付 9 300.00 元、居民大病保险支付 1 400.00 元后,剩余符合政策规定的个人自付费用由医疗救助基金支付,共支付 5 500.00 元,剩余费用由患者自行负担(图 4-29)。

医保统筹基金支付				个人自付	
补充医疗保险支付	职工大额补助		个人负担		
	居民大病保险				
	公务员医疗补助			个人自费	
医疗救助支付		5 500.00			
其他支付	企业补充		个人支付	个人账户支付	
	商业保险			个人现金支付	
	……				

图 4-29　医疗救助支付填写示例

2. 采集标准(表 4-87)

表 4-87　医疗救助支付采集标准

项目	内涵和要求
中文名称	医疗救助支付
同义名	医疗救助基金支出
英文名称	paid by medical assistance
定义	患者本次就医所发生的医疗费用中按规定由医疗救助基金支付的金额
数据类型	数值型
填写格式(数据格式)	无特定要求
取值范围(值域)	无特定要求
备注	无
数据长度	16,2
缺省值	无
约束性	条件必填项
出现次数	1

0181　企业补充

"企业补充"指患者本次就医所发生的医疗费用中除基本医疗保障支付外由企业补充基金或资金支付的费用。

1. 填写要求

企业补充适用于仅含一单制结算的基金或资金,金额须按照实际发生的医疗费用,根据当地医保政策、患者个人的参保情况及所参加的企业补充医疗保险的相关理赔政策计算。

> **填写示例**
>
> 某患者(城镇职工,且单位为其投保企业补充医疗保险)就医期间,共发生医疗费用 816 800.00 元,根据当地医保政策和患者个人的参保情况,基本医疗保险统筹基金支付 399 000.00 元,职工大额补助支付 32 900.00 元,根据所参加的企业补充医疗保险免赔额及相关理赔政策,合计理赔支付 194 700.00 元,剩余费用由患者自行负担(图 4-30)。
>
> | 医保统筹基金支付 | | | 个人负担 | 个人自付 |
> |---|---|---|---|---|
> | 补充医疗保险支付 | 职工大额补助 | | | |
> | | 居民大病保险 | | | |
> | | 公务员医疗补助 | | | 个人自费 |
> | 医疗救助支付 | | | | |
> | 其他支付 | 企业补充 | 194 700.00 | 个人支付 | 个人账户支付 |
> | | 商业保险 | | | |
> | | …… | | | 个人现金支付 |
>
> 图 4-30　企业补充填写示例

2. 采集标准(表 4-88)

表 4-88　企业补充采集标准

项目	内涵和要求
中文名称	企业补充
同义名	企业补充医疗保险基金支出
英文名称	paid by enterprise supplementary fund
定义	患者本次就医所发生的医疗费用中除基本医疗保障支付外由企业补充基金或资金支付的费用
数据类型	数值型
填写格式(数据格式)	无特定要求
取值范围(值域)	无特定要求
备注	无
数据长度	16,2
缺省值	无
约束性	条件必填项
出现次数	1

0182　商业保险

"商业保险"指患者本次就医所发生的医疗费用中除基本医疗保障支付外由商业保险基金或资金支付的费用。

1. 填写要求

商业保险适用于仅含一单制结算的基金或资金,金额须按照实际发生的医疗费用,根据当地医保政策、患者个人的参保情况及所参加的商业保险的相关理赔政策计算。

填写示例

某患者(城乡居民,且参与投保当地普惠型医疗保险)就医期间,共发生医疗费用 816 800.00 元,根据当地医保政策和患者个人的参保情况,基本医疗保险统筹基金支付 399 000.00 元,居民大病保险支付 32 900.00 元,根据该普惠险免赔额及相关理赔政策,商业保险合计理赔支付 194 700.00 元,剩余费用由患者自行负担(图 4-31)。

医保统筹基金支付			个人负担	个人自付
补充医疗保险支付	职工大额补助			
	居民大病保险			
	公务员医疗补助			个人自费
医疗救助支付				
其他支付	企业补充		个人支付	个人账户支付
	商业保险	194 700.00		个人现金支付
	……			

图 4-31 商业保险填写示例

2. 采集标准(表 4-89)

表 4-89 商业保险采集标准

项目	内涵和要求
中文名称	商业保险(其他支付)
同义名	无
英文名称	paid by commercial insurance fund
定义	患者本次就医所发生的医疗费用中除基本医疗保障支付外由商业保险基金或资金支付的费用
数据类型	数值型
填写格式(数据格式)	无特定要求
取值范围(值域)	无特定要求
备注	无
数据长度	16,2
缺省值	无
约束性	条件必填项
出现次数	1

0183 个人自付

"个人自付"指患者本次就医所发生的医疗费用中由个人负担的属于基本医疗保险目录范围内自付部分的金额,以及开展按病种、病组、床日等打包付费方式且由患者定额付费的费用。

1. 填写要求

个人自付金额须按照实际发生的医疗费用,根据当地医保政策及患者个人的参保情况进行计算,个人自付 = 起付线 + 先行自付 + 按比例自付 + 封顶线以上,含目录内超限价部分、待遇过渡期内二次报销统筹基金补偿部分。该费用同医疗机构为患者生成的医疗收费票据——其他信息中的个人自付金额一致。

填写示例

某患者就医期间,共发生医疗费用 5 000.00 元,根据当地医保政策和患者个人的参保情况,医疗收费票据生成医保统筹基金支付 3 500.00 元,个人自付 1 000.00 元,个人自费 500.00 元(图 4-32)。

医保统筹基金支付			个人自付	1 000.00
补充医疗保险支付	职工大额补助	个人负担		
	居民大病保险			
	公务员医疗补助		个人自费	
医疗救助支付				
其他支付	企业补充	个人支付	个人账户支付	
	商业保险			
	……		个人现金支付	

图 4-32 个人自付填写示例

2. 采集标准(表 4-90)

表 4-90　个人自付采集标准

项目	内涵和要求
中文名称	个人自付
同义名	无
英文名称	out-of-pocket payment
定义	患者本次就医所发生的医疗费用中由个人负担的属于基本医疗保险目录范围内自付部分的金额
数据类型	数值型
填写格式(数据格式)	无特定要求
取值范围(值域)	无特定要求
备注	与医疗收费票据中的"个人支付"金额保持一致
数据长度	16,2
缺省值	无
约束性	必填项
出现次数	1

0184　个人自费

"个人自费"指患者本次就医所发生的医疗费用中按照有关规定不属于基本医疗保险目录范围、全部由个人支付的费用。

1. 填写要求

个人自费金额须按照实际发生不属于政策范围内的医疗费用计算,同医疗机构为患者生成的医疗收费票据——其他信息中的个人自费金额一致。

填写示例

　　某患者就医期间,共发生医疗费用 5 000.00 元,根据当地医保政策和患者个人的参保情况,医疗收费票据生成医保统筹基金支付 3 500.00 元,个人自付 1 000.00 元,个人自费 500.00 元(图 4-33)。

医保统筹基金支付			个人负担	个人自付	
补充医疗保险支付	职工大额补助				
	居民大病保险			个人自费	500.00
	公务员医疗补助				
医疗救助支付					
其他支付	企业补充		个人支付	个人账户支付	
	商业保险			个人现金支付	
	……				

图 4-33　个人自费填写示例

2. 采集标准(表 4-91)

表 4-91　个人自费采集标准

项目	内涵和要求
中文名称	个人自费
同义名	无
英文名称	expense of services not cover by basic medical insurance
定义	患者本次就医所发生的医疗费用中按照有关规定不属于基本医疗保险目录范围、全部由个人支付的费用
数据类型	数值型
填写格式(数据格式)	无特定要求
取值范围(值域)	无特定要求
备注	与医疗收费票据中的"个人自费"金额保持一致
数据长度	16,2
缺省值	无
约束性	必填项
出现次数	1

0185　个人账户支付

"个人账户支付"指患者本次就医所发生的医疗费用中实际由个人支付的费用,分为个人账户支付和个人现金支付。其中,"个人账户支付"指用于支付参保人员在定点医疗机构发生的政策范围内的自付费用。

1. 填写要求

个人账户支付主要用于支付政策范围内的自付费用。

填写示例

某患者(城镇职工)就医期间,共发生医疗费用 5 000.00 元,根据当地医保政策和患者个人的参保情况,医疗收费票据生成医保统筹基金支付 3 500.00 元,个人自付 1 000.00 元,个人自费 500.00 元。此时,若其个人账户余额为 900.00 元,则个人账户支付 900.00 元,个人现金支付 600.00 (1 000.00−900.00+500.00=600.00)元(图 4-34)。

医保统筹基金支付				个人自付	1 000.00
补充医疗保险支付	职工大额补助		个人负担		
	居民大病保险	1			
	公务员医疗补助			个人自费	500.00
医疗救助支付					
其他支付	企业补充		个人支付	个人账户支付	900.00
	商业保险				
	……			个人现金支付	600.00

图 4-34　个人账户填写示例

2. 采集标准（表4-92）

表4-92 个人账户支付采集标准

项目	内涵和要求
中文名称	个人账户支付
同义名	个人账户支出
英文名称	paid by individual account
定义	用于支付参保人员在定点医疗机构发生的政策范围内自付费用
数据类型	数值型
填写格式（数据格式）	无特定要求
取值范围（值域）	无特定要求
备注	与医疗收费票据中的"个人账户支付"金额保持一致
数据长度	16,2
缺省值	无
约束性	条件必填项
出现次数	1

0186 个人现金支付

"个人现金支付"指个人通过现金、银行卡、微信、支付宝等渠道支付的金额。

1. 填写要求

个人现金支付可用于支付政策内外所发生的经医保统筹基金、补充医疗保险、医疗救助、其他支付及个人账户支付后，仍需支付的医疗费用。

填写示例

某患者(城镇职工)就医期间,共发生医疗费用 5 000.00 元,根据当地医保政策和患者个人的参保情况,医疗收费票据生成医保统筹基金支付 3 500.00 元,个人自付 1 000.00 元,个人自费 500.00 元。此时,若其个人账户余额为 900.00 元,则个人账户支付 900.00 元,个人现金支付 600.00 (1 000.00–900.00+500.00=600.00)元(图 4-35)。

医保统筹基金支付		个人负担	个人自付	
补充医疗保险支付	职工大额补助			
	居民大病保险			
	公务员医疗补助		个人自费	
医疗救助支付				
其他支付	企业补充	个人支付	个人账户支付	
	商业保险		个人现金支付	600.00
	……			

图 4-35　个人现金支付填写示例

2. 采集标准(表 4-93)

表 4-93　个人现金支付采集标准

项目	内涵和要求
中文名称	个人现金支付
同义名	个人现金支出
英文名称	paid by individual cash
定义	个人通过现金、银行卡、微信、支付宝等渠道支付的金额
数据类型	数值型
填写格式(数据格式)	无特定要求
取值范围(值域)	无特定要求
备注	与医疗收费票据中的"个人现金支付"金额保持一致
数据长度	16,2
缺省值	无
约束性	必填项
出现次数	1

0187 医保支付方式

"医保支付方式"指医保经办机构与定点医疗机构根据不同医疗服务的性质和特征,将购买医疗服务划分为不同的付费类型并确定付费标准的措施。

1. 填写要求

医保支付方式需根据实际支付方式填写(表4-94)。其中,若根据地方政策需要增补医保支付方式,可自行增补列明医保支付方式,如"7 按定额"。

表4-94 医保支付方式代码表

值	值含义
1	按项目付费
2	按单病种付费
3	按病种分值付费
4	按疾病诊断相关分组(DRG)付费
5	按床日付费
6	按人头付费
……	……

填写示例

某患者按疾病诊断相关分组(DRG)付费,医保支付方式应选择"4"(图4-36)。

医保支付方式 ④ 1.按项目 2.单病种 3.按病种分值 4.疾病诊断相关分组(DRG) 5.按床日 6.按人头……

图4-36 医保支付方式填写示例

2. 采集标准(表 4-95)

表 4-95　医保支付方式采集标准

项目	内涵和要求
中文名称	医保支付方式
同义名	无
英文名称	medical insurance payment method
定义	医保经办机构与定点医疗机构根据不同医疗服务的性质和特征,将购买医疗服务划分为不同的付费类型并确定付费标准的措施
数据类型	字符型
填写格式(数据格式)	无特定要求
取值范围(值域)	参照医保支付方式代码表
备注	结合实际支付方式,参照医保支付方式代码表填写
数据长度	3
缺省值	无
约束性	必填项
出现次数	1

0188　定点医疗机构填报部门

"定点医疗机构填报部门"指患者本次就医后,定点医疗机构中对医保结算清单填报质量及数据上传质量负责的部门。

1. 填写要求

定点医疗机构填报部门一般为定点医疗机构内某一个部门,不应只填写医疗机构名称。

填写示例

某患者的医保结算清单由该定点医疗机构的医保办填报（图 4-37）。

定点医疗机构填报部门 ＿＿医保办＿＿

定点医疗机构填报人＿＿＿＿＿＿＿＿＿

图 4-37 定点医疗机构填报部门填写示例

2. 采集标准（表 4-96）

表 4-96 定点医疗机构填报部门采集标准

项目	内涵和要求
中文名称	定点医疗机构填报部门
同义名	医疗机构填报部门
英文名称	department of designated medical facility
定义	患者本次就医,定点医疗机构中对医保结算清单填报质量及数据上传质量负责的部门
数据类型	字符型
填写格式（数据格式）	无特定要求
取值范围（值域）	无特定要求
备注	填写定点医疗机构内的某一个部门
数据长度	100
缺省值	无
约束性	必填项
出现次数	1

0189 定点医疗机构填报人

"定点医疗机构填报人"指患者本次就医,定点医疗机构中对医保结算清单填报质量及数据上传质量负责部门的具体工作人员。

1. 填写要求

定点医疗机构填报人一般为定点医疗机构内某个部门的工作人员。

填写示例

　　某患者的医保结算清单由该定点医疗机构医保办的张某某负责(图 4-38)。

```
定点医疗机构填报部门_____
定点医疗机构填报人　张某某
```

图4-38　定点医疗机构填报人填写示例

2. 采集标准(表4-97)

表4-97　定点医疗机构填报人采集标准

项目	内涵和要求
中文名称	定点医疗机构填报人
同义名	医疗机构填报人
英文名称	the staff of designated medical facility
定义	患者本次就医,定点医疗机构中对医保结算清单填报质量及数据上传质量负责部门的具体工作人员
数据类型	字符型
填写格式(数据格式)	无特定要求
取值范围(值域)	无特定要求
备注	按填报人的身份证件登记的名字填写
数据长度	50
缺省值	无
约束性	必填项
出现次数	1

0190　医保经办机构

"医保经办机构"指负责接收和处理医保结算清单的医保经办机构。

1. 填写要求

医保经办机构须按照患者本次就医定点医疗机构所属辖地区的医保经办机构填写。

填写示例

某患者在北京市东城区的定点医疗机构就医,则其医保结算清单的经办机构为北京市东城区医疗保险事务管理中心(图 4-39)。

医保经办机构	北京市东城区医疗保险事务管理中心	代码
医保机构经办人		代码

图 4-39 医保经办机构填写示例

2. 采集标准(表 4-98)

表 4-98 医保经办机构采集标准

项目	内涵和要求
中文名称	医保经办机构
同义名	医保机构
英文名称	healthcare security agency
定义	指负责接收和处理医保结算清单的医保经办机构
数据类型	字符型
填写格式(数据格式)	无特定要求
取值范围(值域)	无特定要求
备注	填写管辖该定点医疗机构的医保经办机构
数据长度	100
缺省值	无
约束性	必填项
出现次数	1

0191　医保经办机构代码

"医保经办机构代码"指"0190医保经办机构"在《医保系统单位分类与代码》中所对应的机构代码。

1. 填写要求

医保经办机构代码按《医保系统单位分类与代码》进行填写,从"国家医保信息业务编码标准数据库动态维护"平台获得。

《医保系统单位分类与代码》共12位码,分4个部分(图4-40)。

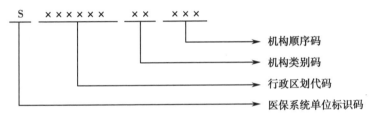

图 4-40　医保系统单位编码结构示意图

第1部分:医保系统单位标识码,用大写英文字母"S"表示。

第2部分:行政区划代码,参考《中华人民共和国行政区划代码》(GB/T 2260—2007)以及民政部官网公布的更新情况,用6位阿拉伯数字表示。其中,前两位代码表示省级行政区(省、自治区、直辖市),中间两位代码表示市级行政区(市、地区、自治州、盟),后两位代码表示县级行政区(县、自治县、县级市、旗、自治旗、市辖区、林区、特区)。

第3部分:机构类别码,医保系统单位类型分类代码,用2位阿拉伯数字表示。

第4部分:机构顺序码,省(自治区、直辖市)辖区内医保系统单位流水码,用3位阿拉伯数字表示。

> **填写示例**
>
> 　　某患者在北京市东城区的定点医疗机构就医,其医保结算清单的经办机构为北京市东城区医疗保险事务管理中心,机构代码按《医保系统单

位分类与代码》填写，为 S×××××××××××（图 4-41）。

医保经办机构 ___北京市东城区医疗保险事务管理中心___ 代码 __S××××××××××__
医保机构经办人 _____ 代码 _____

图 4-41 医保经办机构代码填写示例

2. 采集标准（表 4-99）

表 4-99 医保经办机构代码采集标准

项目	内涵和要求
中文名称	医保经办机构代码
同义名	医保机构代码
英文名称	healthcare security agency code
定义	"医保经办机构"在《医保系统单位分类与代码》中所对应的医保经办机构代码
数据类型	字符型
填写格式（数据格式）	S××××××××××
取值范围（值域）	无特定要求
备注	无
数据长度	50
缺省值	无
约束性	必填项
出现次数	1

0192 医保机构经办人

　　"医保机构经办人"指负责接收和处理医保结算清单的医保经办机构工作人员。

1. 填写要求

医保机构经办人需填写经办本医保结算清单的工作人员姓名。

填写示例

　　某患者在北京市东城区的定点医疗机构就医,其医保结算清单的医保机构经办人为北京市东城区医疗保险事务管理中心的李某某(图4-42)。

医保经办机构	北京市东城区医疗保险事务管理中心	代码 _____
医保机构经办人	李某某	代码 _____

图 4-42　医保机构经办人填写示例

---

2. 采集标准(表 4-100)

表 4-100　医保机构经办人采集标准

项目	内涵和要求
中文名称	医保机构经办人
同义名	无
英文名称	the staff of healthcare security agency
定义	负责接收和处理医保结算清单的医保经办机构工作人员
数据类型	字符型
填写格式(数据格式)	无特定要求
取值范围(值域)	无特定要求
备注	按照经办人在公安户籍管理部门正式登记注册的姓氏和名称填写
数据长度	50
缺省值	无
约束性	必填项
出现次数	1

0193 医保机构经办人代码

"医保机构经办人代码"指"0192 医保机构经办人"在《医保系统工作人员代码》中所对应的身份代码。

1. 填写要求

医保机构经办人代码按《医保系统工作人员代码》进行填写,从"国家医保信息业务编码标准数据库动态维护"平台获得。

《医保系统工作人员代码》共 13 位码,分 4 个部分(图 4-43)。

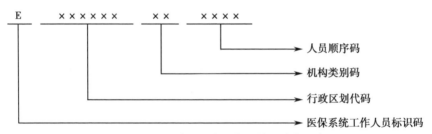

图 4-43 医保系统工作人员代码编码结构示意图

第 1 部分:医保系统工作人员标识码,用 1 位大写英文字母"E"表示。

第 2 部分:行政区划代码,参考《中华人民共和国行政区划代码》(GB/T 2260—2007)以及民政部官网公布的更新情况,用 6 位阿拉伯数字表示。其中,前两位代码表示省级行政区(省、自治区、直辖市),中间两位代码表示市级行政区(市、地区、自治州、盟),后两位代码表示县级行政区(县、自治县、县级市、旗、自治旗、市辖区、林区、特区)。

第 3 部分:机构类别码,医保系统单位类型分类代码,用 2 位阿拉伯数字表示。

第 4 部分:人员顺序码,对同一医保系统单位在编职工赋予的顺序码,用 4 位阿拉伯数字表示。

填写示例

　　某患者在北京市东城区的定点医疗机构就医,其医保结算清单的机构经办人为北京市东城区医疗保险事务管理中心的李某某,则医保机构经办人代码按《医保系统工作人员代码》填写,为E××××××××××××(图4-44)。

医保经办机构＿＿＿＿＿＿＿＿＿＿　　　代码＿＿＿＿＿＿＿＿＿＿＿＿＿＿
医保机构经办人　李某某＿＿＿＿＿＿　　代码E××××××××××××

图4-44　医保机构经办人代码填写示例

2. 采集标准(表4-101)

表4-101　医保机构经办人代码采集标准

项目	内涵和要求
中文名称	医保机构经办人代码
同义名	无
英文名称	the staff code of healthcare security agency
定义	"医保机构经办人"在《医保系统工作人员代码》中所对应的身份代码
数据类型	字符型
填写格式(数据格式)	E××××××××××××
取值范围(值域)	无特定要求
备注	无
数据长度	50
缺省值	无
约束性	必填项
出现次数	1

附 录

附录一

案例一：门诊慢特病患者医保结算清单填写

患者李某某同时患有慢性肾衰竭（尿毒症期）、高血压和糖尿病，于 2022 年 1 月 1 日入院就诊。根据当地的门诊慢特病医保政策，慢性肾衰竭（尿毒症期）、高血压与糖尿病都属于门诊慢特病病种。患者本次门诊的主要进行血液透析治疗与购买药品。患者透析治疗后于当日出院，本次住院的总医疗费用为 3 907.47 元，其医保结算清单填写情况如下（附表 1）。

附表 1　北京省（自治区、直辖市）北京市医疗保障基金结算清单

清单流水号 220000023

定点医疗机构名称 中日友好医院　　　定点医疗机构代码 H11010502181　　医保结算等级 三级

医保编号 ×××××× 　　　病案号 88×××××　　　申报时间 2022 年 01 月 05 日

一、基本信息
姓名 李某某　　性别 ① 1.男 2.女　出生日期 1979 年 06 月 01 日　年龄 43 岁　国籍 中国
（年龄不足 1 周岁）年龄＿＿天　　民族 汉族　　患者证件类别 居民身份证
患者证件号码 4311×××××××××9857
职业 国家公务员　　　　　　现住址 北京 省（区、市）北京 市 朝阳 区 县 樱花园南街
工作单位及地址 国家医疗保障局北京　　单位电话 010-8906×××　　邮编 330××2
联系人姓名 赵某某　　关系 配偶　　地址 北京 省（区、市）北京 市 朝阳 区 县 樱花园南街
电话 1865172××××
医保类型 城镇职工基本医疗保险　特殊人员类型 无　　　　参保地 北京市
新生儿入院类型＿＿＿＿　　　新生儿出生体重＿＿＿克　　新生儿入院体重＿＿克

二、门诊慢特病诊疗信息

诊断科别 肾病学专业　　　　　　　　　　　　就诊日期 2022 年 01 月 01 日

病种名称	病种代码	手术及操作名称	手术及操作代码
慢性肾衰竭（尿毒症期）	M07805	血液透析	39.950 0
高血压	M03900		

续表

三、住院诊疗信息						

住院医疗类型 □ 1. 住院　2. 日间手术

入院途径 □ 1. 急诊　2. 门诊　3. 其他医疗机构转入　9. 其他

治疗类别 □ 1. 西医　2. 中医(2.1 中医　2.2 民族医)　3. 中西医

入院时间__年__月__日__时　　入院科别_____　　转科科别_____

出院时间__年__月__日__时　　出院科别_____　　实际住院__天

门(急)诊诊断(西医诊断)_____　　　　疾病代码_____
门(急)诊诊断(中医诊断)_____　　　　疾病代码_____

出院西医诊断	疾病代码	入院病情	出院中医诊断	疾病代码	入院病情
主要诊断:					
其他诊断:					

诊断代码计数_____

主要手术及操作名称	主要手术及操作代码	麻醉方式	术者医师姓名	术者医师代码	麻醉医师姓名	麻醉医师代码

手术及操作起止时间_____　　　　麻醉起止时间_____

其他手术及操作名称 1	其他手术及操作代码 1	麻醉方式	术者医师姓名	术者医师代码	麻醉医师姓名	麻醉医师代码

手术及操作起止时间_____　　　　麻醉起止时间_____

其他手术及操作名称 2	其他手术及操作代码 2	麻醉方式	术者医师姓名	术者医师代码	麻醉医师姓名	麻醉医师代码

手术及操作起止时间_____　　　　麻醉起止时间_____

手术及操作代码计数_____

呼吸机使用时间____天____小时____分钟

颅脑损伤患者昏迷时间: 入院前____ 天____ 小时____ 分钟

　　　　　　　　　　　　入院后____ 天____ 小时____ 分钟

续表

重症监护病房类型（CCU、NICU、ECU、SICU、PICU、RICU、ICU（综合）、其他）	进重症监护室时间（_ 年 _ 月 _ 日 _ 时 _ 分）	出重症监护室时间（_ 年 _ 月 _ 日 _ 时 _ 分）	合计（_ 时 _ 分）

输血品种	输血量	输血计量单位

特级护理天数____　　一级护理天数____　　二级护理天数____　　三级护理天数____

离院方式 □ 1.医嘱离院　2.医嘱转院,拟接收机构名称_____　3.转医嘱转社区卫生服务机构/乡镇卫生院,拟接收机构名称_____　4.非医嘱离院　5.死亡　9.其他

是否有出院31天内再住院计划 □ 1.无　2.有,目的_____

主诊医师姓名_____　　　　　　　　　　主诊医师代码_____

责任护士姓名_____　　　　　　　　　　责任护士代码_____

四、医疗收费信息

业务流水号：××××××××××××××××××××

票据代码：1106122

票据号码：0000000001

结算期间：<u>2022</u> 年 <u>01</u> 月 <u>01</u> 日 — <u>2022</u> 年 <u>01</u> 月 <u>01</u> 日

项目名称	金额	甲类	乙类	自费	其他
床位费	25.00	25.00	0.00	0.00	0.00
诊察费	25.00	25.00	0.00	0.00	0.00
检查费	263.00	202.00	61.00	0.00	0.00
化验费	0.00	0.00	0.00	0.00	0.00
治疗费	120.00	120.00	0.00	0.00	0.00
手术费	638.00	638.00	0.00	0.00	0.00
护理费	0.00	0.00	0.00	0.00	0.00
卫生材料费	540.47	540.47	0.00	0.00	0.00
西药费	1 863.00	0.00	1 863.00	0.00	0.00
中药饮片费	0.00	0.00	0.00	0.00	0.00
中成药费	310.50	0.00	0.00	310.50	0.00
一般诊疗费	0.00	0.00	0.00	0.00	0.00
挂号费	2.50	0.00	0.00	2.50	0.00
其他费	120.00	0.00	0.00	120.00	0.00
××（按病种收费名称＋代码）	0.00				
金额合计	3 907.47	1 550.47	1 924.00	433.00	0.00

续表

医保统筹基金支付		2 202.38		个人自付	1 272.09
补充医疗保险支付	职工大额补助		个人负担		
	居民大病保险				
	公务员医疗补助			个人自费	433.00
医疗救助支付					
其他支付	企业补充		个人支付	个人账户支付	1 205.09
	商业保险				
	……			个人现金支付	500.00
医保支付方式① 1.按项目 2.单病种 3.按病种分值 4.疾病诊断相关分组(DRG) 5.按床日 6.按人头……					

定点医疗机构填报部门　医保办　　医保经办机构　北京市医疗保险管理中心

代码 S××××××××××××

定点医疗机构填报人　李某某　　医保机构经办人　张某某　　代码 E××××××××××××

案例二:住院诊疗成人患者医保结算清单填写

患者张某某因右下腹剧痛、恶心、呕吐,于 2022 年 1 月 1 日入院就诊,经诊断为急性阑尾炎后,由门诊转为住院治疗,住院后为其开展阑尾切除术。患者在术后住院的恢复期间又出现腹痛、排血便等症状,经诊断为右半结肠癌,此后为其开展了结肠癌根治术,具体包括"清扫肠系膜淋巴结,完整切除右半病变肠段,吻合空肠 - 横结肠端重建消化道"等手术操作。患者康复后于 2022 年 1 月 14 日出院,本次住院的总医疗费用为 107 829.30 元,其医保结算清单填写情况如下(附表 2)。

附表 2　北京省(自治区、直辖市)北京市医疗保障基金结算清单

清单流水号　220000024

定点医疗机构名称　中日友好医院　　定点医疗机构代码 H11010502181　　医保结算等级　三级

医保编号　××××××　　　　病案号　88×××××　　申报时间 2022 年 01 月 20 日

一、基本信息

姓名 张某某　　性别① 1.男 2.女　出生日期 1973 年 10 月 01 日　年龄 49 岁　国籍 中国

(年龄不足 1 周岁)年龄　天　　民族 汉族　　　患者证件类别 居民身份证

患者证件号码 4311×××××××××7851

职业 企业管理人员　　　　　　　现住址 北京 省(区、市)北京 市 昌平区 县 创新路

工作单位及地址 北京 ×× 公司北京　单位电话 010-8012×××××　邮编 100××0

联系人姓名 李某某　　关系 配偶　　地址 北京 省(区、市)北京 市 昌平区 县 创新路

电话 1865172×××××

医保类型 城镇职工基本医疗保险　特殊人员类型 无　　　　参保地 北京市

新生儿入院类型　　　　　新生儿出生体重　　克　　　新生儿入院体重　　克

续表

二、门诊慢特病诊疗信息			
诊断科别 _____		就诊日期 _____	
病种名称	病种代码	手术及操作名称	手术及操作代码

三、住院诊疗信息

住院医疗类型 ☐1 1.住院　2.日间手术

入院途径 ☐2 1.急诊　2.门诊　3.其他医疗机构转入　9.其他

治疗类别 ☐1 1.西医　2.中医(2.1中医 2.2民族医)　3.中西医

入院时间 _2022_ 年 _01_ 月 _01_ 日 _10_ 时　　入院科别 _消化内科_　转科科别 _消化内科→肿瘤科_

出院时间 _2022_ 年 _01_ 月 _14_ 日 _08_ 时　　出院科别 _肿瘤科_　　实际住院 _13_ 天

门(急)诊诊断(西医诊断) _急性阑尾炎_　　　疾病代码 _K35.800_
门(急)诊诊断(中医诊断) _____　　　疾病代码 _____

出院西医诊断	疾病代码	入院病情	出院中医诊断	疾病代码	入院病情
主要诊断: 结肠恶性肿瘤	C18.900	2	主病:		
其他诊断:急性阑尾炎	K35.800	1	主证:		

诊断代码计数 _2_

主要手术及操作名称	主要手术及操作代码	麻醉方式	术者医师姓名	术者医师代码	麻醉医师姓名	麻醉医师代码
右半结肠根治性切除术	45.730 2	全身麻醉	张某某	D13010 2000106	王某某	D13010 2000107
空肠-横结肠吻合术	45.930 7	全身麻醉	张某某	D13010 2000106	王某某	D13010 2000107
肠系膜淋巴结清扫术	40.590 9	全身麻醉	张某某	D13010 2000106	王某某	D13010 2000107

手术及操作起止时间 _2022_ 年 _01_ 月 _03_ 日 _08_ 时 _10_ 分—_2022_ 年 _01_ 月 _03_ 日 _13_ 时 _05_ 分
麻醉起止时间 _2022_ 年 _01_ 月 _03_ 日 _18_ 时 _00_ 分—_2022_ 年 _01_ 月 _03_ 日 _13_ 时 _35_ 分

续表

其他手术及操作名称1	其他手术及操作代码1	麻醉方式	术者医师姓名	术者医师代码	麻醉医师姓名	麻醉医师代码
阑尾切除术	47.0901	硬脊膜外腔阻滞麻醉	张某某	D130102000106	王某某	D130102000107

手术及操作起止时间 2022 年 01 月 01 日 13 时 30 分—2022 年 01 月 01 日 14 时 15 分
麻醉起止时间　2022 年 01 月 01 日 13 时 20 分—2022 年 01 月 01 日 14 时 30 分

其他手术及操作名称2	其他手术及操作代码2	麻醉方式	术者医师姓名	术者医师代码	麻醉医师姓名	麻醉医师代码

手术及操作起止时间_____　　麻醉起止时间_____

手术及操作代码计数 4

呼吸机使用时间____天____小时____分钟

颅脑损伤患者昏迷时间：入院前____天____小时____分钟
　　　　　　　　　　入院后____天____小时____分钟

重症监护病房类型（CCU、NICU、ECU、SICU、PICU、RICU、ICU（综合）、其他）	进重症监护室时间（_年_月_日_时_分）	出重症监护室时间（_年_月_日_时_分）	合计（_时_分）
ICU（综合）	2022 年 01 月 03 日 16 时 40 分	2022 年 01 月 04 日 11 时 30 分	18 时 50 分

输血品种	输血量	输血计量单位

特级护理天数 1.5 天　　一级护理天数 3.5 天　　二级护理天数 2 天　　三级护理天数 6 天

离院方式 □□ 1.医嘱离院　2.医嘱转院,拟接收机构名称_____　　3.转医嘱转社区卫生服务机构/乡镇卫生院,拟接收机构名称_____　4.非医嘱离院　5.死亡　9.其他

是否有出院 31 天内再住院计划 □□ 1.无　2.有,目的_____

主诊医师姓名 张某某	主诊医师代码 D130102000106
责任护士姓名 李某某	责任护士代码 N130102000106

续表

四、医疗收费信息

业务流水号：×××× ×××××××××× ××××
票据代码：1106122
票据号码：0000000001

结算期间：2022 年 01 月 01 日—2022 年 01 月 14 日

项目名称	金额	甲类	乙类	自费	其他
床位费	1 040.00	1 040.00	0.00	0.00	0.00
诊察费	380.00	380.00	0.00	0.00	0.00
检查费	1 945.50	1 234.00	166.00	545.50	0.00
化验费	968.00	968.00	0.00	0.00	0.00
治疗费	1 620.00	1 520.00	0.00	100.00	0.00
手术费	12 184.90	11 159.90	1 025.00	0.00	0.00
护理费	1 001.00	1 001.00	0.00	0.00	0.00
卫生材料费	48 540.30	22 867.70	15 710.20	9 962.40	0.00
西药费	29 858.70	4 085.00	12 640.00	13 133.70	0.00
中药饮片费	0.00	0.00	0.00	0.00	0.00
中成药费	4 810.40	1 479.80	697.10	2 633.50	0.00
一般诊疗费	0.00	0.00	0.00	0.00	0.00
挂号费	2.50	0.00	0.00	2.50	0.00
其他费	5 478.00	0.00	0.00	5 478.00	0.00
××（按病种收费名称＋代码）	0.00				
金额合计	107 829.30	45 735.40	30 238.30	31 855.60	0.00

医保统筹基金支付		70 778.00			
补充医疗保险支付	职工大额补助		个人负担	个人自付	5 195.70
	居民大病保险				
	公务员医疗补助			个人自费	31 855.60
医疗救助支付					
其他支付	企业补充		个人支付	个人账户支付	900.00
	商业保险				
	……			个人现金支付	36 151.30

医保支付方式□　1.按项目 2.单病种 3.按病种分值 4.疾病诊断相关分组（DRG）5.按床日 6.按人头……

定点医疗机构填报部门 医保办　　医保经办机构 北京市医疗保险管理中心
代码 S×××××××××××
定点医疗机构填报人 李某某　　医保机构经办人 张某某　　代码 E××××××××××××

案例三：住院诊疗新生儿患者医保结算清单填写

10日龄的患儿刘某某因腹胀、间歇性反复呕吐、排便困难、精神反应差，于2022年1月11日入院就诊，经诊断为十二指肠狭窄导致的肠梗阻，由门诊转为住院治疗。住院后为其开展隔膜切除十二指肠纵切横缝术。患儿康复后于2022年1月24日出院，本次住院的总医疗费用为31 067.50元，其医保结算清单填写情况如下（附表3）。

附表3 北京省（自治区、直辖市）北京市医疗保障基金结算清单

清单流水号 220000025

定点医疗机构名称 中日友好医院　　定点医疗机构代码 H11010502181　　医保结算等级 三级
医保编号 ×××××　　病案号 88××××　　申报时间 2022 年 02 月 01 日

一、基本信息
姓名 刘某某　　性别 ☑ 1.男 2.女　　出生日期 2022 年 01 月 01 日　　年龄 ＿ 岁　　国籍 中国
（年龄不足1周岁）年龄 10 天　　民族 汉族　　　患者证件类别 母亲身份证
患者证件号码 4311×××××××××7840
职业 无业人员　　　　　　　　现住址 北京 省（区、市）北京 市 朝阳区 县 樱花园南街
工作单位及地址 ＿＿＿＿＿　　　单位电话 ＿＿＿＿　　邮编 ＿＿＿＿
联系人姓名 李某某　　关系 母亲　　地址 北京 省（区、市）北京 市 朝阳区 县 樱花园南街
电话 1865172××××
医保类型 城乡居民基本医疗保险　　特殊人员类型 无　　　　参保地 北京市
新生儿入院类型 3　　　新生儿出生体重 ＿＿ 克　　　新生儿入院体重 4025 克

二、门诊慢特病诊疗信息
诊断科别 ＿＿＿＿＿　　　　　　　　　　　就诊日期 ＿＿＿＿＿

病种名称	病种代码	手术及操作名称	手术及操作代码

三、住院诊疗信息
住院医疗类型 ☑ 1.住院　2.日间手术
入院途径 ☑ 1.急诊　2.门诊　3.其他医疗机构转入　9.其他
治疗类别 ☑ 1.西医　2.中医（2.1中医　2.2民族医）　3.中西医
入院时间 2022 年 01 月 11 日 10 时　　入院科别 儿科　　转科 ＿＿＿
出院时间 2022 年 01 月 24 日 08 时　　出院科别 儿科　　实际住院 13 天

271

门(急)诊诊断(西医诊断) 十二指肠梗阻　　　　　疾病代码 K31.5
门(急)诊诊断(中医诊断)　　　　　　　　　　　疾病代码　　　　　

出院西医诊断	疾病代码	入院病情	出院中医诊断	疾病代码	入院病情
主要诊断: 十二指肠狭窄	K31.501	2	主病:		
其他诊断:			主证:		

诊断代码计数 1

主要手术及 操作名称	主要手术及 操作代码	麻醉方式	术者医师 姓名	术者医师 代码	麻醉医师 姓名	麻醉医师 代码
十二指肠 部分切除术	45.6202	全身麻醉	张某某	D13010 2000106	王某某	D13010 2000107

手术及操作起止时间 2022 年 01 月 13 日 08 时 10 分—2022 年 01 月 13 日 12 时 05 分
麻醉起止时间 2022 年 01 月 13 日 08 时 00 分—2022 年 01 月 13 日 12 时 35 分

其他手术及 操作名称 1	其他手术及 操作代码 1	麻醉方式	术者医师 姓名	术者医师 代码	麻醉医师 姓名	麻醉医师 代码

手术及操作起止时间　　　　　　麻醉起止时间　　　　　

其他手术及 操作名称 2	其他手术及 操作代码 2	麻醉方式	术者医师 姓名	术者医师 代码	麻醉医师 姓名	麻醉医师 代码

手术及操作起止时间　　　　　　麻醉起止时间　　　　　

手术及操作代码计数 1

呼吸机使用时间　　　天　　　小时　　　分钟

颅脑损伤患者昏迷时间:入院前　　　 天　　　 小时　　　 分钟
入院后　　　 天　　　 小时　　　 分钟

重症监护病房类型（CCU、NICU、ECU、SICU、PICU、RICU、ICU（综合）、其他）	进重症监护室时间（_ 年 _ 月 _ 日 _ 时 _ 分）	出重症监护室时间（_ 年 _ 月 _ 日 _ 时 _ 分）	合计（_ 时 _ 分）
NICU	2022 年 01 月 13 日 14 时 40 分	2022 年 01 月 20 日 14 时 50 分	168 时 10 分

输血品种	输血量	输血计量单位

特级护理天数 7 天　　一级护理天数 3.5 天　　二级护理天数 1.5 天　　三级护理天数 1 天

离院方式 □1. 医嘱离院　　2. 医嘱转院，拟接收机构名称＿＿＿＿＿＿　　3. 转医嘱转社区卫生服务机构/乡镇卫生院，拟接收机构名称＿＿＿＿＿＿　　4. 非医嘱离院　　5. 死亡　　9. 其他

是否有出院 31 天内再住院计划 □1. 无　2. 有，目的＿＿＿＿＿＿＿

主诊医师姓名 张某某　　　　　　　　　　　　主诊医师代码 D130102000106

责任护士姓名 李某某　　　　　　　　　　　　责任护士代码 N130102000106

四、医疗收费信息

业务流水号：××××××××××××××××××

票据代码：1106122

票据号码：0000000001

结算期间：2022 年 01 月 11 日—2022 年 01 月 24 日

项目名称	金额	甲类	乙类	自费	其他
床位费	1 040.00	1 040.00	0.00	0.00	0.00
诊察费	380.00	380.00	0.00	0.00	0.00
检查费	1 940.50	1 234.00	161.50	545.00	0.00
化验费	968.00	968.00	0.00	0.00	0.00
治疗费	1 620.00	1 520.00	0.00	100.00	0.00
手术费	5 184.20	3 183.10	2 001.10	0.00	0.00
护理费	1 001.00	1 001.00	0.00	0.00	0.00
卫生材料费	1 564.00	1 002.00	420.50	141.50	0.00
西药费	9 858.80	6 218.80	2 640.00	1 000.00	0.00
中药饮片费	0.00	0.00	0.00	0.00	0.00
中成药费	2 030.50	1 100.00	697.00	233.50	0.00
一般诊疗费	0.00	0.00	0.00	0.00	0.00
挂号费	2.50	0.00	0.00	2.50	0.00
其他费	5 478.00	0.00	0.00	5 478.00	0.00
××（按病种收费名称＋代码）	0.00				
金额合计	31 067.50	17 646.90	5 920.10	7 500.50	0.00

续表

医保统筹基金支付		18 854.00			个人自付	4 713.00
补充医疗保险支付	职工大额补助		个人负担			
	居民大病保险					
	公务员医疗补助				个人自费	7 500.50
医疗救助支付						
其他支付	企业补充		个人支付		个人账户支付	0.00
	商业保险				个人现金支付	12 213.50
	……					
医保支付方式① 1.按项目 2.单病种 3.按病种分值 4.疾病诊断相关分组（DRG）5.按床日 6.按人头……						

定点医疗机构填报部门 医保办　　医保经办机构 北京市医疗保险管理中心

代码 S×××××××××××

定点医疗机构填报人 李某某　　医保机构经办人 张某某　　代码 E×××××××××××

附录二

主要诊断选择要求

1. 主要诊断定义：经医疗机构诊治确定的导致患者本次住院就医主要原因的疾病（或健康状况）。

2. 主要诊断一般应该是：消耗医疗资源最多；对患者健康危害最大；影响住院时间最长。

3. 除下列规则中特殊约定的要求外，原则上"入院病情"为"4"的诊断不应作为主要诊断。

4. 一般情况下，有手术治疗的患者的主要诊断要与主要手术治疗的疾病相一致。

5. 急诊手术术后出现的并发症，应视具体情况根据原则 2 正确选择主要诊断。

6. 择期手术后出现的并发症，应作为其他诊断填写，而不应作为主要诊断。

7. 择期手术前出现的并发症，应视具体情况根据原则 2 正确选择主要诊断。

8. 当住院是为了治疗手术和其他治疗的并发症时，该并发症作为主要诊断。当该并发症被编在 T80—T88 系列时，由于编码在描述并发症方面缺少必要的特性，需要另编码对该并发症进行说明。

9. 当诊断不清时，主要诊断可以是疾病、损伤、中毒、体征、症状、异常发现，或者其他影响健康状态的因素。

10. 当症状、体征和不确定情况有相关的明确诊断时，该诊断应作为主要诊断。而 ICD-10 第十八章中的症状、体征和不确定情况则不能作为主要诊断。

11. 当有明确的临床症状和相关的疑似诊断时，优先选择明确的临床症状做主要诊断。疑似的诊断作为其他诊断。

12. 如果以某个疑似的诊断住院，出院时诊断仍为"疑似"的不确定诊断，选择该疑似诊断作为主要诊断，编码时应按照确定的诊断进行编码。

13. 极少情况下，会有 2 个或 2 个以上疑似诊断的情况，如"……不除外""或……"（或类似名称），如果诊断都可能存在，且无法确定哪个是更主要的情况下,选其中任一疑似诊断作为主要诊断,将其他疑似诊断作为其他诊断。

14. 如果确定有 2 个或 2 个以上诊断同样符合主要诊断标准,在编码指南无法提供参考的情况下,应视具体情况根据原则 2 正确选择主要诊断。

15. 由于各种原因导致原诊疗计划未执行时(有两种情况)。

(1)未做其他诊疗情况下出院的,仍选择拟诊疗的疾病为主要诊断,并将影响患者原计划未执行的原因写入其他诊断。

(2)当针对某种导致原诊疗计划未执行的疾病(或情况)做了相应的诊疗时,选择该疾病(或情况)作为主要诊断,拟诊疗的疾病为作为其他诊断。

16. 从急诊留观室留观后入院的,当患者因为某个疾病(或情况)被急诊留观,且随后因为同一疾病(或情况)在同一家医院住院,选择导致急诊留观的疾病(或情况)为主要诊断。

17. 当患者在门诊手术室接受手术,并且继而入住同一家医院变为住院患者时,要遵从下列原则选择主要诊断。

(1)如果因并发症入院,选择该并发症为主要诊断。

(2)如果住院的原因是与门诊手术无关的另外原因,选择这个另外原因为主要诊断。

18. 多部位烧伤,以烧伤程度最严重部位的诊断为主要诊断。同等烧伤程度的情况下,选择烧伤面积最大部位的诊断为主要诊断。

19. 多部位损伤,选择明确的最严重损伤和 / 或主要治疗的疾病诊断为主要诊断。

20. 中毒的患者,选择中毒诊断为主要诊断,临床表现为其他诊断。如果有药物滥用或药物依赖的诊断,应写入其他诊断。

21. 产科的主要诊断是指产科的主要并发症或合并疾病。没有任何并发症或合并疾病分娩的情况下,选择 O80 或 O84 为主要诊断。

22. 当患者住院的目的是进行康复,选择患者需要康复治疗的问题作为主要诊断;如果患者入院进行康复治疗的原发疾病已经不存在了,选择相应的后续治疗作为主要诊断。

23. 肿瘤

(1)当住院治疗是针对恶性肿瘤时,恶性肿瘤才有可能成为主要诊断。

(2)当对恶性肿瘤进行外科手术切除(包括原发部位或继发部位)时,即使做了术前和 / 术后放疗或化疗,仍选择恶性肿瘤为主要诊断。

(3)即使患者做了放疗或化疗,但是住院的目的是明确肿瘤诊断(如恶性程度、肿瘤范围),或是为了确诊肿瘤进行某些操作(如穿刺活检等),主要诊断仍选择原发(或继发)部位的恶性肿瘤。

(4)如果患者本次专门为恶性肿瘤进行化疗、放疗、免疫治疗而住院,选择恶性肿瘤化疗(编码 Z51.1)、放疗(编码 Z51.0)或免疫治疗(编码 Z51.8)为主要诊断,恶性肿瘤作为其他诊断。如果患者在一次住院中接受了不止一项的上述治疗,则可以使用超过一个的编码,应视具体情况根据原则 2 正确选择主要诊断。

(5)当治疗是针对继发部位的恶性肿瘤时,以继发部位的恶性肿瘤为主要诊断。如果原发肿瘤依然存在,原发肿瘤作为其他诊断。如果原发恶性肿瘤在先前已被切除或根除,恶性肿瘤个人史作为其他诊断,用来指明恶性肿瘤的原发部位。

(6)当只是针对恶性肿瘤和/或为治疗恶性肿瘤所造成的并发症进行治疗时,选择该并发症作为主要诊断,恶性肿瘤作为其他诊断首选。如果同时有多个恶性肿瘤,按照肿瘤恶性程度的高低顺序书写。

1)恶性肿瘤引起的贫血,如果患者为治疗恶性肿瘤相关的贫血而入院,且仅对贫血进行了治疗,应选肿瘤疾病引起的贫血作为主要诊断(编码 D63.0* 肿瘤引起的贫血),恶性肿瘤作为其他诊断。

2)化疗、放疗和免疫治疗引起的贫血,当患者为了治疗因化疗、放疗和免疫治疗引起的贫血而住院时,且仅对贫血进行了治疗,选择贫血作为主要诊断,相关的肿瘤诊断作为其他诊断。

3)当患者为了接受化疗、放疗和免疫治疗而入院,治疗中产生了并发症,如难以控制的恶心、呕吐或脱水,仍选择化疗、放疗和免疫治疗为主要诊断,并发症作为其他诊断。

4)当患者因为恶性肿瘤引起的并发症住院治疗时(如脱水),且仅对该并发症(如脱水)进行了治疗(静脉补液),选择该并发症(如脱水)作为主要诊断,相关的肿瘤诊断作为其他诊断。

(7)未特指部位的广泛转移恶性肿瘤

未特指部位的广泛转移恶性肿瘤使用编码 C80,该诊断只有在患者有了转移病灶且不知道原发和继发部位时使用。当有已知继发部位肿瘤的诊断时,应逐一诊断。

(8)妊娠期间的恶性肿瘤

当妊娠者患有恶性肿瘤时,选择妊娠、分娩及产褥期并发恶性肿瘤(O99.8)作为主要诊断,ICD-10 第二章中的适当编码作为其他诊断,用来明确肿瘤的类型。

(9)肿瘤患者住院死亡时,应根据上述要求,视本次住院的具体情况正确选择主要诊断。

附录三

国家医疗保障局关于印发医疗保障标准化
工作指导意见的通知

医保发〔2019〕39 号

各省、自治区、直辖市及新疆生产建设兵团医疗保障局：

　　为加快推进医疗保障标准化建设，我局研究起草了《医疗保障标准化工作指导意见》，现印发给你们，请结合实际认真贯彻落实。

国家医疗保障局

2019 年 6 月 20 日

医疗保障标准化工作指导意见

　　为深入贯彻实施国家标准化战略，加快形成全国统一的医疗保障标准化体系，根据《国务院关于印发深化标准化工作改革方案的通知》（国发〔2015〕13 号）和《国家标准化体系建设发展规划(2016—2020 年)》等文件要求，结合医疗保障改革发展需求，制定本指导意见。

 一、充分认识医疗保障标准化工作的重要性和紧迫性

　　标准化是现代社会的基本要素，体现了党的治国理念和执政方略。习近平总书记指出，中国将积极实施标准化战略，以标准助力创新发展、协调发展、绿色发展、开放发展、共享发展。医疗保障是关系人民群众健康福祉的重大民生工程，其标准化工作将会影响到医疗保障制度的完善。我国医疗保障制度建立运行 20 多年，尚未形成统一的标准化体系，难以适应医疗保障治理现代化要求。各地要充分认识医疗保障标准化工作的重要性和紧迫性，进一步统一思想、明确目标，运用科学手段，采取有效措施，扎实推进医疗保障标准化工作。

准确把握医疗保障标准化工作的总体要求

(一) 指导思想

以习近平新时代中国特色社会主义思想为指导,全面贯彻党的十九大和十九届二中、三中全会精神,坚持以人民为中心的发展思想,积极适应医疗保障改革发展需要,统一规划、统一分类、统一发布、统一管理,制定各项医疗保障标准,推动标准实施,形成全国统一的医疗保障标准化体系,为新时代医疗保障高质量发展提供支撑。

(二) 基本原则

1. 坚持顶层设计、统筹规划。围绕医疗保障治理现代化建设目标,发挥国家医疗保障局在政策指引、体系建设、组织协调等方面的主导作用,统筹推进全国医疗保障标准化工作。

2. 坚持科学权威、以人为本。参照国际、国家和行业已有标准,广泛征询意见,凝聚各界共识,科学制定标准。以规范管理和提升服务为出发点,增强标准的适用性和可及性。

3. 坚持需求导向、急用先立。根据医疗保障改革发展需要,突出重点,急用先立,分批制定实施各类医疗保障标准。以全国医疗保障信息化建设为支撑,逐步形成全国统一的标准规范。

4. 坚持试点先行、平稳推进。根据标准化建设需要,在信息化试点地区率先贯彻医疗保障标准,加强动态维护,不断完善修订,促进标准平稳落地,确保群众就医结算不受影响。

(三) 主要目标

建立国家医疗保障局主导、相关部门认同、各地协同推进的标准化工作机制,形成与医疗保障改革发展相适应的标准化体系。到2020年,在全国统一医疗保障信息系统建设基础上,逐步实现疾病诊断和手术操作等15项信息业务编码标准的落地使用。"十四五"期间,形成全国医疗保障标准清单,启动部分医疗保障标准的研究制定和试用完善。

三、 建立健全新时期医疗保障标准化体系

(一) 完善标准化工作基础

1. 开展基础研究。坚持目标导向和问题导向,在国家标准化战略框架下加强医疗保障标准化基础研究,为医疗保障标准化体系建设提供理论依据和实践支撑。开展对国外医疗保障标准化和相关行业标准化的比较研究,提升

标准化工作质量,促进医疗保障标准与其他行业标准衔接。

2. 建立工作机制。建立上下联动、系统合力、职责分明的医疗保障标准化工作机制。国家医疗保障局归口管理,集系统之力组织各类标准的研究制定,开展动态维护和完善修订等工作。地方医疗保障部门按照国家统一安排,积极参与标准制定,贯彻实施各项标准,根据实际需求和区域特点制定地方标准。

(二) 加强重点领域标准化工作

1. 基础共性标准。建立全国统一的医疗保障基础共性标准,形成全国医疗保障系统共建共享、相关部门单位衔接交换的"通用语言"。包括医疗保障信息业务编码标准、统一标识、档案管理规范等,以及医疗保障信息化建设涉及的网络安全、数据交换、运行维护等技术标准。

2. 管理工作规范。完善覆盖医疗保障基金管理、业务经办管理、医药价格和招标采购管理等工作规范。包括审核结算支付、转移接续、异地结算、支付方式管理等基金管理和经办业务规范,经办机构建设、经办人员行为等经办体系建设规范,医疗服务项目与价格,以及药品、医用耗材的招标采购管理规范等。

3. 公共服务标准。优化快捷高效、方便实用的医疗保障公共服务标准。包括基本医疗保险参保登记、信息披露、个人信息查询等公共服务规范,医疗保障经办部门与定点医药机构等第三方机构的协议管理规范,长期护理保险失能评估标准、服务项目标准等。

4. 评价监督标准。建立医疗保障绩效考核和服务评价标准。包括对参保人、参保单位、定点医药机构及其工作人员的信用评价标准,以及医疗保障基金运行监控管理规范、医药服务价格监测规范等。

(三) 做好标准贯彻实施

1. 组织试点使用。按照先试点完善、再推广普及的方式,稳妥推进各类医疗保障标准的贯彻实施。前期重点开展医保疾病诊断和手术操作、医疗服务项目、药品、医用耗材 4 项信息业务编码标准的测试使用,及时总结经验做法,为其余 11 项信息业务编码标准的全面实施提供可行经验和示范引领。

2. 加强动态维护。组建动态维护小组,搭建动态维护平台,开展医疗保障标准动态维护。做好国家和省级动态维护工作的协调联动,加强维护小组与相关业务部门的沟通协作,提升标准维护效率。组建各类标准咨询专家团队,协助解决重点难点问题。

3. 促进标准化与信息化融合。利用标准化强化对信息化建设的基础支撑,发挥信息化对标准化工作的提升引领。将信息化贯穿标准化工作全程,提升数据收集、分析和整理效率。利用信息化平台开展事件管理,实行全程留痕。

4. 做好标准实施的监督评价。建立医疗保障标准实施监督机制,形成科学合理的考核指标和评估办法。建立标准激励约束和优化改进机制,实施跟踪调查和检查评估,形成制定标准、贯彻实施、监督评估、完善修订等良性循环,提升医疗保障标准化工作实效。

四、强化医疗保障标准化工作保障措施

(一) 加强组织领导

各级医疗保障部门要加强医疗保障标准化工作的组织领导和统筹协调,建立相应工作机制,夯实工作力量,将标准化工作摆上重要议事日程,科学合理制定工作规划,周密组织实施标准化工作。

(二) 汇聚各方力量

建立高水平医疗保障标准化智库,吸纳相关领域专家参与,加强标准化理论研究,提升标准化工作水平。建立与相关部门、高等院校、社会团体等部门单位的协作机制,充分发挥专家作用,为标准的制定贯彻提供支撑。

(三) 加强业务培训

加大医疗保障标准培训力度,编制培训教材,创新培训方式,提高标准培训效率。着重提高标准化从业人员素质,优化知识结构,培养造就一支专业扎实、经验丰富的标准化人才队伍。

(四) 加强宣传引导

通过各种宣传媒介,全方位、多角度宣传解读医疗保障标准及实施成果,提升标准的影响力和公信力。指导相关机构准确掌握标准内容、理解标准要求,提高标准化实施水平。在医疗保障系统内普及推广标准,营造学标准、懂标准、用标准的浓厚氛围。

附件:医保疾病诊断和手术操作、药品、医疗服务项目、医用耗材四项信息业务编码规则和方法(略)

附录四

国家医疗保障局办公室
关于印发医疗保障基金结算清单填写规范的通知

医保办发〔2020〕20 号

北京市、天津市、吉林省、江苏省无锡市、浙江省金华市、安徽省滁州市、湖北省宜昌市、四川省成都市、DRG 付费国家试点城市医疗保障局：

为统一医保结算清单数据采集标准，提高医保结算清单数据质量，根据《国家医疗保障局关于印发医疗保障定点医疗机构等信息业务编码规则和方法的通知》(医保发〔2019〕55 号)和《关于印发疾病诊断相关分组(DRG)付费国家试点技术规范和分组方案的通知》(医保办发〔2019〕36 号)有关要求，我们研究制定了《医疗保障基金结算清单填写规范(试行)》。现印发给你们，请认真贯彻落实，加快推进医保结算清单的落地使用，做好基础信息质量控制，提高数据管理能力。如遇重大问题，请及时向国家医疗保障局规财法规司和医药服务管理司反馈。

附件：1. 医疗保障基金结算清单填写规范(试行)(略)

2. 医疗保障基金结算清单(略)

国家医疗保障局办公室

2020 年 4 月 24 日

附录五

国家医疗保障局办公室关于修订《医疗保障基金结算清单》《医疗保障基金结算清单填写规范》的通知

医保办发〔2021〕34号

各省、自治区、直辖市及新疆生产建设兵团医疗保障局：

为进一步提高医保结算清单数据质量,加快医保结算清单全面落地应用,根据《国家医疗保障局办公室关于贯彻执行15项医疗保障信息业务编码标准的通知》(医保办发〔2020〕51号)等文件要求,结合应用地区实际情况,国家医保局对《医疗保障基金结算清单》(医保发〔2019〕55号)和《医疗保障基金结算清单填写规范(试行)》(医保办发〔2020〕20号)进行了修订。现印发给你们,请认真贯彻落实,加快推进医保结算清单的落地使用,做好基础信息质量控制,提高数据管理能力。如遇重大问题,请及时向国家医疗保障局规财法规司反馈。

附件:1. 医疗保障基金结算清单(样式)(略)

    2. 医疗保障基金结算清单填写规范(略)

国家医疗保障局办公室

2021年7月5日

附录六

医疗收费项目归集口径[①]

　　"西药费、中药饮片费、中成药费、卫生材料费"4项医疗收费项目已与《医保药品分类与代码》《医保医用耗材分类与代码》标准相关联,可以实现按直接实际发生数收费。因此,对此4项医疗收费项目不做映射归集。

　　将国家版7 848项医疗服务项目与"床位费、诊察费、检查费、化验费、治疗费、手术费、护理费、一般诊疗费、挂号费、其他费"10项医疗收费项目做映射归集,具体的归集口径结果如下表所示。

1. 床位费

　　床位费与17项医疗服务项目映射。

项目代码	二级/三级代码	项目名称
001109000010000	1109	普通病房床位费
001109000010100	1109	普通病房床位费(单人间)
001109000010200	1109	普通病房床位费(双人间)
001109000010300	1109	普通病房床位费(三人间)
001109000010400	1109	普通病房床位费(四人及以上间)
001109000010500	1109	套间病房床位费
001109000010600	1109	普通病房床位费(新生儿床)
001109000020000	1109	层流洁净病房床位费
001109000020100	1109	百级层流洁净病房床位费
001109000020200	1109	千级层流洁净病房床位费
001109000020300	1109	万级层流洁净病房床位费
001109000030000	1109	监护病房床位费

[①] 出自《国家医疗保障局办公室关于修订〈医疗保障基金结算清单〉〈医疗保障基金结算清单填写规范〉的通知》(医保办发〔2021〕34号)附件2《医疗保障基金结算清单填写规范》说明四。

续表

项目代码	二级／三级代码	项目名称
001109000030100	1109	重症监护病房床位费
001109000030200	1109	普通监护病房床位费
001109000040000	1109	特殊防护病房床位费
001109000050000	1109	急诊观察床位费
001109000050100	1109	急诊观察床位费（半日）

2. 诊察费

诊察费与 43 项医疗服务项目映射。

项目代码	二级／三级代码	项目名称
001102000000100	1102	诊查费（营养状况评估）
001102000000200	1102	诊查费（儿童营养评估）
001102000000300	1102	诊查费（营养咨询）
001102000010000	1102	普通门诊诊查费
001102000010100	1102	普通门诊诊查费（主任医师）
001102000010200	1102	普通门诊诊查费（副主任医师）
001102000010300	1102	普通门诊诊查费（住院医师或主治医师）
001102000010400	1102	普通门诊诊查费（便民门诊）
001102000010500	1102	普通门诊诊查费（副主任营养师）
001102000010600	1102	普通门诊诊查费（主任营养师）
001102000020000	1102	专家门诊诊查费
001102000020100	1102	专家门诊诊查费（主任医师）
001102000020200	1102	专家门诊诊查费（副主任医师）
001102000020300	1102	专家门诊诊查费（知名专家）
001102000020400	1102	专家门诊诊查费（享受政府特殊津贴待遇的临床医学专家）
001102000030000	1102	急诊诊查费

诊察费

项目代码	二级/三级代码	项目名称
001102000040000	1102	门急诊留观诊查费
001102000050000	1102	住院诊查费
001110000000100	1110	会诊费(营养会诊)
001110000010000	1110	院际会诊
001110000010100	1110	院际会诊(本地)
001110000010200	1110	院际会诊(外埠)
001110000020000	1110	院内会诊
001110000030000	1110	远程会诊
001303000010000	1303	家庭巡诊
001304000010000	1304	围产保健访视
001305000010000	1305	传染病访视
001306000010000	1306	家庭病床建床费
001306000020000	1306	家庭病床巡诊费
001307000010000	1307	出诊
001307000010001	1307	出诊(副高职称及以上)
001307000010002	1307	出诊(中级职称及以下)
001307000010100	1307	出诊(急救出诊)
002104000010000	2104	院外影像学会诊
002104000010100	2104	院外影像学会诊(X线片)
002104000010200	2104	院外影像学会诊(MRI片)
002104000010300	2104	院外影像学会诊(CT片)
002708000070000	2708	疑难病理会诊
002708000080000	2708	普通病理会诊
004800000060000	48	中医辨证论治
004800000060100	48	中医辨证论治(主治医师)
004800000060200	48	中医辨证论治(副主任医师)
004800000060300	48	中医辨证论治(主任医师)

3. 检查费

检查费与 1 084 项医疗服务项目映射。

项目代码	二级 / 三级代码	项目名称
001105000010000	1105	体检费
001301000010000	1301	婴幼儿健康体检
001302000010000	1302	儿童龋齿预防保健
002101010000001	2101	X 线透视检查(使用影像增强器或电视屏可酌情加收)
002101010000002	2101	X 线透视检查(追加摄片另计价)
002101010010000	2101	普通透视
002101010010100	2101	普通透视(胸)
002101010010200	2101	普通透视(腹)
002101010010300	2101	普通透视(盆腔)
002101010010400	2101	普通透视(四肢)
002101010020000	2101	食管钡餐透视
002101010030000	2101	床旁透视与术中透视
002101010030100	2101	床旁透视与术中透视(透视下定位)
002101010040000	2101	C 型臂术中透视
002101010040100	2101	C 型臂术中透视(透视下定位)
002101020000001	2101	X 线摄影(一张胶片多次曝光酌情加收)
002101020000002	2101	X 线摄影(加滤线器计费酌情加收)
002101020000003	2101	X 线摄影(体层摄影按层酌情加收)
002101020000004	2101	X 线摄影(床旁摄片酌情加收)
002101020000005	2101	X 线摄影(使用感绿片酌情加收)
002101020010000	2101	5 × 7 吋
002101020020000	2101	8 × 10 吋
002101020030000	2101	10 × 12 吋
002101020030100	2101	10 × 12 吋(7 × 17 吋)
002101020040000	2101	11 × 14 吋
002101020050000	2101	12 × 15 吋

项目代码	二级/三级代码	项目名称
002101020060000	2101	14×14 吋
002101020070000	2101	14×17 吋
002101020080000	2101	牙片
002101020090000	2101	咬合片
002101020100000	2101	曲面体层摄影（颌全景摄影）
002101020110000	2101	头颅定位测量摄影
002101020120000	2101	眼球异物定位摄影
002101020130000	2101	乳腺钼靶摄片 8×10 吋
002101020140000	2101	乳腺钼靶摄片 18×24 吋
002101020150000	2101	数字化摄影（DR）
002101020160000	2101	计算机 X 线摄影（computed radiography，CR）
002101020170000	2101	非血管介入临床操作数字减影（DSA）引导
002101030000001	2101	X 线造影（使用数字化 X 线机酌情加收）
002101030010000	2101	气脑造影
002101030020000	2101	脑室碘水造影
002101030030000	2101	脊髓（椎管）造影
002101030040000	2101	椎间盘造影
002101030050000	2101	泪道造影
002101030060000	2101	副鼻窦造影
002101030070000	2101	颞下颌关节造影
002101030080000	2101	支气管造影
002101030090000	2101	乳腺导管造影
002101030100000	2101	唾液腺造影
002101030110000	2101	下咽造影
002101030120000	2101	食管造影
002101030130000	2101	上消化道造影
002101030140000	2101	胃肠排空试验
002101030150000	2101	小肠插管造影
002101030160000	2101	口服法小肠造影
002101030170000	2101	钡灌肠大肠造影

续表

项目代码	二级/三级代码	项目名称
002101030180000	2101	腹膜后充气造影
002101030190000	2101	口服法胆道造影
002101030200000	2101	静脉胆道造影
002101030210000	2101	经内镜逆行胰胆管造影(ERCP)
002101030220000	2101	经皮经肝胆道造影(PTC)
002101030230000	2101	T管造影
002101030240000	2101	静脉泌尿系造影
002101030250000	2101	逆行泌尿系造影
002101030260000	2101	肾盂穿刺造影
002101030270000	2101	膀胱造影
002101030280000	2101	阴茎海绵体造影
002101030290000	2101	输精管造影
002101030300000	2101	子宫造影
002101030310000	2101	子宫输卵管碘油造影
002101030320000	2101	四肢淋巴管造影
002101030330000	2101	窦道及瘘管造影
002101030340000	2101	四肢关节造影
002101030350000	2101	四肢血管造影
002102000000001	2102	磁共振扫描(MRI)(使用心电或呼吸门控加收)
002102000010000	2102	磁共振平扫
002102000010001	2102	磁共振平扫(同时增强扫描酌情加收)
002102000020000	2102	磁共振增强扫描
002102000030000	2102	脑功能成像
002102000040000	2102	磁共振心脏功能检查
002102000050000	2102	磁共振血管成像(MRA)
002102000060000	2102	磁共振水成像(MRCP,MRM,MRU)
002102000070000	2102	磁共振波谱分析(MRS)
002102000070100	2102	磁共振波谱分析(MRS)(氢谱)
002102000070200	2102	磁共振波谱分析(MRS)(磷谱)
002102000080000	2102	磁共振波谱成像(MRSI)

续表

项目代码	二级/三级代码	项目名称
002102000090000	2102	临床操作的磁共振引导
002102000100000	2102	磁共振其他成像
002103000000001	2103	X线计算机体层(CT)扫描(使用螺旋扫描酌情加收)
002103000000002	2103	X线计算机体层(CT)扫描(三维重建酌情加收)
002103000000003	2103	X线计算机体层(CT)扫描(单次多层扫描酌情加收)
002103000000004	2103	X线计算机体层(CT)扫描(使用心电或呼吸门控设备的酌情加收)
002103000010000	2103	X线计算机体层(CT)平扫
002103000010001	2103	X线计算机体层(CT)扫描(同时增强扫描酌情加收)
002103000020000	2103	X线计算机体层(CT)增强扫描
002103000030000	2103	脑池X线计算机体层(CT)含气造影
002103000040000	2103	X线计算机体层(CT)成像
002103000050000	2103	临床操作的CT引导
002105000010000	2105	红外热像检查
002105000010100	2105	红外热像检查(远红外热断层检查)
002105000020000	2105	红外线乳腺检查
002105000030000	2105	计算机断层扫描激光乳腺成像
002105000030001	2105	计算机断层扫描激光乳腺成像(双侧加收)
002201000010000	2201	A型超声检查
002201000020000	2201	临床操作的A超引导
002201000030000	2201	眼部A超
002202010010000	2202	单脏器B超检查
002202010020000	2202	B超常规检查
002202010020100	2202	B超常规检查(胸部)
002202010020200	2202	B超常规检查(腹部)
002202010020300	2202	B超常规检查(胃肠道)
002202010020400	2202	B超常规检查(泌尿系统)

项目代码	二级/三级代码	项目名称
002202010020500	2202	B 超常规检查(妇科)
002202010020600	2202	B 超常规检查(产科)
002202010030000	2202	胸腹水 B 超检查及穿刺定位
002202010040000	2202	胃肠充盈造影 B 超检查
002202010050000	2202	大肠灌肠造影 B 超检查
002202010060000	2202	输卵管超声造影
002202010070000	2202	浅表组织器官 B 超检查
002202010080000	2202	床旁 B 超检查
002202010080100	2202	床旁 B 超检查(术中 B 超检查)
002202010090000	2202	临床操作的 B 超引导
002202020010000	2202	经阴道 B 超检查
002202020020000	2202	经直肠 B 超检查
002202020030000	2202	临床操作的腔内 B 超引导
002202030010000	2202	胃充盈及排空功能检查
002202030020000	2202	小肠充盈及排空功能检查
002202030030000	2202	胆囊和胆道收缩功能检查
002202030040000	2202	胎儿生物物理相评分
002202030050000	2202	膀胱残余尿量测定
002203010010000	2203	彩色多普勒超声常规检查
002203010010001	2203	彩色多普勒超声常规检查(膜腹后肿物加收)
002203010010100	2203	彩色多普勒超声常规检查(胸部)
002203010010200	2203	彩色多普勒超声常规检查(腹部)
002203010010300	2203	彩色多普勒超声常规检查(胃肠道)
002203010010400	2203	彩色多普勒超声常规检查(泌尿系)
002203010010500	2203	彩色多普勒超声常规检查(妇科)
002203010010600	2203	彩色多普勒超声常规检查(产科)
002203010010700	2203	彩色多普勒超声常规检查(男性生殖系统)
002203010020000	2203	浅表器官彩色多普勒超声检查
002203020010000	2203	颅内段血管彩色多普勒超声
002203020020000	2203	球后全部血管彩色多普勒超声

检查费

项目代码	二级/三级代码	项目名称
002203020030000	2203	颈部血管彩色多普勒超声
002203020030001	2203	颈部血管彩色多普勒超声（每增加两根加收）
002203020030100	2203	颈部血管彩色多普勒超声（颈动脉）
002203020030200	2203	颈部血管彩色多普勒超声（颈静脉）
002203020030300	2203	颈部血管彩色多普勒超声（椎动脉）
002203020040000	2203	门静脉系彩色多普勒超声
002203020050000	2203	腹部大血管彩色多普勒超声
002203020060000	2203	四肢血管彩色多普勒超声
002203020060001	2203	四肢血管彩色多普勒超声（每增加两根加收）
002203020070000	2203	双肾及肾血管彩色多普勒超声
002203020080000	2203	左肾静脉"胡桃夹"综合征检查
002203020090000	2203	药物血管功能试验
002203020100000	2203	脏器声学造影
002203020100100	2203	脏器声学造影（肿瘤声学造影）
002203020110000	2203	腔内彩色多普勒超声检查
002203020110100	2203	腔内彩色多普勒超声检查（经阴道）
002203020110200	2203	腔内彩色多普勒超声检查（经直肠）
002203020120000	2203	临床操作的彩色多普勒超声引导
002204000010000	2204	颅内多普勒血流图（TCD）
002204000020000	2204	四肢多普勒血流图
002204000030000	2204	多普勒小儿血压检测
002205000010000	2205	脏器灰阶立体成像
002205000020000	2205	能量图血流立体成像
002206000010000	2206	普通心脏M型超声检查
002206000020000	2206	普通二维超声心动图
002206000030000	2206	床旁超声心动图
002206000040000	2206	心脏彩色多普勒超声
002206000040001	2206	心脏彩色多普勒超声（胎儿检查加收）
002206000050000	2206	常规经食管超声心动图
002206000060000	2206	术中经食管超声心动图

项目代码	二级/三级代码	项目名称
002206000070000	2206	介入治疗的超声心动图监视
002206000080000	2206	右心声学造影
002206000090000	2206	负荷超声心动图
002206000090100	2206	负荷超声心动图(药物注射)
002206000090200	2206	负荷超声心动图(运动试验)
002206000100000	2206	左心功能测定
002206000100001	2206	左心功能测定(增加指标加收)
002207000010000	2207	计算机三维重建技术(3DE)
002207000020000	2207	声学定量(AQ)
002207000030000	2207	彩色室壁动力(CK)
002207000040000	2207	组织多普勒显像(TDI)
002207000050000	2207	心内膜自动边缘检测
002207000060000	2207	室壁运动分析
002207000070000	2207	心肌灌注超声检测
002208000010000	2208	黑白热敏打印照片
002208000020000	2208	彩色打印照片
002208000030000	2208	黑白一次成像(波拉)照片
002208000040000	2208	彩色一次成像(波拉)照片
002208000050000	2208	超声多幅照相
002208000060000	2208	彩色胶片照相
002208000070000	2208	超声检查实时录像
002208000080000	2208	超声计算机图文报告
002301000010000	2301	脏器动态扫描
002301000010001	2301	脏器动态扫描(超过三次显像每增加一次加收)
002301000010002	2301	脏器动态扫描(超过一个体位加收)
002301000020000	2301	脏器静态扫描
002302000000001	2302	伽玛照相(图像融合加收)
002302000010000	2302	脑血管显像
002302000020000	2302	脑显像
002302000020001	2302	脑显像(每增加一个体位加收)

检查费

项目代码	二级/三级代码	项目名称
002302000030000	2302	脑池显像
002302000040000	2302	脑室引流显像
002302000050000	2302	泪管显像
002302000060000	2302	甲状腺静态显像
002302000060001	2302	甲状腺静态显像(每增加一个体位加收)
002302000070000	2302	甲状腺血流显像
002302000080000	2302	甲状腺有效半衰期测定
002302000090000	2302	甲状腺激素抑制显像
002302000100000	2302	促甲状腺激素兴奋显像
002302000110000	2302	甲状旁腺显像
002302000120000	2302	静息心肌灌注显像
002302000120001	2302	静息心肌灌注显像(每增加一个体位加收)
002302000130000	2302	负荷心肌灌注显像
002302000130001	2302	负荷心肌灌注显像(增加体位加收)
002302000140000	2302	静息门控心肌灌注显像
002302000140001	2302	静息门控心肌灌注显像(每增加一个体位加收)
002302000150000	2302	负荷门控心肌灌注显像
002302000150001	2302	负荷门控心肌灌注显像(每增加一个体位加收)
002302000160000	2302	首次通过法心血管显像
002302000160001	2302	首次通过法心血管显像(不做心室功能测定减收)
002302000170000	2302	平衡法门控心室显像
002302000170001	2302	平衡法门控心室显像(每增加一个体位加收)
002302000180000	2302	平衡法负荷门控心室显像
002302000180001	2302	平衡法负荷门控心室显像(每增加一个项目加收)
002302000190000	2302	急性心肌梗塞灶显像
002302000190001	2302	急性心肌梗塞灶显像(每增加一个体位加收)
002302000200000	2302	动脉显像
002302000210000	2302	门脉血流测定显像

续表

项目代码	二级/三级代码	项目名称
002302000220000	2302	门体分流显像
002302000230000	2302	下肢深静脉显像
002302000240000	2302	局部淋巴显像
002302000240001	2302	局部淋巴显像(每增加一个体位加收)
002302000250000	2302	肺灌注显像
002302000250001	2302	肺灌注显像(每增加一个体位加收)
002302000260000	2302	肺通气显像
002302000260001	2302	肺通气显像(超过六个体位每增加一个体位加收)
002302000270000	2302	唾液腺静态显像
002302000280000	2302	唾液腺动态显像
002302000290000	2302	食管通过显像
002302000300000	2302	胃食管返流显像
002302000310000	2302	十二指肠胃返流显像
002302000320000	2302	胃排空试验
002302000320001	2302	胃排空试验固体(胃排空试验加收)
002302000330000	2302	异位胃黏膜显像
002302000340000	2302	消化道出血显像
002302000340001	2302	消化道出血显像(1小时后延迟显像加收)
002302000350000	2302	肝胶体显像
002302000350001	2302	肝胶体显像(增加体位加收)
002302000360000	2302	肝血流显像
002302000370000	2302	肝血池显像
002302000370001	2302	肝血池显像(每增加一个时相加收)
002302000370002	2302	肝血池显像(每减少一个时相减收)
002302000380000	2302	肝胆动态显像
002302000380001	2302	肝胆动态显像(1小时后延迟显像加收)
002302000390000	2302	脾显像
002302000400000	2302	胰腺显像

检查费

项目代码	二级/三级代码	项目名称
002302000410000	2302	小肠功能显像
002302000420000	2302	肠道蛋白丢失显像
002302000430000	2302	肾上腺皮质显像
002302000430001	2302	肾上腺皮质显像(延迟显像加收)
002302000430002	2302	肾上腺皮质显像(增加体位加收)
002302000440000	2302	地塞米松抑制试验肾上腺皮质显像
002302000440001	2302	地塞米松抑制试验肾上腺皮质显像(每增加一个体位加收)
002302000440002	2302	地塞米松抑制试验肾上腺皮质显(延迟显像加收)
002302000450000	2302	肾动态显像
002302000450001	2302	肾动态显像(延迟显像加收)
002302000450002	2302	肾动态显像(不做血流显像)减收修改为肾动态显像(不做血流显像减收)
002302000460000	2302	肾动态显像+肾小球滤过率(GFR)测定
002302000470000	2302	肾动态显像+肾有效血浆流量(ERPF)测定
002302000480000	2302	介入肾动态显像
002302000490000	2302	肾静态显像
002302000490001	2302	肾静态显像(每增加一个体位加收)
002302000500000	2302	膀胱输尿管返流显像
002302000500100	2302	膀胱输尿管返流显像(直接法)
002302000500200	2302	膀胱输尿管返流显像(间接法)
002302000510000	2302	阴道尿道瘘显像
002302000520000	2302	阴囊显像
002302000530000	2302	局部骨显像
002302000530001	2302	局部骨显像(增加体位加收)
002302000540000	2302	骨三相显像
002302000550000	2302	骨密度测定
002302000550100	2302	骨密度测定(单能)
002302000550200	2302	骨密度测定(多能)
002302000560000	2302	红细胞破坏部位测定

项目代码	二级/三级代码	项目名称
002302000570000	2302	炎症局部显像
002302000570001	2302	炎症局部显像（增加一个体位）
002302000570002	2302	炎症局部显像（延迟显像加收）
002302000580000	2302	亲肿瘤局部显像
002302000580001	2302	亲肿瘤症局部显像（每增加一个体位加收）
002302000590000	2302	放射免疫显像
002302000600000	2302	放射受体显像
002303000000001	2303	单光子发射计算机断层显像（SPECT）（采用多探头酌情加收）
002303000000002	2303	单光子发射计算机断层显像（SPECT）（符合探测显像酌情加收）
002303000000003	2303	单光子发射计算机断层显像（SPECT）（透射显像衰减校正酌情加收）
002303000010000	2303	脏器断层显像
002303000010001	2303	脏器断层显像（增加时相加收）
002303000010002	2303	脏器断层显像（增加门控加收）
002303000010100	2303	脏器断层显像（脏器显像）
002303000010200	2303	脏器断层显像（脏器血流显像）
002303000010300	2303	脏器断层显像（脏器血池显像）
002303000010400	2303	脏器断层显像（静息灌注显像）
002303000020000	2303	全身显像
002303000020001	2303	全身显像（增加局部显像）
002303000030000	2303	18氟-脱氧葡萄糖断层显像
002303000030100	2303	18氟-脱氧葡萄糖断层显像（脑显像）
002303000030200	2303	18氟-脱氧葡萄糖断层显像（心肌代谢显像）
002303000030300	2303	18氟-脱氧葡萄糖断层显像（肿瘤显像）
002303000040000	2303	肾上腺髓质断层显像
002303000050000	2303	负荷心肌灌注断层显像
002303000050001	2303	负荷心肌灌注断层显像（增加门控加收）

检查费

项目代码	二级/三级代码	项目名称
002304000000001	2304	正电子发射计算机断层显像(PET)(透射显像衰减校正酌情加收)
002304000000002	2304	正电子发射计算机断层显像(PET)(图像融合酌情加收)
002304000010000	2304	脑血流断层显像
002304000020000	2304	脑代谢断层显像
002304000030000	2304	静息心肌灌注断层显像
002304000040000	2304	负荷心肌灌注断层显像
002304000050000	2304	心肌代谢断层显像
002304000060000	2304	心脏神经受体断层显像
002304000070000	2304	肿瘤全身断层显像
002304000070001	2304	肿瘤全身断层显像(增加局部现象加收)
002304000080000	2304	肿瘤局部断层显像
002304000090000	2304	神经受体显像
002304000100000	2304	正电子发射计算机断层-X线计算机体层综合显像(PET/CT)
002304000100001	2304	正电子发射计算机断层-X线计算机体层综合显像(PET/CT)(全身现象加收)
002304000100002	2304	正电子发射计算机断层-X线计算机体层综合显像(PET/CT)(延迟现象加收)
002305000010000	2305	脑血流测定
002305000020000	2305	甲状腺摄131碘试验
002305000020001	2305	甲状腺摄131碘试验(增加测定次数加收)
002305000030000	2305	甲状腺激素抑制试验
002305000030001	2305	甲状腺激素抑制试验(增加测定次数加收)
002305000040000	2305	过氯酸钾释放试验
002305000040001	2305	过氯酸钾释放试验(增加测定次数加收)
002305000050000	2305	心功能测定
002305000060000	2305	血容量测定
002305000070000	2305	红细胞寿命测定
002305000080000	2305	肾图

续表

项目代码	二级/三级代码	项目名称
002305000080001	2305	肾图(无计算机设备减收)
002305000090000	2305	介入肾图
002305000090002	2305	介入肾图(无计算机设备减收)
002305000100000	2305	肾图+肾小球滤过率测定
002305000110000	2305	肾图+肾有效血浆流量测定
002305000120000	2305	24小时尿131碘排泄试验
002305000130000	2305	消化道动力测定
002305000140000	2305	14碳呼气试验
002503100420000	2503	C肽兴奋试验
002503100420100	2503	C肽兴奋试验(各种免疫学方法)
002503100420200	2503	C肽兴奋试验(化学发光法)
003101000010000	3101	脑电图
003101000010001	3101	脑电图(脑电发生源定位)
003101000020000	3101	特殊脑电图
003101000020100	3101	特殊脑电图[特殊电极(鼻咽或蝶骨或皮层等)]
003101000020200	3101	特殊脑电图(特殊诱发)
003101000030000	3101	脑地形图
003101000040000	3101	动态脑电图
003101000040100	3101	动态脑电图(包括24小时脑电视频监测)
003101000040200	3101	动态脑电图(脑电Holter)
003101000050000	3101	脑电图录像监测
003101000060000	3101	脑磁图
003101000070000	3101	神经传导速度测定
003101000070100	3101	神经传导速度测定(重复神经电刺激)
003101000080000	3101	神经电图
003101000090000	3101	体感诱发电位
003101000090001	3101	体感诱发电位(诱发电位地形图分析加收)
003101000090100	3101	体感诱发电位(上肢体感诱发电位检查应含头皮、颈部)

检查费

项目代码	二级／三级代码	项目名称
003101000090200	3101	体感诱发电位（Erb 氏点记录或下肢体感诱发电位检查应含头皮、腰部记录）
003101000100000	3101	运动诱发电位
003101000110000	3101	事件相关电位
003101000110001	3101	事件相关电位（增加 N400 检查时加收）
003101000110100	3101	事件相关电位（视觉刺激 P300）
003101000110200	3101	事件相关电位（体感刺激 P300）
003101000110300	3101	事件相关电位（听觉 P300）
003101000120000	3101	脑干听觉诱发电位
003101000130000	3101	术中颅神经监测
003101000140000	3101	颅内压监测
003101000150000	3101	感觉阈值测量
003101000150100	3101	感觉阈值测量（感觉障碍电生理诊断）
003101000200000	3101	周围神经活检术
003101000200100	3101	周围神经活检术（肌肉活检术）
003101000210000	3101	植物神经功能检查
003101000220000	3101	多功能神经肌肉功能监测
003101000220100	3101	多功能神经肌肉功能监测（表面肌电测定）
003101000230000	3101	肌电图
003101000230100	3101	肌电图（眼肌电图）
003101000240000	3101	单纤维肌电图
003101000250000	3101	肌电图监测
003101000260000	3101	多轨迹断层肌电图
003102010010000	3102	生长激素释放激素兴奋试验（GRH）
003102010020000	3102	促甲状腺释放激素兴奋试验（TRH）
003102010030000	3102	促肾上腺释放激素兴奋试验（CRF）
003102010040000	3102	促性腺释放激素兴奋试验（GnRH）
003102010050000	3102	胰岛素低血糖兴奋试验
003102010060000	3102	精氨酸试验

续表

项目代码	二级/三级代码	项目名称
003102010070000	3102	各种药物兴奋泌乳素（PRL）动态试验
003102010080000	3102	生长激素（GH）
003102010090000	3102	促甲状腺激素（TSH）
003102010100000	3102	双侧岩下窦静脉采血比较垂体激素水平
003102010110000	3102	分段采血比较全身不同部位激素水平
003102020010000	3102	葡萄糖抑制（GH）试验
003102020020000	3102	兴奋泌乳素（PRL）抑制试验
003102030010000	3102	禁水试验
003102030020000	3102	禁水加压素试验
003102030030000	3102	高渗盐水试验
003102030030100	3102	高渗盐水试验（口服高渗盐水试验）
003102030030200	3102	高渗盐水试验（静脉点滴高渗盐水试验）
003102030040000	3102	水负荷试验
003102030050000	3102	去氨加压素（DDAVP）治疗试验
003102040010000	3102	钙耐量试验
003102040020000	3102	快速钙滴注抑制试验
003102040030000	3102	肾小管磷重吸收试验
003102040040000	3102	磷清除试验
003102040050000	3102	低钙试验
003102040060000	3102	低磷试验
003102050010000	3102	葡萄糖耐量试验
003102050010100	3102	葡萄糖耐量试验（口服）
003102050010200	3102	葡萄糖耐量试验（静脉）
003102050020000	3102	馒头餐糖耐量试验
003102050030000	3102	可的松糖耐量试验
003102050040000	3102	胰岛素释放试验
003102050040100	3102	胰岛素释放试验（C肽释放试验）
003102050050000	3102	胰高血糖素试验
003102050060000	3102	甲苯磺丁脲（D860）试验
003102050070000	3102	饥饿试验

检查费

项目代码	二级/三级代码	项目名称
003102060010000	3102	昼夜皮质醇节律测定
003102060020000	3102	促肾上腺皮质激素(ACTH)兴奋试验
003102060020100	3102	促肾上腺皮质激素(ACTH)兴奋试验(传统法)
003102060020200	3102	促肾上腺皮质激素(ACTH)兴奋试验(肌注法)
003102060030000	3102	过夜地塞米松抑制试验
003102060040000	3102	地塞米松抑制试验
003102060040100	3102	地塞米松抑制试验(小剂量)
003102060040200	3102	地塞米松抑制试验(大剂量)
003102060050000	3102	皮质素水试验
003102060050100	3102	皮质素水试验(水利尿试验)
003102060060000	3102	醛固酮肾素测定卧立位试验
003102060070000	3102	低钠试验
003102060070100	3102	低钠试验(高钠试验)
003102060090000	3102	安体舒通试验
003102060100000	3102	赛庚啶试验
003102060110000	3102	氨苯喋啶试验
003102060120000	3102	开搏通试验
003102070010000	3102	苄胺唑啉阻滞试验
003102070020000	3102	可乐宁试验
003102070020100	3102	可乐宁试验(哌唑嗪试验)
003102070030000	3102	胰高血糖素激发试验
003102070040000	3102	冷加压试验
003102070060000	3102	酪胺激发试验
003102080020000	3102	人绒毛膜促性腺激素兴奋试验
003102080030000	3102	踝肱指数
003103000010000	3103	普通视力检查
003103000020000	3103	特殊视力检查
003103000020001	3103	特殊视力检查(每增加一项加收)
003103000020100	3103	特殊视力检查(儿童图形视力表)
003103000020200	3103	特殊视力检查(点视力表)

项目代码	二级 / 三级代码	项目名称
003103000020300	3103	特殊视力检查（条栅视力卡）
003103000020400	3103	特殊视力检查（视动性眼震仪）
003103000030000	3103	选择性观看检查
003103000040000	3103	视网膜视力检查
003103000050000	3103	视野检查
003103000050100	3103	视野检查（动态视野计）
003103000050200	3103	视野检查（电脑视野计）
003103000050300	3103	视野检查（普通视野计）
003103000060000	3103	阿姆斯勒（Amsler）表检查
003103000070000	3103	验光
003103000070001	3103	验光（每增加一项加收）
003103000070100	3103	验光（检影）
003103000070200	3103	验光（散瞳）
003103000070300	3103	验光（云雾试验）
003103000070400	3103	验光（试镜）
003103000100000	3103	主导眼检查
003103000110000	3103	代偿头位测定
003103000120000	3103	复视检查
003103000130000	3103	斜视度测定
003103000140000	3103	三棱镜检查
003103000150000	3103	线状镜检查
003103000160000	3103	黑氏（Hess）屏检查
003103000170000	3103	调节 / 集合测定
003103000180000	3103	牵拉试验
003103000190000	3103	双眼视觉检查
003103000200000	3103	色觉检查
003103000200001	3103	色觉检查（每增加一项加收）
003103000200100	3103	色觉检查（普通图谱法）
003103000200200	3103	色觉检查（FM-100Hue 测试盒法）
003103000200300	3103	色觉检查（色觉仪法）

检查费

续表

项目代码	二级/三级代码	项目名称
003103000210000	3103	对比敏感度检查
003103000220000	3103	暗适应测定
003103000230000	3103	明适应测定
003103000240000	3103	正切尺检查
003103000250000	3103	注视性质检查
003103000260000	3103	眼像差检查
003103000270000	3103	眼压检查
003103000270100	3103	眼压检查(Schiotz眼压计法)
003103000270200	3103	眼压检查(非接触眼压计法)
003103000270300	3103	眼压检查(电眼压计法)
003103000270400	3103	眼压检查(压平眼压计法)
003103000280000	3103	眼压日曲线检查
003103000290000	3103	眼压描记
003103000300000	3103	眼球突出度测量
003103000300100	3103	眼球突出度测量(米尺测量法)
003103000300200	3103	眼球突出度测量(眼球突出计测量法)
003103000310000	3103	青光眼视网膜神经纤维层计算机图像分析
003103000310001	3103	青光眼视网膜神经纤维层计算机图像分析(增加定量分析加收)
003103000330000	3103	上睑下垂检查
003103000340000	3103	泪膜破裂时间测定
003103000350000	3103	泪液分泌功能测定
003103000370000	3103	青光眼诱导试验
003103000370100	3103	青光眼诱导试验(饮水)
003103000370200	3103	青光眼诱导试验(暗室)
003103000370300	3103	青光眼诱导试验(妥拉苏林)
003103000380000	3103	角膜荧光素染色检查
003103000390000	3103	角膜曲率测量
003103000400000	3103	角膜地形图检查

续表

项目代码	二级/三级代码	项目名称
003103000410000	3103	角膜内皮镜检查
003103000410001	3103	角膜内皮镜检查(录像记录加收)
003103000420000	3103	角膜厚度检查
003103000420100	3103	角膜厚度检查(裂隙灯法)
003103000420200	3103	角膜厚度检查(超声法)
003103000430000	3103	角膜知觉检查
003103000440000	3103	巩膜透照检查
003103000450000	3103	人工晶体度数测量
003103000460000	3103	前房深度测量
003103000460100	3103	前房深度测量[裂隙灯法(测量周边前房及轴部前房)]
003103000460200	3103	前房深度测量(前房深度测量仪法)
003103000470000	3103	房水荧光测定
003103000480000	3103	裂隙灯检查
003103000490000	3103	裂隙灯下眼底检查
003103000490100	3103	裂隙灯下眼底检查(前置镜)
003103000490200	3103	裂隙灯下眼底检查(三面镜)
003103000490300	3103	裂隙灯下眼底检查(视网膜镜)
003103000500000	3103	裂隙灯下房角镜检查
003103000510000	3103	眼位照相
003103000520000	3103	眼前段照相
003103000530000	3103	眼底照相
003103000540000	3103	眼底血管造影
003103000540100	3103	眼底血管造影[眼底荧光血管造影(FFA)]
003103000540200	3103	眼底血管造影[靛青绿血管造影(ICGA)]
003103000550000	3103	裂隙灯下眼底视神经立体照相
003103000560000	3103	眼底检查
003103000560100	3103	眼底检查(直接眼底镜法)
003103000560200	3103	眼底检查(间接眼底镜法)

项目代码	二级/三级代码	项目名称
003103000570000	3103	扫描激光眼底检查（SLO）
003103000580000	3103	视网膜裂孔定位检查
003103000580100	3103	视网膜裂孔定位检查（直接检眼镜观察＋测算）
003103000580200	3103	视网膜裂孔定位检查（双目间接检眼镜观察＋巩膜加压法）
003103000590000	3103	海德堡视网膜厚度检查（HRT）
003103000600000	3103	眼血流图
003103000610000	3103	视网膜动脉压测定
003103000620000	3103	临界融合频率检查
003103000630000	3103	超声生物显微镜检查（UBM）
003103000640000	3103	光学相干断层成像（OCT）
003103000650000	3103	视网膜电流图（ERG）
003103000650100	3103	视网膜电流图（ERG）［图形视网膜电图（P-ERG）］
003103000650200	3103	视网膜电流图（ERG）［多焦视网膜电图（m-ERG）］
003103000660000	3103	视网膜地形图
003103000670000	3103	眼电图（EOG）
003103000680000	3103	视诱发电位（VEP）
003103000690000	3103	眼外肌功能检查
003103000700000	3103	眼肌力检查
003103000710000	3103	结膜印痕细胞检查
003103000720000	3103	马氏（Maddox）杆试验
003103000740000	3103	磁石试验
003103000750000	3103	眼活体组织检查
003103000760000	3103	角膜刮片检查
003103000770000	3103	结膜囊取材检查
003104010010000	3104	听性脑干反应
003104010020000	3104	纯音听阈测定
003104010030000	3104	自描听力检查
003104010040000	3104	纯音短增量敏感指数试验

续表

项目代码	二级/三级代码	项目名称
003104010050000	3104	纯音衰减试验
003104010060000	3104	双耳交替响度平衡试验
003104010070000	3104	响度不适与舒适阈检测
003104010080000	3104	调谐曲线
003104010090000	3104	言语测听
003104010100000	3104	声导抗测听
003104010100001	3104	声导抗测听(多频率加收)
003104010100100	3104	声导抗测听(鼓室图)
003104010100200	3104	声导抗测听(镫骨肌反射试验)
003104010110000	3104	镫骨活动度检测(盖来试验)
003104010120000	3104	镫骨肌反射衰减试验
003104010130000	3104	咽鼓管压力测定
003104010140000	3104	耳蜗电图
003104010150000	3104	耳声发射检查
003104010150100	3104	耳声发射检查(自发性)
003104010150200	3104	耳声发射检查(诱发性)
003104010150300	3104	耳声发射检查(畸变产物耳声发射)
003104010160000	3104	稳态听觉诱发反应
003104010170000	3104	中潜伏期诱发电位
003104010180000	3104	皮层慢反应
003104010190000	3104	迟期成分检查
003104010200000	3104	鼓岬电刺激反应
003104010210000	3104	眼震电图
003104010210100	3104	眼震电图(温度试验)
003104010210200	3104	眼震电图(自发眼震)
003104010220000	3104	平衡试验
003104010220100	3104	平衡试验(平板试验)
003104010220200	3104	平衡试验(视动试验)
003104010220300	3104	平衡试验(旋转试验)
003104010220400	3104	平衡试验(甘油试验)

续表

项目代码	二级/三级代码	项目名称
003104010230000	3104	中耳共振频率测定
003104010240000	3104	听探子检查
003104010250000	3104	听力筛选试验
003104010260000	3104	耳鸣检查
003104010260100	3104	耳鸣检查(他觉耳鸣检查)
003104010270000	3104	定向条件反射测定
003104010310000	3104	鼓膜贴补试验
003104010320000	3104	味觉试验
003104010320100	3104	味觉试验(电刺激法)
003104010320200	3104	味觉试验(直接法)
003104010330000	3104	溢泪试验
003104010340000	3104	耳纤维内镜检查
003104010340100	3104	耳纤维内镜检查(完壁式乳突术后)
003104010340200	3104	耳纤维内镜检查(视频耳内镜检查)
003104010350000	3104	硬性耳内镜检查
003104010360000	3104	电耳镜检查
003104010370000	3104	耳显微镜检查
003104010380000	3104	西格氏耳镜检查
003104010380100	3104	西格氏耳镜检查(瘘管试验)
003104010380200	3104	西格氏耳镜检查(鼓膜按摩)
003104020010000	3104	鼻内镜检查
003104020010001	3104	鼻内镜检查(视频镜加收)
003104020020000	3104	前鼻镜检查
003104020030000	3104	长鼻镜检查
003104020050000	3104	鼻黏膜激发试验
003104020060000	3104	鼻分泌物细胞检测
003104020070000	3104	嗅觉功能检测
003104020080000	3104	鼻阻力测定
003104020090000	3104	声反射鼻腔测量
003104020100000	3104	糖精试验

项目代码	二级/三级代码	项目名称
003104020110000	3104	蝶窦穿刺活检术
003104020130000	3104	鼻腔取活检术
003104020160000	3104	鼻咽部活检术
003104030010000	3104	喉声图
003104030020000	3104	喉频谱仪检查
003104030030000	3104	喉电图测试
003104030040000	3104	计算机嗓音疾病评估
003104030060000	3104	纤维鼻咽镜检查
003104030070000	3104	间接鼻咽镜检查
003104030080000	3104	硬性鼻咽镜检查
003104030090000	3104	纤维喉镜检查
003104030090001	3104	纤维喉镜检查(电子镜加收)
003104030100000	3104	喉动态镜检查
003104030110000	3104	直达喉镜检查
003104030110100	3104	直达喉镜检查(前联合镜检查)
003104030120000	3104	间接喉镜检查
003104030130000	3104	支撑喉镜检查
003105010010000	3105	全口牙病系统检查与治疗设计
003105010010001	3105	全口牙病系统检查与治疗设计(牙周专业检查加收)
003105010010100	3105	全口牙病系统检查与治疗设计(各专业检查表)
003105010020000	3105	咬合检查
003105010030000	3105	𬌗力测量检查
003105010040000	3105	咀嚼功能检查
003105010050000	3105	下颌运动检查
003105010050100	3105	下颌运动检查(髁状突运动轨迹描记)
003105010060000	3105	唾液流量测定
003105010060100	3105	唾液流量测定(全唾液流量)
003105010100000	3105	常规面𬌗像检查

项目代码	二级 / 三级代码	项目名称
003105010100100	3105	常规面合像检查(正侧位面像)
003105010100200	3105	常规面合像检查(微笑像)
003105010100300	3105	常规面合像检查(正侧位合像)
003105010100400	3105	常规面合像检查(上下颌合面像)
003105010110000	3105	口腔内镜检查
003105020010000	3105	牙髓活力检查
003105020010100	3105	牙髓活力检查(冷测)
003105020010200	3105	牙髓活力检查(热测)
003105020010300	3105	牙髓活力检查(牙髓活力电测)
003105020030000	3105	口腔 X 线一次成像(RVG)
003105030010000	3105	白细胞趋化功能检查
003105030020000	3105	龈沟液量测定
003105030030000	3105	咬合动度测定
003105030040000	3105	龈上菌斑检查
003105030050000	3105	菌斑微生物检测
003105030050100	3105	菌斑微生物检测(刚果红负染法)
003105030050200	3105	菌斑微生物检测(暗视野显微镜法)
003105030050300	3105	菌斑微生物检测(Periocheck 法)
003105030060000	3105	牙周探针检查
003105030060100	3105	牙周探诊
003105030060200	3105	牙周指数检查
003105030060300	3105	牙周电子探针检查
003105040010000	3105	面神经功能主观检测
003105040020000	3105	面神经功能电脑检测
003105040030000	3105	面神经肌电图检查
003105040030100	3105	面神经肌电图检查(额)
003105040030200	3105	面神经肌电图检查(眼)
003105040030300	3105	面神经肌电图检查(上唇)
003105040030400	3105	面神经肌电图检查(下唇)
003105040040000	3105	腭咽闭合功能检查

项目代码	二级 / 三级代码	项目名称
003105040040100	3105	腭咽闭合功能检查(鼻咽纤维镜进行鼻音计检查)
003105040040200	3105	腭咽闭合功能检查(语音仪检查)
003105040040300	3105	腭咽闭合功能检查(计算机语音检查)
003105050020000	3105	云纹仪检查
003105050020100	3105	云纹仪检查(正位云纹照相及测量)
003105050020200	3105	云纹仪检查(侧位云纹照相及测量)
003105050020300	3105	云纹仪检查(斜位云纹照相及测量)
003105060010000	3105	颞颌关节系统检查设计
003105060010100	3105	颞颌关节系统检查设计(颞颌关节系统检查)
003105060020000	3105	颞颌关节镜检查
003105060030000	3105	关节腔压力测定
003105070010000	3105	错𬌗畸形初检
003105070070000	3105	错𬌗畸形正中位检查
003105080010000	3105	光仪检查
003105080010100	3105	光合仪检查(光合仪合力测量)
003105080010200	3105	光合仪检查(牙列合接触状态检查)
003105080010300	3105	光合仪检查(咬合仪检查)
003105080020000	3105	测色仪检查
003105080030000	3105	义齿压痛定位仪检查
003105080040000	3105	触痛仪检查
003105100120000	3105	口腔活检术
003105190080000	3105	取正中关系记录
003106010010000	3106	肺通气功能检查
003106010020000	3106	肺弥散功能检查
003106010020100	3106	肺弥散功能检查(一口气法)
003106010020200	3106	肺弥散功能检查(重复呼吸法)
003106010030000	3106	运动心肺功能检查
003106010040000	3106	气道阻力测定

检查费

项目代码	二级／三级代码	项目名称
003106010040100	3106	气道阻力测定（阻断法）
003106010050000	3106	残气容积测定
003106010050100	3106	残气容积测定（体描法）
003106010050200	3106	残气容积测定（氦气平衡法）
003106010050300	3106	残气容积测定（氮气稀释法）
003106010050400	3106	残气容积测定（重复呼吸法）
003106010060000	3106	强迫振荡肺功能检查
003106010070000	3106	第一秒平静吸气口腔闭合压测定
003106010080000	3106	流速容量曲线（V-V 曲线）
003106010090000	3106	二氧化碳反应曲线
003106010100000	3106	支气管激发试验
003106010110000	3106	运动激发试验
003106010120000	3106	支气管舒张试验
003106010130000	3106	一氧化氮呼气测定
003106020010000	3106	床边简易肺功能测定
003106020020000	3106	肺阻抗血流图
003106020030000	3106	呼吸肌功能测定
003106020040000	3106	动态呼吸监测（呼吸 Holter）
003106020050000	3106	持续呼吸功能检测
003106020070000	3106	肺循环血流动力学检查
003106040010000	3106	睡眠呼吸监测
003106040020000	3106	睡眠呼吸监测过筛试验
003106040080000	3106	经皮穿刺上／下腔静脉压力测定
003106050000001	3106	呼吸系统窥镜诊疗（使用电子纤维内镜酌情加收）
003106050010000	3106	硬性气管镜检查
003106050020000	3106	纤维支气管镜检查
003106050020100	3106	纤维支气管镜检查（针吸活检）
003106050020200	3106	纤维支气管镜检查（支气管刷片）

续表

项目代码	二级/三级代码	项目名称
003106050070000	3106	经纤支镜防污染采样刷检查
003106050070100	3106	经纤支镜防污染采样刷检查(经气管切开防污染采样刷检查)
003106050130000	3106	胸腔镜检查
003106050140000	3106	纵隔镜检查
003107010010000	3107	常规心电图检查
003107010010001	3107	常规心电图检查(附加导联加收)
003107010010002	3107	常规心电图检查(十二通道加收)
003107010010003	3107	常规心电图检查(床旁心电图加收)
003107010010004	3107	常规心电图检查(三通道加收)
003107010010005	3107	常规心电图检查(十八通道加收)
003107010020000	3107	食管内心电图
003107010030000	3107	动态心电图
003107010040000	3107	频谱心电图
003107010050000	3107	标测心电图
003107010060000	3107	体表窦房结心电图
003107010070000	3107	心电事件记录
003107010090000	3107	心电监测电话传输
003107010100000	3107	心电图踏车负荷试验
003107010100100	3107	心电图踏车负荷试验(二阶梯)
003107010100200	3107	心电图踏车负荷试验(平板运动试验)
003107010110000	3107	心电图药物负荷试验
003107010120000	3107	心电向量图
003107010130000	3107	心音图
003107010140000	3107	心阻抗图
003107010140001	3107	心阻抗图(心导纳图酌情加收)
003107010150000	3107	心室晚电位
003107010160000	3107	心房晚电位
003107010170000	3107	倾斜试验

检查费

项目代码	二级/三级代码	项目名称
003107010180000	3107	心率变异性分析
003107010180001	3107	心率变异性分析(24小时加收)
003107010180100	3107	心率变异性分析(短程)
003107010190000	3107	无创阻抗法心搏出量测定
003107010200000	3107	无创心功能监测
003107010200100	3107	无创心功能监测(心血流图)
003107010200200	3107	无创心功能监测(心尖搏动图)
003107010210000	3107	动态血压监测
003107010210100	3107	动态血压监测(运动血压监测)
003107010220000	3107	心电监测
003107010230000	3107	心输出量测定
003107010240000	3107	肺动脉压和右心房压力监测
003107010250000	3107	动脉内压力监测
003107010260000	3107	周围静脉压测定
003107010270000	3107	指脉氧监测
003107010280000	3107	血氧饱和度监测
003107010290000	3107	经皮肢体氧分压测定
003107010300000	3107	激光多普勒肢体血流测定
003107020030000	3107	有创性心内电生理检查
003107020100000	3107	起搏器功能分析和随访
003107020110000	3107	起搏器程控功能检查
003107020120000	3107	起搏器胸壁刺激法检查
003107020200000	3107	右心导管检查术
003107020200001	3107	右心导管检查术(血氧测定加收)
003107020210000	3107	左心导管检查术
003107020210100	3107	左心导管检查术(左室造影术)
003107020230000	3107	心腔三维标测术
003107020240000	3107	颈动脉探查术
003107020250000	3107	反射波增强指数
003107020260000	3107	肢体动脉节段性测压

项目代码	二级 / 三级代码	项目名称
003108000170000	3108	血细胞分化簇抗原(CD)34 阳性造血干细胞分选
003108000250000	3108	淋巴造影术
003108000260000	3108	骨髓细胞彩色图像分析
003109010010000	3109	食管测压
003109010010001	3109	食管测压(部分测压)
003109010020000	3109	食管拉网术
003109010030000	3109	硬性食管镜检查
003109010040000	3109	纤维食管镜检查
003109010040001	3109	纤维食管镜检查(电子镜加收)
003109020010000	3109	胃肠电图
003109020010001	3109	胃肠电图(动态胃电图加收)
003109020010002	3109	胃肠电图(导纳式胃动力检测加收)
003109020020000	3109	24 小时动态胃酸监测
003109020030000	3109	胃幽门十二指肠压力测定
003109020040000	3109	24 小时胃肠压力测定
003109020050000	3109	纤维胃十二指肠镜检查
003109020050001	3109	纤维胃十二指肠镜检查(电子镜加收)
003109020090000	3109	超声胃镜检查术
003109030020000	3109	奥迪氏括约肌压力测定
003109030040000	3109	小肠镜检查
003109030040001	3109	小肠镜检查(使用电子镜检查)
003109030040002	3109	小肠镜检查(使用双气囊小肠镜)
003109030050000	3109	纤维结肠镜检查
003109030050001	3109	纤维结肠镜检查(电子镜加收)
003109030060000	3109	乙状结肠镜检查
003109030060001	3109	乙状结肠镜检查(电子镜加收)
003109030130000	3109	肠套叠充气造影及整复
003109030140000	3109	胶囊内镜检查
003109040010000	3109	直肠镜检查
003109040010100	3109	直肠镜检查(直肠取活检术)

检查费

项目代码	二级/三级代码	项目名称
003109040010200	3109	直肠镜检查（取异物）
003109040020000	3109	肛门直肠测压
003109040030000	3109	肛门镜检查
003109040040000	3109	肛门指检
003109040050000	3109	肛直肠肌电测量
003109050060000	3109	胆道镜检查
003109050060001	3109	胆道镜检查（超选择造影加收）
003109050070000	3109	腹腔镜检查
003109050240000	3109	经内镜胆管内超声检查术
003109050240001	3109	经内镜胆管内超声检查术（治疗酌情加收）
003109050240100	3109	经内镜胰管腔内超声检查
003109050260000	3109	内镜色素检查
003109050270000	3109	消化道内镜活检术
003109050280000	3109	经电子内镜胆管细胞采集
003109050290000	3109	经电子内镜胰管细胞采集
003109050300000	3109	经口电子胰管镜检查
003110000050000	3110	腹膜平衡试验
003110000120000	3110	血透监测
003110000120100	3110	血透监测（血温）
003110000120200	3110	血透监测（血压）
003110000120300	3110	血透监测（血容量）
003110000120400	3110	血透监测（在线尿素监测）
003110000140000	3110	肾盂测压
003110000180000	3110	经皮肾盂镜检查
003110000200000	3110	经尿道输尿管镜检查
003110000200100	3110	经尿道输尿管镜检查（取异物）
003110000340000	3110	膀胱镜尿道镜检查
003110000340100	3110	膀胱镜尿道镜检查（取异物）
003110000380000	3110	尿流率检测
003110000390000	3110	尿流动力学检测

续表

项目代码	二级/三级代码	项目名称
003111000030000	3111	夜间阴茎胀大试验
003111000040000	3111	阴茎超声血流图检查
003111000050000	3111	阴茎勃起神经检查
003111000060000	3111	睾丸阴茎海绵体活检术
003111000060100	3111	睾丸阴茎海绵体活检术(穿刺)
003111000060300	3111	睾丸阴茎海绵体活检术(取精)
003111000110000	3111	阴茎动脉测压术
003111000130000	3111	B超引导下前列腺活检术
003111000140000	3111	前列腺针吸细胞学活检术
003111000200000	3111	睾丸体积测量
003111000210000	3111	阴茎长度测量
003111000220000	3111	球海绵体反射测定
003112010010000	3112	荧光检查
003112010010100	3112	荧光检查(会阴)
003112010010200	3112	荧光检查(阴道)
003112010010300	3112	荧光检查(宫颈)
003112010020000	3112	外阴活检术
003112010040000	3112	阴道镜检查
003112010040001	3112	阴道镜检查(电子镜加收)
003112010080000	3112	宫颈活检术
003112010080100	3112	宫颈活检术(阴道壁活检)
003112010080200	3112	宫颈活检术(阴道囊肿穿刺术)
003112010130000	3112	子宫内膜活检术
003112010170000	3112	宫腔吸片
003112010230000	3112	产前检查
003112010240000	3112	电子骨盆内测量
003112010250000	3112	胎儿心电图
003112010260000	3112	胎心监测
003112010270000	3112	胎儿镜检查
003112010280000	3112	胎儿脐血流监测

检查费

项目代码	二级/三级代码	项目名称
003112010290000	3112	羊膜镜检查
003112010320000	3112	羊水泡沫振荡试验
003112010330000	3112	羊水中胎肺成熟度 LB 记数检测
003112010350000	3112	性交试验
003112010360000	3112	脉冲自动注射促排卵检查
003112010390000	3112	胎盘成熟度检测
003112010640000	3112	乳管镜检查
003112010640100	3112	乳管镜检查(疏通)
003112010640200	3112	乳管镜检查(扩张)
003112010640300	3112	乳管镜检查(冲洗)
003112010650000	3112	早孕期经腹绒毛取材术
003112010660000	3112	促排卵治疗综合评估
003112010670000	3112	经宫腔输卵管镜检查
003112010680000	3112	宫颈粘液评分
003112010690000	3112	胚胎单基因病诊断
003112010700000	3112	胚胎评分
003112010710000	3112	胚胎染色体病诊断
003112010720000	3112	卵裂球/极体活检术
003112010730000	3112	胎儿细胞制片
003112010740000	3112	孕早期绒毛细胞培养
003112020020000	3112	新生儿测颅压
003112020110000	3112	新生儿经皮胆红素测定
003112020140000	3112	新生儿量表检查
003112020150000	3112	新生儿行为测定
003112020150100	3112	新生儿行为测定(神经反应测评)
003113000010000	3113	关节镜检查
003113000130000	3113	颈椎病灶穿刺活检术
003114000010000	3114	变应原皮内试验
003114000010100	3114	变应原皮内试验(吸入组)
003114000010200	3114	变应原皮内试验(食物组)

续表

项目代码	二级/三级代码	项目名称
003114000010300	3114	变应原皮内试验(水果组)
003114000010400	3114	变应原皮内试验(细菌组)
003114000020000	3114	性病检查
003114000030000	3114	皮肤活检术
003114000040000	3114	皮肤直接免疫荧光检查
003114000050000	3114	皮肤生理指标系统分析
003114000060000	3114	皮损取材检查
003114000060100	3114	皮损取材检查(阴虱)
003114000060200	3114	皮损取材检查(疥虫)
003114000060300	3114	皮损取材检查(利杜体)
003114000070000	3114	毛壅症检查
003114000080000	3114	天疱疮细胞检查
003114000090000	3114	伍德氏灯检查
003114000100000	3114	斑贴试验
003114000110000	3114	光敏试验
003114000120000	3114	醋酸白试验
003114000610000	3114	皮肤镜检测诊断
003114000620000	3114	毛发检查
003115010010000	3115	精神科 A 类量表测查
003115010010001	3115	精神科 A 类量表测查(使用电脑自测的量表酌情加收)
003115010010100	3115	精神科 A 类量表测查[宗(Zung)氏焦虑自评量表]
003115010010200	3115	精神科 A 类量表测查[宗(Zung)氏抑郁自评量表]
003115010010300	3115	精神科 A 类量表测查(汉密尔顿焦虑量表)
003115010010400	3115	精神科 A 类量表测查(汉密尔顿抑郁量表)
003115010010500	3115	精神科 A 类量表测查[艾森贝格(Asberg)抗抑郁剂副反应量表]
003115010010600	3115	精神科 A 类量表测查(躁狂状态评定量表)

项目代码	二级/三级代码	项目名称
003115010010700	3115	精神科A类量表测查[简明精神病评定量表（BPRS）]
003115010010800	3115	精神科A类量表测查（五分量表）
003115010010900	3115	精神科A类量表测查[临床总体印象量表（CGI）]
003115010011000	3115	精神科A类量表测查（药物副作用量表）
003115010011100	3115	精神科A类量表测查（不自主运动评定量表）
003115010011200	3115	精神科A类量表测查（迟发运动障碍评定量表）
003115010011300	3115	精神科A类量表测查（锥体外系副作用量表）
003115010011400	3115	精神科A类量表测查（气质量表）
003115010011500	3115	精神科A类量表测查（艾森贝格行为量表）
003115010011600	3115	精神科A类量表测查（常识注意测验）
003115010011700	3115	精神科A类量表测查[简明心理状况测验（MMSE）]
003115010011800	3115	精神科A类量表测查（瞬时记忆测验）
003115010011900	3115	精神科A类量表测查（长谷川痴呆测验）
003115010012000	3115	精神科A类量表测查（认知方式测定）
003115010012100	3115	精神科A类量表测查（小学生推理能力测定）
003115010012200	3115	精神科A类量表测查（儿童内外控量表）
003115010012300	3115	精神科A类量表测查（儿童孤独行为检查量表）
003115010012400	3115	精神科A类量表测查[康奈氏（Conners）儿童行为量表]
003115010012500	3115	精神科A类量表测查[阿成贝切（Achenbach）儿童行为量表]
003115010012600	3115	精神科A类量表测查（注意广度测定表）
003115010012700	3115	精神科A类量表测查（注意分配测定）
003115010012800	3115	精神科A类量表测查（短时记忆广度测定）
003115010012900	3115	精神科A类量表测查（瞬时记忆广度测定）
003115010013000	3115	精神科A类量表测查（检查空间位置记忆广度测定）
003115010013100	3115	精神科A类量表测查（再认能力测定感统量表）
003115010013200	3115	精神科A类量表测查（日常生活能力评定量表）

项目代码	二级/三级代码	项目名称
003115010013300	3115	精神科 A 类量表测查(智力成就责任问卷)
003115010013400	3115	精神科 A 类量表测查(丹佛小儿智能发育筛查表)
003115010013500	3115	精神科 A 类量表测查[比奈智力测定(10 岁以下)]
003115010013600	3115	精神科 A 类量表测查(绘人智力测定)
003115010013700	3115	精神科 A 类量表测查(催眠感受性测定)
003115010020000	3115	精神科 B 类量表测查
003115010020001	3115	精神科 B 类量表测查(使用电脑自测的量表酌情加收)
003115010020100	3115	精神科 B 类量表测查[阳性和阴性精神症状评定(PANSS)量表]
003115010020200	3115	精神科 B 类量表测查(慢性精神病标准化评定量表)
003115010020300	3115	精神科 B 类量表测查(紧张性生活事件评定量表)
003115010020400	3115	精神科 B 类量表测查[老年认知功能量表(SECC)]
003115010020500	3115	精神科 B 类量表测查(强迫症状问卷)
003115010020600	3115	精神科 B 类量表测查(精神护理观察量表)
003115010020700	3115	精神科 B 类量表测查(社会功能缺陷筛选量表)
003115010020800	3115	精神科 B 类量表测查(标准化现状检查)
003115010020900	3115	精神科 B 类量表测查[布雷德(Bleied)痴呆评定量表]
003115010021000	3115	精神科 B 类量表测查[艾森克人格测定(少年版)]
003115010021100	3115	精神科 B 类量表测查[简明智能测查(SM 能力测查)]
003115010021200	3115	精神科 B 类量表测查(图片词汇测验)
003115010021300	3115	精神科 B 类量表测查(瑞文智力测定)
003115010021400	3115	精神科 B 类量表测查(格式塔测验)
003115010021500	3115	精神科 B 类量表测查(本顿视觉保持测定)
003115010021600	3115	精神科 B 类量表测查(各种个别能力测验)
003115010030000	3115	精神科 C 类量表测查

检查费

续表

项目代码	二级/三级代码	项目名称
003115010030001	3115	精神科C类量表测查(使用电脑自测的量表酌情加收)
003115010030100	3115	精神科C类量表测查[阳性症状评定量表(SAPS)]
003115010030200	3115	精神科C类量表测查[阴性症状评定量表(SANS)]
003115010030300	3115	精神科C类量表测查[复合性国际诊断问卷(CIDI)]
003115010030400	3115	精神科C类量表测查[现状精神病症状检查(PSE)]
003115010030500	3115	精神科C类量表测查(症状自评量表)
003115010030600	3115	精神科C类量表测查[成人孤独症诊断量表(ADI)]
003115010030700	3115	精神科C类量表测查(成人韦氏记忆测验)
003115010030800	3115	精神科C类量表测查(临床记忆测验)
003115010030900	3115	精神科C类量表测查(韦氏智力测验)
003115010031000	3115	精神科C类量表测查(神经心理测验)
003115010031100	3115	精神科C类量表测查[科赫(Kohs)立方体组合测验]
003115010031200	3115	精神科C类量表测查(明尼苏达多相个性测验)
003115010031300	3115	精神科C类量表测查(艾森克个性测验)
003115010031400	3115	精神科C类量表测查(卡特尔16项人格测验)
003115010031500	3115	精神科C类量表测查(十六种人格问卷)
003115010031600	3115	精神科C类量表测查(专家系统行为观察诊断量表)
003115010031700	3115	精神科C类量表测查(808神经类型测验)
003115010031800	3115	精神科C类量表测查[比奈智力测定(10岁以上)]
003115010031900	3115	精神科C类量表测查[韦氏智力测定(学前、学龄)]
003115010032000	3115	精神科C类量表测查[儿童发育量表(PEP)]
003115020010000	3115	套瓦(TOVA)注意力竞量测试
003115020020000	3115	眼动检查
003115020030000	3115	尿MHPG测定
003115020040000	3115	首诊精神病检查
003115020050000	3115	临床鉴定

续表

项目代码	二级/三级代码	项目名称
003115020060000	3115	精神病司法鉴定
003115020070000	3115	脑功能检查
003115030010000	3115	抗精神病药物治疗监测
003115030020000	3115	常温冬眠治疗监测
003201000010000	3201	经皮选择性静脉造影术
003201000010100	3201	经皮选择性静脉造影术(腔静脉)
003201000010200	3201	经皮选择性静脉造影术(肢体静脉)
003202000020000	3202	经皮选择性动脉造影术
003202000030000	3202	经皮超选择性动脉造影术
003204000020000	3204	经皮心内膜心肌活检术
003205000010000	3205	冠状动脉造影术
003205000010001	3205	冠状动脉造影术(同时做左心室造影加收)
003205000070000	3205	冠脉血管内超声检查术(IVUS)
003205000080000	3205	冠状血管内多普勒血流测量术
003205000100000	3205	冠脉血管内窥镜检查术
003206000010000	3206	经股动脉插管全脑动脉造影术
003206000010100	3206	经股动脉插管全脑动脉造影术(经颈动脉插管)
003206000100000	3206	脊髓动脉造影术
003303000070000	3303	甲状腺穿刺活检术
003303000070100	3303	甲状腺穿刺活检术(注射)
003303000070200	3303	甲状腺穿刺活检术(抽液)
003305010110000	3305	外耳道肿物活检术
003305020110000	3305	经耳内镜鼓室探查术
003309000010000	3309	淋巴结穿刺术
003313060030000	3313	宫腔镜检查
003313060030100	3313	宫腔镜检查(幼女阴道异物诊治)
003402000010000	3402	徒手平衡功能检查
003402000020000	3402	仪器平衡功能评定
003402000030000	3402	日常生活能力评定
003402000040000	3402	等速肌力测定
003402000050000	3402	手功能评定

检查费

项目代码	二级/三级代码	项目名称
003402000050100	3402	手功能评定(徒手)
003402000050200	3402	手功能评定(仪器)
003402000060000	3402	疲劳度测定
003402000070000	3402	步态分析检查
003402000070100	3402	步态分析检查(足底压力分析检查)
003402000080000	3402	言语能力评定
003402000080100	3402	言语能力评定(一般失语症检查)
003402000080200	3402	言语能力评定(构音障碍检查)
003402000080300	3402	言语能力评定(言语失用检查)
003402000090000	3402	失语症检查
003402000100000	3402	口吃检查
003402000110000	3402	吞咽功能障碍评定
003402000120000	3402	认知知觉功能检查
003402000120100	3402	认知知觉功能检查(计算定向思维推理检查)
003402000130000	3402	记忆力评定
003402000130100	3402	记忆力评定(成人记忆成套测试)
003402000140000	3402	失认失用评定
003402000150000	3402	职业能力评定
003402000160000	3402	记忆广度检查
003402000170000	3402	心功能康复评定
003402000180000	3402	肺功能康复评定
003402000190000	3402	人体残伤测定
003402000430000	3402	疼痛综合评定
003402000440000	3402	单丝皮肤感觉检查
003402000450000	3402	鼻流量检查
003402000460000	3402	喉发声检查
003402000470000	3402	多发性硬化功能残缺评分检查(EDSS)
003402000480000	3402	卒中功能评分(NIHSS)
003402000490000	3402	膀胱容量测定
003402000500000	3402	仪器法膀胱容量测定
003402000510000	3402	肢体形态学测量

4. 化验费

化验费与 1 538 项医疗服务项目映射。

项目代码	二级/三级代码	项目名称
002501010010000	2501	血红蛋白测定（Hb）
002501010020000	2501	红细胞计数（RBC）
002501010030000	2501	红细胞比积测定（HCT）
002501010040000	2501	红细胞参数平均值测定
002501010050000	2501	网织红细胞计数（Ret）
002501010050100	2501	网织红细胞计数（Ret）（镜检法）
002501010050200	2501	网织红细胞计数（Ret）（仪器法）
002501010050300	2501	网织红细胞计数（Ret）（流式细胞仪法）
002501010060000	2501	嗜碱性点彩红细胞计数
002501010070000	2501	异常红细胞形态检查
002501010080000	2501	红细胞沉降率测定（ESR）
002501010080100	2501	红细胞沉降率测定（ESR）（手工法）
002501010080200	2501	红细胞沉降率测定（ESR）（仪器法）
002501010090000	2501	白细胞计数（WBC）
002501010100000	2501	白细胞分类计数（DC）
002501010110000	2501	嗜酸性粒细胞直接计数
002501010110100	2501	嗜酸性粒细胞直接计数（嗜碱性粒细胞直接计数）
002501010110200	2501	嗜酸性粒细胞直接计数（淋巴细胞直接计数）
002501010110300	2501	嗜酸性粒细胞直接计数（单核细胞直接计数）
002501010120000	2501	异常白细胞形态检查
002501010130000	2501	浓缩血恶性组织细胞检查
002501010140000	2501	血小板计数
002501010150000	2501	血细胞分析
002501010150100	2501	血细胞分析（全血细胞计数＋三分类）
002501010150200	2501	血细胞分析（全血细胞计数＋五分类）
002501010150300	2501	全血细胞计数

项目代码	二级/三级代码	项目名称
002501010160000	2501	出血时间测定（BT）
002501010170000	2501	出血时间测定
002501010180000	2501	凝血时间测定（CT）
002501010190000	2501	红斑狼疮细胞检查（LEC）
002501010200000	2501	血浆渗量试验
002501010210000	2501	有核红细胞计数
002501010220000	2501	异常血小板形态检查
002501010230000	2501	造血干细胞移植后植活状态分析
002501010240000	2501	细胞周期分析
002501020010000	2501	尿常规检查
002501020020000	2501	尿酸碱度测定
002501020030000	2501	尿比重测定
002501020040000	2501	渗透压检查
002501020040100	2501	渗透压检查（尿）
002501020040200	2501	渗透压检查（血清）
002501020050000	2501	尿蛋白定性
002501020060000	2501	尿蛋白定量
002501020060100	2501	尿蛋白定量（手工比色法）
002501020060200	2501	尿蛋白定量（各种化学方法）
002501020060300	2501	尿蛋白定量（免疫比浊法）
002501020070000	2501	尿本 - 周氏蛋白定性检查
002501020070100	2501	尿本 - 周氏蛋白定性检查（热沉淀法）
002501020070200	2501	尿本 - 周氏蛋白定性检查（免疫电泳法）
002501020080000	2501	尿肌红蛋白定性检查
002501020090000	2501	尿血红蛋白定性检查
002501020100000	2501	尿糖定性试验
002501020110000	2501	尿糖定量测定
002501020120000	2501	尿酮体定性试验
002501020130000	2501	尿三胆检查
002501020130100	2501	尿二胆检查

续表

项目代码	二级/三级代码	项目名称
002501020140000	2501	尿含铁血黄素定性试验
002501020150000	2501	尿三氯化铁试验
002501020160000	2501	尿乳糜定性检查
002501020170000	2501	尿卟啉定性试验
002501020180000	2501	尿黑色素测定
002501020190000	2501	尿浓缩稀释试验
002501020200000	2501	尿酚红排泄试验(PSP)
002501020210000	2501	尿妊娠试验
002501020210100	2501	尿妊娠试验(乳胶凝集法)
002501020210200	2501	尿妊娠试验(酶免法或金标法)
002501020220000	2501	卵泡刺激素(FSH)排卵预测
002501020230000	2501	尿沉渣镜检
002501020240000	2501	尿沉渣定量
002501020250000	2501	尿液爱迪氏计数(Addis)
002501020260000	2501	尿三杯试验
002501020270000	2501	一小时尿沉渣计数
002501020280000	2501	一小时尿细胞排泄率
002501020290000	2501	尿沉渣白细胞分类
002501020300000	2501	尿十二小时 E/C 值测定
002501020310000	2501	尿中病毒感染细胞检查
002501020320000	2501	尿中包涵体检查
002501020330000	2501	尿酸化功能测定
002501020340000	2501	尿红细胞位相
002501020340100	2501	尿红细胞位相(人工法)
002501020340200	2501	尿红细胞位相(图像分析仪法)
002501020350000	2501	尿液分析
002501020360000	2501	24 小时尿胱氨酸测定
002501020370000	2501	尿卟啉定量测定
002501030010000	2501	粪便常规
002501030020000	2501	隐血试验

化验费

项目代码	二级/三级代码	项目名称
002501030020100	2501	隐血试验（化学法）
002501030020200	2501	隐血试验（免疫法）
002501030030000	2501	粪胆素检查
002501030040000	2501	粪便乳糖不耐受测定
002501030050000	2501	粪苏丹Ⅲ染色检查
002501030060000	2501	粪便脂肪定量
002501040010000	2501	胸腹水常规检查
002501040020000	2501	胸腹水特殊检查
002501040020100	2501	胸腹水特殊检查（细胞学）
002501040020200	2501	胸腹水特殊检查（AgNOR）
002501040020300	2501	胸腹水特殊检查（染色体）
002501040030000	2501	脑脊液常规检查（CSF）
002501040040000	2501	精液常规检查
002501040050000	2501	精液酸性磷酸酶测定
002501040060000	2501	精液果糖测定
002501040070000	2501	精液 α- 葡萄糖苷酶测定
002501040080000	2501	精子运动轨迹分析
002501040090000	2501	精子顶体完整率检查
002501040100000	2501	精子受精能力测定
002501040110000	2501	精子结合抗体测定
002501040120000	2501	精子畸形率测定
002501040120001	2501	精子畸形率测定（染色形态分析加收）
002501040130000	2501	前列腺液常规检查
002501040140000	2501	阴道分泌物检查
002501040150000	2501	羊水结晶检查
002501040160000	2501	胃液常规检查
002501040170000	2501	十二指肠引流液及胆汁检查
002501040180000	2501	痰液常规检查
002501040190000	2501	各种穿刺液常规检查
002501040200000	2501	精子低渗肿胀试验

项目代码	二级 / 三级代码	项目名称
002501040210000	2501	精子凝集试验
002501040220000	2501	精液卵磷脂测定
002501040230000	2501	精液渗透压测定
002501040240000	2501	精子速度激光测定
002501040250000	2501	精子爬高试验
002501040260000	2501	精子顶体酶活性定量测定
002501040270000	2501	精浆弹性硬蛋白酶定量测定
002501040280000	2501	精浆(全精)乳酸脱氢酶 X 同工酶定量检测
002501040290000	2501	精浆中性 a- 葡萄糖苷酶活性测定
002501040300000	2501	精液白细胞过氧化物酶染色检查
002501040310000	2501	精浆锌测定
002501040320000	2501	精浆柠檬酸测定
002501040330000	2501	精子膜表面抗体免疫珠试验
002501040330100	2501	精子膜表面抗体免疫珠试验(IgG)
002501040330200	2501	精子膜表面抗体免疫珠试验(IgA)
002501040330300	2501	精子膜表面抗体免疫珠试验(IgM)
002501040340000	2501	精子膜凝集素受体定量检测
002501040350000	2501	抗精子抗体混合凝集试验
002502010010000	2502	骨髓涂片细胞学检验
002502010020000	2502	骨髓有核细胞计数
002502010030000	2502	骨髓巨核细胞计数
002502010040000	2502	造血干细胞计数
002502010040100	2502	造血干细胞计数(荧光显微镜法)
002502010040200	2502	造血干细胞计数(流式细胞仪法)
002502010050000	2502	骨髓造血祖细胞培养
002502010050100	2502	骨髓造血祖细胞培养(粒 - 单系)
002502010050200	2502	骨髓造血祖细胞培养(红细胞系)
002502010060000	2502	白血病免疫分型
002502010060100	2502	白血病免疫分型(荧光显微镜法)
002502010060200	2502	白血病免疫分型(酶免法)

续表

项目代码	二级／三级代码	项目名称
002502010060300	2502	白血病免疫分型（流式细胞仪法）
002502010070000	2502	骨髓特殊染色及酶组织化学染色检查
002502010080000	2502	白血病抗原检测
002502010090000	2502	白血病残留病灶检测
002502010100000	2502	粒细胞集落刺激因子测定
002502010110000	2502	血液病相关基因检测
002502020010000	2502	红细胞包涵体检查
002502020020000	2502	血浆游离血红蛋白测定
002502020030000	2502	血清结合珠蛋白测定（HP）
002502020030100	2502	血清结合珠蛋白测定（HP）（手工法）
002502020030200	2502	血清结合珠蛋白测定（HP）（光度法或免疫法）
002502020040000	2502	高铁血红素白蛋白过筛试验
002502020050000	2502	红细胞自身溶血过筛试验
002502020060000	2502	红细胞自身溶血及纠正试验
002502020070000	2502	红细胞渗透脆性试验
002502020080000	2502	红细胞孵育渗透脆性试验
002502020090000	2502	热溶血试验
002502020100000	2502	冷溶血试验
002502020110000	2502	蔗糖溶血试验
002502020120000	2502	血清酸化溶血试验（Ham）
002502020130000	2502	酸化甘油溶血试验
002502020140000	2502	微量补体溶血敏感试验
002502020150000	2502	蛇毒因子溶血试验
002502020160000	2502	高铁血红蛋白还原试验（MHB-RT）
002502020170000	2502	葡萄糖 6- 磷酸脱氢酶荧光斑点试验
002502020180000	2502	葡萄糖 6- 磷酸脱氢酶活性检测
002502020190000	2502	变性珠蛋白小体检测（Heinz 小体）
002502020200000	2502	红细胞谷胱甘肽（GSH）含量及其稳定性检测
002502020210000	2502	红细胞丙酮酸激酶测定（PK）
002502020220000	2502	还原型血红蛋白溶解度测定

续表

项目代码	二级/三级代码	项目名称
002502020230000	2502	热盐水试验
002502020240000	2502	红细胞滚动试验
002502020250000	2502	红细胞镰变试验
002502020260000	2502	血红蛋白电泳
002502020270000	2502	血红蛋白 A2 测定（HbA2）
002502020280000	2502	抗碱血红蛋白测定（HbF）
002502020290000	2502	胎儿血红蛋白（HbF）酸洗脱试验
002502020300000	2502	血红蛋白 H 包涵体检测
002502020310000	2502	不稳定血红蛋白测定
002502020310100	2502	不稳定血红蛋白测定（热不稳定试验）
002502020310200	2502	不稳定血红蛋白测定（异丙醇试验）
002502020310300	2502	不稳定血红蛋白测定（变性珠蛋白小体检测）
002502020320000	2502	血红蛋白 C 试验
002502020330000	2502	血红蛋白 S 溶解度试验
002502020340000	2502	直接抗人球蛋白试验（Coombs'）
002502020340100	2502	直接抗人球蛋白试验（Coombs'）（IgG）
002502020340200	2502	直接抗人球蛋白试验（Coombs'）（IgA）
002502020340300	2502	直接抗人球蛋白试验（Coombs'）（IgM）
002502020340400	2502	直接抗人球蛋白试验（Coombs'）（C3）
002502020350000	2502	间接抗人球蛋白试验
002502020360000	2502	红细胞电泳测定
002502020370000	2502	红细胞膜蛋白电泳测定
002502020380000	2502	肽链裂解试验
002502020390000	2502	新生儿溶血症筛查
002502020400000	2502	红细胞九分图分析
002502020410000	2502	红细胞游离原卟啉测定
002502020420000	2502	磷酸葡萄糖异构酶（GPI）测定
002502020430000	2502	磷酸葡萄糖变位酶（PGM）测定
002502030010000	2502	血小板相关免疫球蛋白（PAIg）测定
002502030010100	2502	血小板相关免疫球蛋白（PAIg）测定（酶免法）

续表

项目代码	二级 / 三级代码	项目名称
002502030010200	2502	血小板相关免疫球蛋白(PAIg)测定(流式细胞仪法)
002502030020000	2502	血小板相关补体 C3 测定(PAC3)
002502030020100	2502	血小板相关补体 C3 测定(PAC3)(酶免法)
002502030020200	2502	血小板相关补体 C3 测定(PAC3)(流式细胞仪法)
002502030030000	2502	抗血小板膜糖蛋白自身抗体测定
002502030030100	2502	抗血小板膜糖蛋白自身抗体测定(酶免法)
002502030030200	2502	抗血小板膜糖蛋白自身抗体测定(流式细胞仪法)
002502030040000	2502	血小板纤维蛋白原受体检测(FIBR)
002502030050000	2502	血小板膜 α 颗粒膜蛋白 140 测定(GMP-140)
002502030050100	2502	血小板膜 α 颗粒膜蛋白 140 测定(GMP-140)(放免法或酶免法)
002502030050200	2502	血小板膜 α 颗粒膜蛋白 140 测定(GMP-140)(流式细胞仪法)
002502030060000	2502	毛细血管脆性试验
002502030070000	2502	阿斯匹林耐量试验(ATT)
002502030080000	2502	血管性假性血友病因子(VWF)抗原测定
002502030090000	2502	血浆内皮素测定(ET)
002502030090100	2502	血浆内皮素测定(ET)(酶免法)
002502030090200	2502	血浆内皮素测定(ET)(流式细胞仪法)
002502030100000	2502	血小板黏附功能测定(PAdT)
002502030100100	2502	血小板黏附功能测定(PAdT)(酶免法)
002502030100200	2502	血小板黏附功能测定(PAdT)(流式细胞仪法)
002502030110000	2502	血小板聚集功能测定(PAgT)
002502030110100	2502	血小板聚集功能测定(PAgT)(酶免法)
002502030110200	2502	血小板聚集功能测定(PAgT)(流式细胞仪法)
002502030120000	2502	瑞斯托霉素诱导血小板聚集测定
002502030130000	2502	血小板第 3 因子有效性测定(PF3)
002502030130100	2502	血小板第 3 因子有效性测定(PF3)(放免法或酶免法)

续表

项目代码	二级/三级代码	项目名称
002502030130200	2502	血小板第3因子有效性测定(PF3)(流式细胞仪法)
002502030140000	2502	血小板第4因子测定(PF4)
002502030150000	2502	血小板寿命测定
002502030160000	2502	血小板钙流测定
002502030170000	2502	血浆β-血小板球蛋白测定
002502030180000	2502	血块收缩试验
002502030190000	2502	血浆血栓烷B2测定(TXB2)
002502030190100	2502	血浆血栓烷B2测定(TXB2)(流式细胞仪)
002502030190200	2502	血浆血栓烷B2测定(TXB2)(放免法或酶免法)
002502030200000	2502	血浆凝血酶原时间测定(PT)
002502030200100	2502	血浆凝血酶原时间测定(PT)(仪器法)
002502030200200	2502	血浆凝血酶原时间测定(PT)(手工法)
002502030210000	2502	复钙时间测定及其纠正试验
002502030210100	2502	复钙时间测定及其纠正试验(仪器法)
002502030210200	2502	复钙时间测定及其纠正试验(手工法)
002502030220000	2502	凝血酶原时间纠正试验
002502030220100	2502	凝血酶原时间纠正试验(仪器法)
002502030220200	2502	凝血酶原时间纠正试验(手工法)
002502030230000	2502	凝血酶原消耗及纠正试验
002502030230100	2502	凝血酶原消耗及纠正试验(仪器法)
002502030230200	2502	凝血酶原消耗及纠正试验(手工法)
002502030240000	2502	白陶土部分凝血活酶时间测定(KPTT)
002502030240100	2502	白陶土部分凝血活酶时间测定(KPTT)(仪器法)
002502030240200	2502	白陶土部分凝血活酶时间测定(KPTT)(手工法)
002502030250000	2502	活化部分凝血活酶时间测定(APTT)
002502030250100	2502	活化部分凝血活酶时间测定(APTT)(仪器法)
002502030250200	2502	活化部分凝血活酶时间测定(APTT)(手工法)
002502030260000	2502	活化凝血时间测定(ACT)
002502030270000	2502	简易凝血活酶生成试验
002502030270100	2502	简易凝血活酶生成试验(仪器法)

化验费

项目代码	二级/三级代码	项目名称
002502030270200	2502	简易凝血活酶生成试验（手工法）
002502030280000	2502	血浆蝰蛇毒时间测定
002502030290000	2502	血浆蝰蛇毒磷脂时间测定
002502030300000	2502	血浆纤维蛋白原测定
002502030300100	2502	血浆纤维蛋白原测定（仪器法）
002502030300200	2502	血浆纤维蛋白原测定（手工法）
002502030310000	2502	血浆凝血因子活性测定
002502030310100	2502	血浆凝血因子活性测定（仪器法）
002502030310200	2502	血浆凝血因子活性测定（手工法）
002502030320000	2502	血浆因子Ⅷ抑制物定性测定
002502030320100	2502	血浆因子Ⅷ抑制物定性测定（仪器法）
002502030320200	2502	血浆因子Ⅷ抑制物定性测定（手工法）
002502030330000	2502	血浆因子Ⅷ抑制物定量测定
002502030330100	2502	血浆因子Ⅷ抑制物定量测定（仪器法）
002502030330200	2502	血浆因子Ⅷ抑制物定量测定（手工法）
002502030340000	2502	血浆因子ⅩⅢ缺乏筛选试验
002502030350000	2502	凝血酶时间测定（TT）
002502030350100	2502	凝血酶时间测定（TT）（仪器法）
002502030350200	2502	凝血酶时间测定（TT）（手工法）
002502030360000	2502	甲苯胺蓝纠正试验
002502030370000	2502	复钙交叉时间测定
002502030380000	2502	瑞斯托霉素辅因子测定（VWF：ROOF）
002502030390000	2502	优球蛋白溶解时间测定（ELT）
002502030400000	2502	血浆鱼精蛋白副凝试验（3P）
002502030410000	2502	连续血浆鱼精蛋白稀释试验
002502030420000	2502	乙醇胶试验
002502030430000	2502	血浆纤溶酶原活性测定（PLGA）
002502030430100	2502	血浆纤溶酶原活性（PLGA）测定（仪器法）
002502030430200	2502	血浆纤溶酶原活性（PLGA）测定（手工法）
002502030440000	2502	血浆纤溶酶原抗原测定（PLGAg）

项目代码	二级/三级代码	项目名称
002502030440100	2502	血浆纤溶酶原抗原测定（PLGAg）（仪器法）
002502030440200	2502	血浆纤溶酶原抗原测定（PLGAg）（手工法）
002502030450000	2502	血浆 α2 纤溶酶抑制物活性测定（α2-PIA）
002502030450100	2502	血浆 α2 纤溶酶抑制物活性测定（α2-PIA）（仪器法）
002502030450200	2502	血浆 α2 纤溶酶抑制物活性测定（α2-PIA）（手工法）
002502030460000	2502	血浆 α2 纤溶酶抑制物抗原测定（α2-PIAg）
002502030460100	2502	血浆 α2 纤溶酶抑制物抗原测定（α2-PIAg）（仪器法）
002502030460200	2502	血浆 α2 纤溶酶抑制物抗原测定（α2-PIAg）（手工法）
002502030470000	2502	血浆抗凝血酶Ⅲ活性测定（AT-ⅢA）
002502030470100	2502	血浆抗凝血酶Ⅲ活性测定（AT-ⅢA）（仪器法）
002502030470200	2502	血浆抗凝血酶Ⅲ活性测定（AT-ⅢA）（手工法）
002502030480000	2502	血浆抗凝血酶Ⅲ抗原测定（AT-ⅢAg）
002502030480100	2502	血浆抗凝血酶Ⅲ抗原测定（AT-ⅢAg）（仪器法）
002502030480200	2502	血浆抗凝血酶Ⅲ抗原测定（AT-ⅢAg）（手工法）
002502030490000	2502	凝血酶抗凝血酶Ⅲ复合物测定（TAT）
002502030500000	2502	血浆肝素含量测定
002502030510000	2502	血浆蛋白 C 活性测定（PC）
002502030520000	2502	血浆蛋白 C 抗原测定（PCAg）
002502030530000	2502	活化蛋白 C 抵抗试验（APCR）
002502030540000	2502	血浆蛋白 S 测定（PS）
002502030550000	2502	狼疮抗凝物质检测
002502030560000	2502	血浆组织纤溶酶原活化物活性检测（t-PAA）
002502030570000	2502	血浆组织纤溶酶原活化物抗原检测（t-PAAg）
002502030580000	2502	血浆组织纤溶酶原活化物抑制物活性检测
002502030590000	2502	血浆组织纤溶酶原活化物抑制物抗原检测
002502030600000	2502	血浆凝血酶调节蛋白抗原检测（TMAg）

化验费

项目代码	二级 / 三级代码	项目名称
002502030610000	2502	血浆凝血酶调节蛋白活性检测（TMA）
002502030620000	2502	血浆凝血酶原片段 1+2 检测（F1+2）
002502030630000	2502	血浆纤维蛋白肽 Bβ1-42 和 BP15-42 检测（FPBβ1-42，BP15-42）
002502030640000	2502	血浆纤溶酶 - 抗纤溶酶复合物测定（PAP）
002502030650000	2502	纤维蛋白(原)降解产物测定（FDP）
002502030650100	2502	纤维蛋白(原)降解产物测定（FDP）（乳胶凝集法）
002502030650200	2502	纤维蛋白(原)降解产物测定（FDP）（酶免法）
002502030650300	2502	纤维蛋白(原)降解产物测定（FDP）（仪器法）
002502030660000	2502	血浆 D- 二聚体测定（D-Dimer）
002502030660100	2502	血浆 D- 二聚体测定（D-Dimer）（乳胶凝集法）
002502030660200	2502	血浆 D- 二聚体测定（D-Dimer）（各种免疫学方法）
002502030670000	2502	α2- 巨球蛋白测定
002502030670100	2502	α2- 巨球蛋白测定（免疫法）
002502030670200	2502	α2- 巨球蛋白测定（单扩法）
002502030680000	2502	人类白细胞抗原 B27 测定（HLA-B27）
002502030680100	2502	人类白细胞抗原 B27 测定（HLA-B27）（基因检测法）
002502030680200	2502	人类白细胞抗原 B27 测定（HLA-B27）（流式细胞仪）
002502030680300	2502	人类白细胞抗原 B27 测定（HLA-B27）（细胞毒法）
002502030680400	2502	人类白细胞抗原 B27 测定（HLA-B27）（免疫法）
002502030690000	2502	体外血栓形成试验
002502030700000	2502	红细胞流变特性检测
002502030710000	2502	全血黏度测定
002502030710100	2502	全血黏度测定（高切）
002502030710200	2502	全血黏度测定（中切）
002502030710300	2502	全血黏度测定（低切）
002502030720000	2502	血浆黏度测定

续表

项目代码	二级/三级代码	项目名称
002502030730000	2502	血小板 ATP 释放试验
002502030740000	2502	纤维蛋白肽 A 检测
002502030750000	2502	肝素辅因子 II 活性测定
002502030760000	2502	低分子肝素测定（LMWH）
002502030770000	2502	血浆激肽释放酶原测定
002502030780000	2502	简易凝血活酶纠正试验
002502030790000	2502	纤维蛋白溶解试验
002502030800000	2502	血栓弹力图试验（TEG）
002502030810000	2502	细胞胞浆抗原检测
002503010010000	2503	血清总蛋白测定
002503010010100	2503	血清总蛋白测定（干化学法）
002503010010200	2503	血清总蛋白测定（化学法）
002503010020000	2503	血清白蛋白测定
002503010020100	2503	血清白蛋白测定（干化学法）
002503010020200	2503	血清白蛋白测定（化学法）
002503010020300	2503	血清白蛋白测定（免疫比浊法）
002503010030000	2503	血清粘蛋白测定
002503010040000	2503	血清蛋白电泳
002503010050000	2503	免疫固定电泳
002503010060000	2503	血清前白蛋白测定
002503010060100	2503	血清前白蛋白测定（免疫比浊法）
002503010060200	2503	血清前白蛋白测定（化学发光法）
002503010070000	2503	血清转铁蛋白测定
002503010070100	2503	血清转铁蛋白测定（免疫比浊法）
002503010070200	2503	血清转铁蛋白测定（化学发光法）
002503010080000	2503	血清铁蛋白测定
002503010080001	2503	血清铁蛋白测定（加测酸性铁蛋白等酌情加收）
002503010080100	2503	血清铁蛋白测定（化学发光法）
002503010080200	2503	血清铁蛋白测定（各种免疫学方法）
002503010090000	2503	可溶性转铁蛋白受体测定

化验费

项目代码	二级 / 三级代码	项目名称
002503010100000	2503	脑脊液总蛋白测定
002503010100100	2503	脑脊液总蛋白测定(干化学法)
002503010100200	2503	脑脊液总蛋白测定(化学法)
002503010100300	2503	脑脊液总蛋白测定(免疫比浊法)
002503010100400	2503	脑脊液总蛋白测定(化学发光法)
002503010110000	2503	脑脊液寡克隆电泳分析
002503010120000	2503	脑脊液白蛋白测定
002503010120100	2503	脑脊液白蛋白测定(免疫比浊法)
002503010120200	2503	脑脊液白蛋白测定(免疫电泳法)
002503010120300	2503	脑脊液白蛋白测定(化学发光法)
002503010130000	2503	脑脊液 IgG 测定
002503010130100	2503	脑脊液 IgG 测定(免疫比浊法)
002503010130200	2503	脑脊液 IgG 测定(免疫电泳法)
002503010130300	2503	脑脊液 IgG 测定(化学发光法)
002503010140000	2503	$\beta2$ 微球蛋白测定
002503010140100	2503	$\beta2$ 微球蛋白测定(化学发光法)
002503010140200	2503	$\beta2$ 微球蛋白测定(各种免疫学方法)
002503010150000	2503	$\alpha1$ 抗胰蛋白酶测定
002503010150100	2503	$\alpha1$ 抗胰蛋白酶测定(化学发光法)
002503010150200	2503	$\alpha1$ 抗胰蛋白酶测定(免疫比浊法)
002503010160000	2503	α 巨球蛋白测定
002503010170000	2503	超敏 C 反应蛋白测定
002503010180000	2503	视黄醇结合蛋白测定
002503010190000	2503	血清淀粉样蛋白测定(SAA)
002503020010000	2503	葡萄糖测定
002503020010001	2503	葡萄糖测定(床边血糖仪检测加收)
002503020010100	2503	葡萄糖测定(干化学法)
002503020010200	2503	葡萄糖测定(各种酶法)
002503020010300	2503	葡萄糖测定(酶电极法)
002503020020000	2503	血清果糖胺测定

续表

项目代码	二级/三级代码	项目名称
002503020030000	2503	糖化血红蛋白测定
002503020030100	2503	糖化血红蛋白测定(色谱法)
002503020030200	2503	糖化血红蛋白测定(各种免疫学方法)
002503020040000	2503	半乳糖测定
002503020040100	2503	半乳糖测定(全血)
002503020040200	2503	半乳糖测定(尿)
002503020050000	2503	血清果糖测定
002503020060000	2503	木糖测定
002503020070000	2503	血清唾液酸测定
002503020080000	2503	血浆乳酸测定
002503020080001	2503	血浆乳酸测定(全血乳酸测定加收)
002503020080100	2503	血浆乳酸测定(体液)
002503020080200	2503	血浆乳酸测定(分泌物)
002503020090000	2503	全血丙酮酸测定
002503030010000	2503	血清总胆固醇测定
002503030010100	2503	血清总胆固醇测定(干化学法)
002503030010200	2503	血清总胆固醇测定(化学法或酶免法)
002503030020000	2503	血清甘油三酯测定
002503030020100	2503	血清甘油三酯测定(干化学法)
002503030020200	2503	血清甘油三酯测定(化学法或酶免法)
002503030030000	2503	血清磷脂测定
002503030040000	2503	血清高密度脂蛋白胆固醇测定
002503030040100	2503	血清高密度脂蛋白胆固醇测定(干化学法)
002503030040200	2503	血清高密度脂蛋白胆固醇测定(其他方法)
002503030050000	2503	血清低密度脂蛋白胆固醇测定
002503030050100	2503	血清低密度脂蛋白胆固醇测定(干化学法)
002503030050200	2503	血清低密度脂蛋白胆固醇测定(其他方法)
002503030060000	2503	血清脂蛋白电泳分析
002503030060100	2503	血清脂蛋白电泳分析(酯质染色)
002503030060200	2503	血清脂蛋白电泳分析(胆固醇染色)

化验费

项目代码	二级 / 三级代码	项目名称
002503030070000	2503	血清载脂蛋白 A Ⅰ 测定
002503030080000	2503	血清载脂蛋白 A Ⅱ 测定
002503030090000	2503	血清载脂蛋白 B 测定
002503030100000	2503	血清载脂蛋白 C Ⅱ 测定
002503030110000	2503	血清载脂蛋白 C Ⅲ 测定
002503030120000	2503	血清载脂蛋白 E 测定
002503030130000	2503	血清载脂蛋白 α 测定
002503030140000	2503	血清 β- 羟基丁酸测定
002503030150000	2503	血游离脂肪酸测定
002503030160000	2503	甘油测定
002503030170000	2503	载脂蛋白 E 基因分型
002503030180000	2503	小密低密度脂蛋白(sdLDL)测定
002503030190000	2503	血酮体测定
002503030190100	2503	血酮体测定(血酮体快速测定)
002503040010000	2503	钾测定
002503040010100	2503	钾测定(干化学法)
002503040010200	2503	钾测定(火焰分光光度法或离子选择电极法)
002503040010300	2503	钾测定(酶促动力学法)
002503040020000	2503	钠测定
002503040020100	2503	钠测定(干化学法)
002503040020200	2503	钠测定(火焰分光光度法或离子选择电极法)
002503040020300	2503	钠测定(酶促动力学法)
002503040030000	2503	氯测定
002503040030100	2503	氯测定(干化学法)
002503040030200	2503	氯测定(离子选择电极法)
002503040030300	2503	氯测定(滴定法)
002503040040000	2503	钙测定
002503040040100	2503	钙测定(干化学法)
002503040040200	2503	钙测定(比色法)
002503040040300	2503	钙测定(分光光度法)

续表

项目代码	二级/三级代码	项目名称
002503040040400	2503	钙测定分(离子选择电极法)
002503040050000	2503	无机磷测定
002503040050100	2503	无机磷测定(干化学法)
002503040050200	2503	无机磷测定(比色法)
002503040060000	2503	镁测定
002503040060100	2503	镁测定(干化学法)
002503040060200	2503	镁测定(比色法)
002503040060300	2503	镁测定(分光光度法)
002503040060400	2503	镁测定(离子选择电极法)
002503040070000	2503	铁测定
002503040070100	2503	铁测定(干化学法)
002503040070200	2503	铁测定(比色法)
002503040070300	2503	铁测定(分光光度法)
002503040070400	2503	铁测定(离子选择电极法)
002503040080000	2503	血清总铁结合力测定
002503040090000	2503	全血铅测定
002503040100000	2503	血清碳酸氢盐(HCO_3)测定
002503040100100	2503	血清碳酸氢盐(HCO_3)测定(手工法)
002503040100200	2503	血清碳酸氢盐(HCO_3)测定(酶促动力学法)
002503040110000	2503	血一氧化碳分析
002503040110100	2503	血一氧化碳分析(干化学法)
002503040110200	2503	血一氧化碳分析(比色法)
002503040120000	2503	血一氧化氮分析
002503040130000	2503	微量元素测定
002503040130100	2503	微量元素测定(铜)
002503040130200	2503	微量元素测定(硒)
002503040130300	2503	微量元素测定(锌)
002503040130400	2503	微量元素测定(锶)
002503040130500	2503	微量元素测定(镉)
002503040130600	2503	微量元素测定(汞)

化验费

项目代码	二级/三级代码	项目名称
002503040130700	2503	微量元素测定(铝)
002503040130800	2503	微量元素测定(锰)
002503040130900	2503	微量元素测定(钼)
002503040131000	2503	微量元素测定(锂)
002503040131100	2503	微量元素测定(砷)
002503040131200	2503	微量元素测定(碘)
002503040140000	2503	血清游离钙测定
002503050010000	2503	血清总胆红素测定
002503050010100	2503	血清总胆红素测定(干化学法)
002503050010200	2503	血清总胆红素测定(化学法或酶促法)
002503050020000	2503	血清直接胆红素测定
002503050020100	2503	血清直接胆红素测定(干化学法)
002503050020200	2503	血清直接胆红素测定(化学法或酶促法)
002503050030000	2503	血清间接胆红素测定
002503050030100	2503	血清间接胆红素测定(手工法)
002503050030200	2503	血清间接胆红素测定(干化学法)
002503050030300	2503	血清间接胆红素测定(速率法)
002503050040000	2503	血清 δ- 胆红素测定
002503050050000	2503	血清总胆汁酸测定
002503050050100	2503	血清总胆汁酸测定(干化学法)
002503050050200	2503	血清总胆汁酸测定(化学法或比色法)
002503050050300	2503	血清总胆汁酸测定(酶促法)
002503050060000	2503	血浆氨测定
002503050060100	2503	血浆氨测定(干化学法)
002503050060200	2503	血浆氨测定(酶促法)
002503050070000	2503	血清丙氨酸氨基转移酶测定
002503050070100	2503	血清丙氨酸氨基转移酶测定(干化学法)
002503050070200	2503	血清丙氨酸氨基转移酶测定(手工法)
002503050070300	2503	血清丙氨酸氨基转移酶测定(速率法)
002503050080000	2503	血清天门冬氨酸氨基转移酶测定

项目代码	二级/三级代码	项目名称
002503050080100	2503	血清天门冬氨酸氨基转移酶测定(干化学法)
002503050080200	2503	血清天门冬氨酸氨基转移酶测定(速率法)
002503050080300	2503	血清天门冬氨酸氨基转移酶测定(手工法)
002503050090000	2503	血清 γ- 谷氨酰基转移酶测定
002503050090100	2503	血清 γ- 谷氨酰基转移酶测定(干化学法)
002503050090200	2503	血清 γ- 谷氨酰基转移酶测定(速率法)
002503050090300	2503	血清 γ- 谷氨酰基转移酶测定(手工法)
002503050100000	2503	血清 γ- 谷氨酰基转移酶同工酶电泳
002503050110000	2503	血清碱性磷酸酶测定
002503050110100	2503	血清碱性磷酸酶测定(速率法)
002503050110200	2503	血清碱性磷酸酶测定(手工法)
002503050110300	2503	血清碱性磷酸酶测定(干化学法)
002503050120000	2503	血清碱性磷酸酶同工酶电泳分析
002503050130000	2503	血清骨型碱性磷酸酶质量测定
002503050130100	2503	血清骨型碱性磷酸酶质量测定(化学发光法)
002503050130200	2503	血清骨型碱性磷酸酶质量测定(放免法或酶免法)
002503050140000	2503	血清胆碱脂酶测定
002503050140100	2503	血清胆碱脂酶测定(干化学法)
002503050140200	2503	血清胆碱脂酶测定(速率法)
002503050150000	2503	血清单胺氧化酶测定
002503050160000	2503	血清 5' 核苷酸酶测定
002503050170000	2503	血清 α-L- 岩藻糖苷酶测定
002503050180000	2503	血清Ⅳ型胶原测定
002503050190000	2503	血清Ⅲ型胶原测定
002503050200000	2503	血清层粘连蛋白测定
002503050210000	2503	血清纤维连接蛋白测定
002503050220000	2503	血清透明质酸酶测定
002503050230000	2503	腺苷脱氨酶测定
002503050230100	2503	腺苷脱氨酶测定(血清)
002503050230200	2503	腺苷脱氨酶测定(脑脊液)

化
验
费

项目代码	二级/三级代码	项目名称
002503050230300	2503	腺苷脱氨酶测定(胸水)
002503050240000	2503	血清亮氨酰氨基肽酶测定
002503050250000	2503	胆酸测定
002503050260000	2503	人Ⅲ型前胶原肽(PⅢP)测定
002503050270000	2503	谷胱苷肽还原酶测定
002503050280000	2503	血清谷氨酸脱氢酶测定
002503050290000	2503	甘胆酸(CG)检测
002503050300000	2503	糖缺失性转铁蛋白(CDT)检测
002503060010000	2503	血清肌酸激酶测定
002503060010100	2503	血清肌酸激酶测定(干化学法)
002503060010200	2503	血清肌酸激酶测定(速率法)
002503060010300	2503	血清肌酸激酶测定(化学发光法)
002503060020000	2503	血清肌酸激酶-MB同工酶活性测定
002503060020100	2503	血清肌酸激酶-MB同工酶活性测定(干化学法)
002503060020200	2503	血清肌酸激酶-MB同工酶活性测定(金标法)
002503060020300	2503	血清肌酸激酶-MB同工酶活性测定(速率法)
002503060030000	2503	血清肌酸激酶-MB同工酶质量测定
002503060040000	2503	血清肌酸激酶同工酶电泳分析
002503060050000	2503	乳酸脱氢酶测定
002503060050100	2503	乳酸脱氢酶测定(速率法)
002503060050200	2503	乳酸脱氢酶测定(干化学法)
002503060060000	2503	血清乳酸脱氢酶同工酶电泳分析
002503060070000	2503	血清α羟基丁酸脱氢酶测定
002503060080000	2503	血清肌钙蛋白T测定
002503060080100	2503	血清肌钙蛋白T测定(干化学法)
002503060080200	2503	血清肌钙蛋白T测定(干免疫法)
002503060080300	2503	血清肌钙蛋白T测定(各种免疫学方法)
002503060080400	2503	血清肌钙蛋白T测定(化学发光法)
002503060090000	2503	血清肌钙蛋白Ⅰ测定
002503060090100	2503	血清肌钙蛋白Ⅰ测定(各种免疫学方法)

续表

项目代码	二级 / 三级代码	项目名称
002503060090200	2503	血清肌钙蛋白Ⅰ测定（化学发光法）
002503060090300	2503	血清肌钙蛋白Ⅰ测定（干免疫法）
002503060100000	2503	血清肌红蛋白测定
002503060100100	2503	血清肌红蛋白测定（化学发光法）
002503060100200	2503	血清肌红蛋白测定（各种免疫学方法）
002503060110000	2503	血同型半胱氨酸测定
002503060110100	2503	血同型半胱氨酸测定（色谱法）
002503060110200	2503	血同型半胱氨酸测定（各种免疫学方法）
002503060120000	2503	B 型钠尿肽（BNP）测定
002503060130000	2503	B 型钠尿肽前体（PRO-BNP）测定
002503070010000	2503	尿素测定
002503070010100	2503	尿素测定（干化学法）
002503070010200	2503	尿素测定（酶促动力学法）
002503070010300	2503	尿素测定（化学法）
002503070020000	2503	肌酐测定
002503070020100	2503	肌酐测定（干化学法）
002503070020200	2503	肌酐测定（酶促动力法）
002503070030000	2503	内生肌酐清除率试验
002503070040000	2503	指甲肌酐测定
002503070040100	2503	指甲肌酐测定（化学法）
002503070040200	2503	指甲肌酐测定（酶促动力学法）
002503070050000	2503	血清尿酸测定
002503070060000	2503	尿微量白蛋白测定
002503070060100	2503	尿微量白蛋白测定（各种免疫学方法）
002503070060200	2503	尿微量白蛋白测定（化学发光法）
002503070070000	2503	尿转铁蛋白测定
002503070070100	2503	尿转铁蛋白测定（各种免疫学方法）
002503070070200	2503	尿转铁蛋白测定（化学发光法）
002503070080000	2503	尿 α1 微量球蛋白测定
002503070080100	2503	尿 α2 微量球蛋白测定（各种免疫学方法）

化验费

项目代码	二级/三级代码	项目名称
002503070080200	2503	尿 α3 微量球蛋白测定（化学发光法）
002503070090000	2503	β2 微球蛋白测定
002503070090100	2503	β2 微球蛋白测定（化学发光法）
002503070090200	2503	β3 微球蛋白测定（各种免疫学方法）
002503070100000	2503	尿蛋白电泳分析
002503070110000	2503	尿 N- 酰 -β-D- 氨基葡萄糖苷酶测定
002503070120000	2503	尿 β-D- 半乳糖苷酶测定
002503070130000	2503	尿 γ- 谷氨酰转移酶测定
002503070140000	2503	尿丙氨酰氨基肽酶
002503070150000	2503	尿亮氨酰氨基肽酶
002503070160000	2503	尿碱性磷酸酶测定
002503070170000	2503	尿浓缩试验
002503070180000	2503	酸负荷试验
002503070190000	2503	碱负荷试验
002503070200000	2503	尿碳酸氢盐（HCO₃）测定
002503070210000	2503	尿氨测定
002503070220000	2503	尿可滴定酸测定
002503070230000	2503	尿结石成分分析
002503070230100	2503	尿结石成分分析（化学法）
002503070230200	2503	尿结石成分分析（红外光谱法）
002503070240000	2503	尿尿酸测定
002503070250000	2503	尿草酸测定
002503070260000	2503	尿透明质酸酶测定
002503070270000	2503	超氧化物歧化酶（SOD）测定
002503070280000	2503	血清胱抑素（Cystatin C）测定
002503070290000	2503	α1- 微球蛋白测定
002503070290100	2503	α1- 微球蛋白测定（血清）
002503070300000	2503	T-H 糖蛋白测定
002503080010000	2503	血清酸性磷酸酶测定
002503080010100	2503	血清酸性磷酸酶测定（干化学法）

项目代码	二级/三级代码	项目名称
002503080010200	2503	血清酸性磷酸酶测定(比色法)
002503080010300	2503	血清酸性磷酸酶测定(速率法)
002503080020000	2503	血清酒石酸抑制酸性磷酸酶测定
002503080020100	2503	血清酒石酸抑制酸性磷酸酶测定(干化学法)
002503080020200	2503	血清酒石酸抑制酸性磷酸酶测定(比色法)
002503080020300	2503	血清酒石酸抑制酸性磷酸酶测定(速率法)
002503080030000	2503	血清前列腺酸性磷酸酶质量测定
002503080040000	2503	淀粉酶测定
002503080040100	2503	淀粉酶测定(干化学法)
002503080040200	2503	淀粉酶测定(比色法)
002503080040300	2503	淀粉酶测定(速率法)
002503080050000	2503	血清淀粉酶同工酶电泳
002503080060000	2503	血清脂肪酶测定
002503080060100	2503	血清脂肪酶测定(干化学法)
002503080060200	2503	血清脂肪酶测定(比浊法)
002503080070000	2503	血清血管紧张转化酶测定
002503080080000	2503	血清骨钙素测定
002503080090000	2503	醛缩酶测定
002503090010000	2503	25-羟维生素 D 测定
002503090020000	2503	1,25-双羟维生素 D 测定
002503090030000	2503	叶酸测定
002503090040000	2503	血清维生素测定
002503090050000	2503	血清药物浓度测定
002503090050100	2503	血清药物浓度测定(免疫学法)
002503090050200	2503	血清药物浓度测定(色谱法)
002503090060000	2503	各类滥用药物筛查
002503090070000	2503	血清各类氨基酸测定
002503090080000	2503	血清乙醇测定
002503090090000	2503	排泄物的毒物测定
002503090100000	2503	中枢神经特异蛋白(S100-β)测定

化验费

项目代码	二级/三级代码	项目名称
002503090110000	2503	尿羟脯氨酸测定
002503100010000	2503	血清促甲状腺激素测定
002503100010100	2503	血清促甲状腺激素(TSH)测定(各种免疫学方法)
002503100010200	2503	血清促甲状腺激素(TSH)测定(化学发光法)
002503100020000	2503	血清泌乳素测定
002503100020100	2503	血清泌乳素测定(化学发光法)
002503100020200	2503	血清泌乳素测定(各种免疫学方法)
002503100030000	2503	血清生长激素测定
002503100030100	2503	血清生长激素测定(化学发光法)
002503100030200	2503	血清生长激素测定(各种免疫学方法)
002503100040000	2503	血清促卵泡刺激素测定
002503100040100	2503	血清促卵泡刺激素测定(化学发光法)
002503100040200	2503	血清促卵泡刺激素测定(各种免疫学方法)
002503100050000	2503	血清促黄体生成素测定
002503100050100	2503	血清促黄体生成素测定(化学发光法)
002503100050200	2503	血清促黄体生成素测定(各种免疫学方法)
002503100060000	2503	血清促肾上腺皮质激素测定
002503100060100	2503	血清促肾上腺皮质激素测定(化学发光法)
002503100060200	2503	血清促肾上腺皮质激素测定(各种免疫学方法)
002503100070000	2503	抗利尿激素测定
002503100070100	2503	抗利尿激素测定(化学发光法)
002503100070200	2503	抗利尿激素测定(各种免疫学方法)
002503100080000	2503	降钙素测定
002503100080100	2503	降钙素测定(化学发光法)
002503100080200	2503	降钙素测定(各种免疫学方法)
002503100090000	2503	甲状旁腺激素测定
002503100090100	2503	甲状旁腺激素测定(化学发光法)
002503100090200	2503	甲状旁腺激素测定(各种免疫学方法)
002503100100000	2503	血清甲状腺素(T4)测定
002503100100100	2503	血清甲状腺素(T4)测定-化学发光法

化验费

项目代码	二级 / 三级代码	项目名称
002503100100200	2503	血清甲状腺素(T4)测定 - 各种免疫学方法
002503100110000	2503	血清三碘甲状原氨酸(T3)测定
002503100110100	2503	血清三碘甲状原氨酸(T3)测定(化学发光法)
002503100110200	2503	血清三碘甲状原氨酸(T3)测定(各种免疫学方法)
002503100120000	2503	血清反 T3 测定
002503100120100	2503	血清反 T3 测定(化学发光法)
002503100120200	2503	血清反 T3 测定(各种免疫学方法)
002503100130000	2503	血清游离甲状腺素(FT4)测定
002503100130100	2503	血清游离甲状腺素(FT4)测定(化学发光法)
002503100130200	2503	血清游离甲状腺素(FT4)测定(各种免疫学方法)
002503100140000	2503	血清游离三碘甲状原氨酸(FT3)测定
002503100140100	2503	血清游离三碘甲状原氨酸(FT3)测定(化学发光法)
002503100140200	2503	血清游离三碘甲状原氨酸(FT3)测定(各种免疫学方法)
002503100150000	2503	血清 T3 摄取实验
002503100150100	2503	血清 T3 摄取实验(化学发光法)
002503100150200	2503	血清 T3 摄取实验(各种免疫学方法)
002503100160000	2503	血清甲状腺结合球蛋白测定
002503100160100	2503	血清甲状腺结合球蛋白测定(化学发光法)
002503100160200	2503	血清甲状腺结合球蛋白测定(各种免疫学方法)
002503100170000	2503	促甲状腺素受体抗体测定
002503100170100	2503	促甲状腺素受体抗体测定(化学发光法)
002503100170200	2503	促甲状腺素受体抗体测定(各种免疫学方法)
002503100180000	2503	血浆皮质醇测定
002503100180100	2503	血浆皮质醇测定(化学发光法)
002503100180200	2503	血浆皮质醇测定(各种免疫学方法)
002503100190000	2503	24 小时尿游离皮质醇测定
002503100190100	2503	24 小时尿游离皮质醇测定(化学发光法)
002503100190200	2503	24 小时尿游离皮质醇测定(各种免疫学方法)

化验费

项目代码	二级/三级代码	项目名称
002503100200000	2503	尿 17- 羟皮质类固醇测定
002503100200100	2503	尿 17- 羟皮质类固醇测定（化学发光法）
002503100200200	2503	尿 17- 羟皮质类固醇测定（各种免疫学方法）
002503100210000	2503	尿 17- 酮类固醇测定
002503100210100	2503	尿 17- 酮类固醇测定（化学发光法）
002503100210200	2503	尿 17- 酮类固醇测定（各种免疫学方法）
002503100220000	2503	血清脱氢表雄酮及硫酸酯测定
002503100220100	2503	血清脱氢表雄酮及硫酸酯测定（化学发光法）
002503100220200	2503	血清脱氢表雄酮及硫酸酯测定（各种免疫学方法）
002503100230000	2503	醛固酮测定
002503100230100	2503	醛固酮测定（化学发光法）
002503100230200	2503	醛固酮测定（各种免疫学方法）
002503100240000	2503	尿儿茶酚胺测定
002503100240100	2503	尿儿茶酚胺测定（各种免疫学方法）
002503100240200	2503	尿儿茶酚胺测定（色谱法）
002503100250000	2503	尿香草苦杏仁酸（VMA）测定
002503100250100	2503	尿香草苦杏仁酸（VMA）测定（色谱法）
002503100250200	2503	尿香草苦杏仁酸（VMA）测定（各种免疫学方法）
002503100260000	2503	血浆肾素活性测定
002503100270000	2503	血管紧张素 I 测定
002503100280000	2503	血管紧张素 II 测定
002503100290000	2503	促红细胞生成素测定
002503100300000	2503	睾酮测定
002503100300100	2503	睾酮测定（化学发光法）
002503100300200	2503	睾酮测定（各种免疫学方法）
002503100310000	2503	血清双氢睾酮测定
002503100310100	2503	血清双氢睾酮测定（化学发光法）
002503100310200	2503	血清双氢睾酮测定（各种免疫学方法）
002503100320000	2503	雄烯二酮测定
002503100320100	2503	雄烯二酮测定（化学发光法）

续表

项目代码	二级/三级代码	项目名称
002503100320200	2503	雄烯二酮测定(各种免疫学方法)
002503100330000	2503	17α- 羟孕酮测定
002503100330100	2503	17α- 羟孕酮测定(化学发光法)
002503100330200	2503	17α- 羟孕酮测定(各种免疫学方法)
002503100340000	2503	雌酮测定
002503100340100	2503	雌酮测定(化学发光法)
002503100340200	2503	雌酮测定(各种免疫学方法)
002503100350000	2503	雌三醇测定
002503100350100	2503	雌三醇测定(化学发光法)
002503100350200	2503	雌三醇测定(各种免疫学方法)
002503100360000	2503	雌二醇测定
002503100360100	2503	雌二醇测定(化学发光法)
002503100360200	2503	雌二醇测定(各种免疫学方法)
002503100370000	2503	孕酮测定
002503100370100	2503	孕酮测定(化学发光法)
002503100370200	2503	孕酮测定(各种免疫学方法)
002503100380000	2503	血清人绒毛膜促性腺激素测定
002503100380100	2503	血清人绒毛膜促性腺激素测定(化学发光法)
002503100380200	2503	血清人绒毛膜促性腺激素测定(各种免疫学方法)
002503100390000	2503	血清胰岛素测定
002503100390100	2503	血清胰岛素测定(化学发光法)
002503100390200	2503	血清胰岛素测定(各种免疫学方法)
002503100400000	2503	血清胰高血糖测定
002503100400100	2503	血清胰高血糖测定(化学发光法)
002503100400200	2503	血清胰高血糖测定(各种免疫学方法)
002503100410000	2503	血清 C 肽测定
002503100410100	2503	血清 C 肽测定 - 化学发光法
002503100410200	2503	血清 C 肽测定 - 各种免疫学方法
002503100430000	2503	血清抗谷氨酸脱羧酶抗体测定
002503100430100	2503	血清抗谷氨酸脱羧酶抗体测定(化学发光法)

化验费

续表

项目代码	二级 / 三级代码	项目名称
002503100430200	2503	血清抗谷氨酸脱羧酶抗体测定(各种免疫学方法)
002503100440000	2503	胃泌素测定
002503100440100	2503	胃泌素测定(化学发光法)
002503100440200	2503	胃泌素测定(各种免疫学法)
002503100450000	2503	血浆前列腺素(PG)测定
002503100460000	2503	血浆 6- 酮前列腺素 F1α 测定
002503100470000	2503	肾上腺素测定
002503100470100	2503	肾上腺素测定(化学发光法)
002503100470200	2503	肾上腺素测定(各种免疫学方法)
002503100480000	2503	去甲肾上腺素测定
002503100480100	2503	去甲肾上腺素测定(化学发光法)
002503100480200	2503	去甲肾上腺素测定(各种免疫学方法)
002503100490000	2503	胆囊收缩素测定
002503100490100	2503	胆囊收缩素测定(化学发光法)
002503100490200	2503	胆囊收缩素测定(各种免疫学方法)
002503100500000	2503	心纳素测定
002503100500100	2503	心纳素测定(化学发光法)
002503100500200	2503	心纳素测定(各种免疫学方法)
002503100510000	2503	环磷酸腺苷(cAMP)测定
002503100520000	2503	环磷酸鸟苷(cGMP)测定
002503100530000	2503	甲状腺球蛋白(TG)测定
002503100540000	2503	降钙素原检测
002503100550000	2503	特异 β- 人绒毛膜促性腺激素(β-HCG)测定
002503100560000	2503	甾体激素受体测定
002503100560100	2503	甾体激素受体测定(皮质激素)
002503100560200	2503	甾体激素受体测定(雌激素)
002503100560300	2503	甾体激素受体测定(孕激素)
002503100560400	2503	甾体激素受体测定(雄激素)
002503100570000	2503	血清胃泌素释放肽前体(ProGRP)测定
002503100580000	2503	生长抑素测定

续表

项目代码	二级 / 三级代码	项目名称
002503100590000	2503	促胰液素测定
002503100600000	2503	组织胺测定
002503100610000	2503	5- 羟色胺测定
002503100620000	2503	性激素结合球蛋白（SHBG）测定
002503110010000	2503	尿 CTx 测定
002503110020000	2503	尿 NTx 测定
002503110030000	2503	尿吡啶酚测定
002503110040000	2503	尿脱氧吡啶酚测定
002503110050000	2503	Ⅰ 型胶原羧基端前肽（PICP）测定
002503110060000	2503	骨钙素 N 端中分子片段测定（N-MID）
002503110070000	2503	β- 胶原降解产物测定（β-CTX）
002504010010000	2504	T 淋巴细胞转化试验
002504010020000	2504	T 淋巴细胞花环试验
002504010030000	2504	红细胞花环试验
002504010040000	2504	细胞膜表面免疫球蛋白测定（SmIg）
002504010050000	2504	中性粒细胞趋化功能试验
002504010060000	2504	硝基四氮唑蓝还原试验
002504010070000	2504	白细胞粘附抑制试验
002504010080000	2504	白细胞杀菌功能试验
002504010090000	2504	白细胞吞噬功能试验
002504010100000	2504	巨噬细胞吞噬功能试验
002504010110000	2504	自然杀伤淋巴细胞功能试验
002504010120000	2504	抗体依赖性细胞毒性试验
002504010130000	2504	干扰素测定
002504010140000	2504	各种白介素测定
002504010140100	2504	各种白介素测定（化学发光法）
002504010140200	2504	各种白介素测定（各种免疫学方法）
002504010150000	2504	溶菌酶测定
002504010160000	2504	抗淋巴细胞抗体试验
002504010170000	2504	肥大细胞脱颗粒试验

项目代码	二级/三级代码	项目名称
002504010180000	2504	B 因子测定
002504010190000	2504	总补体测定(CH50)
002504010190100	2504	总补体测定(CH50)(各种免疫学方法)
002504010190200	2504	总补体测定(CH50)(试管溶血法)
002504010200000	2504	单项补体测定
002504010200100	2504	单项补体测定(各种免疫学方法)
002504010200200	2504	单项补体测定(单扩法)
002504010210000	2504	补体 1 抑制因子测定
002504010220000	2504	C3 裂解产物测定(C3SP)
002504010230000	2504	免疫球蛋白定量测定
002504010230100	2504	免疫球蛋白定量测定(各种免疫学方法)
002504010230200	2504	免疫球蛋白定量测定(单扩法)
002504010240000	2504	冷球蛋白测定
002504010250000	2504	C- 反应蛋白测定(CRP)
002504010250100	2504	C- 反应蛋白测定(CRP)(各种免疫学方法)
002504010250200	2504	C- 反应蛋白测定(CRP)(单扩法)
002504010260000	2504	纤维结合蛋白测定(Fn)
002504010270000	2504	轻链 KAPPA、LAMBDA 定量(K-LC,λ-LC)
002504010280000	2504	铜蓝蛋白测定
002504010280100	2504	铜蓝蛋白测定(各种免疫学法)
002504010280200	2504	铜蓝蛋白测定(单扩法)
002504010290000	2504	淋巴细胞免疫分析
002504010300000	2504	活化淋巴细胞测定
002504010310000	2504	血细胞簇分化抗原(CD)系列检测
002504010320000	2504	可溶性细胞间黏附分子 -1(sICAM-1)测定
002504010330000	2504	免疫球蛋白亚类定量测定
002504010340000	2504	24 小时 IgG 鞘内合成率测定
002504010350000	2504	碱性髓鞘蛋白测定
002504010360000	2504	巨噬细胞趋化功能试验
002504010370000	2504	选择素测定

续表

项目代码	二级/三级代码	项目名称
002504010370100	2504	p-选择素测定
002504010370200	2504	E-选择素测定
002504010380000	2504	脂多糖结合蛋白测定
002504010390000	2504	M蛋白测定
002504010400000	2504	自然杀伤(NK)细胞抗肿瘤活性检测
002504010410000	2504	内皮生长因子检测
002504020010000	2504	系统性红斑狼疮因子试验(LEF)
002504020020000	2504	抗核抗体测定(ANA)
002504020030000	2504	抗核提取物抗体测定(抗ENA抗体)
002504020030100	2504	抗核提取物抗体测定(抗ENA抗体)(免疫学法)
002504020030200	2504	抗核提取物抗体测定(抗ENA抗体)(免疫印迹法)
002504020040000	2504	抗单链DNA测定
002504020040100	2504	抗单链DNA测定(免疫学法)
002504020040200	2504	抗单链DNA测定(免疫印迹法)
002504020050000	2504	抗中性粒细胞胞浆抗体测定(ANCA)
002504020050100	2504	抗中性粒细胞胞浆抗体测定(pANCA)
002504020050200	2504	抗中性粒细胞胞浆抗体测定(PR3-ANCA)
002504020050300	2504	抗中性粒细胞胞浆抗体测定(MPO-ANCA)
002504020050400	2504	抗中性粒细胞胞浆抗体测定(CANCA)
002504020060000	2504	抗双链DNA测定(抗dsDNA)
002504020060100	2504	抗双链DNA测定(抗dsDNA)(免疫印迹法)
002504020060200	2504	抗双链DNA测定(抗dsDNA)(免疫学法)
002504020070000	2504	抗线粒体抗体测定(AMA)
002504020070100	2504	抗线粒体抗体测定(AMA)(免疫学法)
002504020070200	2504	抗线粒体抗体测定(AMA)(免疫印迹法)
002504020080000	2504	抗核骨架蛋白抗体测定(amin)
002504020080100	2504	抗核骨架蛋白抗体测定(amin)(免疫学法)
002504020080200	2504	抗核骨架蛋白抗体测定(amin)(免疫印迹法)
002504020090000	2504	抗核糖体抗体测定
002504020090100	2504	抗核糖体抗体测定(免疫印迹法)

化验费

项目代码	二级/三级代码	项目名称
002504020090200	2504	抗核糖体抗体测定(免疫学法)
002504020100000	2504	抗核糖核蛋白抗体测定
002504020100100	2504	抗核糖核蛋白抗体测定(免疫学法)
002504020100200	2504	抗核糖核蛋白抗体测定(免疫印迹法)
002504020110000	2504	抗染色体抗体测定
002504020110100	2504	抗染色体抗体测定(免疫印迹法)
002504020110200	2504	抗染色体抗体测定(免疫学法)
002504020120000	2504	抗血液细胞抗体测定
002504020120100	2504	抗血液细胞抗体测定(红细胞抗体)
002504020120200	2504	抗血液细胞抗体测定(淋巴细胞抗体)
002504020120300	2504	抗血液细胞抗体测定(巨噬细胞抗体)
002504020120400	2504	抗血液细胞抗体测定(血小板抗体)
002504020130000	2504	抗肝细胞特异性脂蛋白抗体测定
002504020140000	2504	抗组织细胞抗体测定
002504020140100	2504	抗组织细胞抗体测定(肝细胞抗体)
002504020140200	2504	抗组织细胞抗体测定(胃壁细胞抗体)
002504020140300	2504	抗组织细胞抗体测定(胰岛细胞抗体)
002504020140400	2504	抗组织细胞抗体测定(肾上腺细胞抗体)
002504020140500	2504	抗组织细胞抗体测定(骨骼肌抗体)
002504020140600	2504	抗组织细胞抗体测定(平滑肌抗体)
002504020150000	2504	抗心肌抗体测定(AHA)
002504020150100	2504	抗心肌抗体测定(AHA)(凝集法)
002504020150200	2504	抗心肌抗体测定(AHA)(各种免疫学方法)
002504020160000	2504	抗心磷脂抗体测定(ACA)
002504020160100	2504	抗心磷脂抗体测定(ACA)(IgA)
002504020160200	2504	抗心磷脂抗体测定(ACA)(IgM)
002504020160300	2504	抗心磷脂抗体测定(ACA)(IgG)
002504020170000	2504	抗甲状腺球蛋白抗体测定(TGAb)
002504020170100	2504	抗甲状腺球蛋白抗体测定(TGAb)(凝集法)
002504020170200	2504	抗甲状腺球蛋白抗体测定(TGAb)(各种免疫学方法)

续表

项目代码	二级/三级代码	项目名称
002504020180000	2504	抗甲状腺微粒体抗体测定（TMAb）
002504020180100	2504	抗甲状腺微粒体抗体测定（TMAb）（化学发光法）
002504020180200	2504	抗甲状腺微粒体抗体测定（TMAb）（各种免疫学方法）
002504020190000	2504	抗肾小球基底膜抗体测定
002504020190100	2504	抗肾小球基底膜抗体测定（凝集法）
002504020190200	2504	抗肾小球基底膜抗体测定（各种免疫学方法）
002504020200000	2504	抗脑组织抗体测定
002504020210000	2504	抗腮腺管抗体测定
002504020220000	2504	抗卵巢抗体测定
002504020230000	2504	抗子宫内膜抗体测定（EMAb）
002504020240000	2504	抗精子抗体测定
002504020250000	2504	抗硬皮病抗体测定
002504020260000	2504	抗胰岛素抗体测定
002504020260100	2504	抗胰岛素抗体测定（凝集法）
002504020260200	2504	抗胰岛素抗体测定（各种免疫学方法）
002504020270000	2504	抗胰岛素受体抗体测定
002504020280000	2504	抗乙酰胆碱受体抗体测定
002504020290000	2504	抗磷壁酸抗体测定
002504020300000	2504	抗鞘磷脂抗体测定
002504020300100	2504	抗鞘磷脂抗体测定（IgA）
002504020300200	2504	抗鞘磷脂抗体测定（IgG）
002504020300300	2504	抗鞘磷脂抗体测定（IgM）
002504020310000	2504	抗白蛋白抗体测定
002504020310100	2504	抗白蛋白抗体测定（IgA）
002504020310200	2504	抗白蛋白抗体测定（IgG）
002504020310300	2504	抗白蛋白抗体测定（IgM）
002504020320000	2504	抗补体抗体测定
002504020330000	2504	抗载脂蛋白抗体测定

续表

项目代码	二级 / 三级代码	项目名称
002504020330100	2504	抗载脂蛋白抗体测定（A1 抗体）
002504020330200	2504	抗载脂蛋白抗体测定（B 抗体）
002504020340000	2504	抗内因子抗体测定
002504020350000	2504	类风湿因子（RF）测定
002504020350100	2504	类风湿因子（RF）测定（各种免疫学法）
002504020350200	2504	类风湿因子（RF）测定（凝集法）
002504020360000	2504	抗增殖细胞核抗原抗体（抗 PCNA）测定
002504020370000	2504	分泌型免疫球蛋白 A 测定
002504020380000	2504	抗角蛋白抗体（AKA）测定
002504020390000	2504	抗可溶性肝抗原 / 肝 - 胰抗原抗体（SLA/LP）测定
002504020400000	2504	抗肝肾微粒体抗体（LKM）测定
002504020410000	2504	抗环瓜氨酸肽抗体（抗 CCP 抗体）测定
002504020420000	2504	抗 β2- 糖蛋白 1 抗体测定
002504020430000	2504	抗透明带抗体（AZP）测定
002504020440000	2504	抗核小体抗体测定（AnuA）
002504020450000	2504	抗核周因子抗体（APF）测定
002504020460000	2504	抗肝细胞溶质抗原 I 型抗体测定（LC-1）
002504020470000	2504	抗 RA33 抗体测定
002504020480000	2504	抗 DNA 酶 B 抗体测定
002504020490000	2504	抗组蛋白抗体（AHA）测定
002504020500000	2504	抗 Sa 抗体测定
002504020510000	2504	抗聚角蛋白微丝蛋白抗体（AFA）测定
002504020520000	2504	抗杀菌通透性增高蛋白（BPI）抗体测定
002504020530000	2504	抗 α- 胞衬蛋白抗体测定
002504020540000	2504	抗人绒毛膜促性腺激素抗体（AHCGAb）测定
002504020550000	2504	抗神经节苷脂 IgG,IgM 抗体测定
002504020560000	2504	抗细胞浆抗体检测
002504020570000	2504	抗生长激素抗体检测
002504020580000	2504	抗脱氧核糖核酸酶抗体检测
002504020590000	2504	抗中心粒抗体检测

项目代码	二级/三级代码	项目名称
002504020600000	2504	抗肾上腺皮质抗体检测
002504020610000	2504	抗酪氨酸磷酸酶(IA2)抗体检测
002504020620000	2504	抗胎盘抗原抗体检测
002504020630000	2504	抗神经抗原抗体检测
002504020640000	2504	抗有髓神经纤维抗体检测
002504020650000	2504	抗无髓神经纤维抗体检测
002504020660000	2504	抗眼部结构抗体检测
002504020670000	2504	抗肺泡基底膜抗体检测
002504020680000	2504	肝脏特异抗原抗体筛查
002504020690000	2504	抗胃 G 细胞抗体检测
002504020700000	2504	抗小肠杯状细胞抗体检测
002504020710000	2504	抗胰外分泌腺排出道和腺泡抗体检测
002504020720000	2504	抗泪腺外分泌腺排出道和腺泡抗体检测
002504020730000	2504	抗腮腺外分泌腺排出道和腺泡抗体检测
002504020740000	2504	抗钙通道抗体检测
002504020750000	2504	抗软骨抗体检测
002504020760000	2504	抗表皮棘细胞桥粒连接抗体检测
002504020770000	2504	抗表皮基底膜抗体检测
002504020780000	2504	抗变异上皮抗体检测
002504020790000	2504	抗内皮细胞抗体检测
002504020800000	2504	抗主动脉抗体检测
002504020810000	2504	抗磷脂酰丝氨酸抗体检测
002504020820000	2504	抗促甲状腺素抗体检测
002504020830000	2504	抗促甲状腺素受体抗体检测
002504020840000	2504	抗滋养膜抗体检测
002504020850000	2504	抗胶原 I - Ⅵ抗体检测
002504020860000	2504	抗网硬蛋白抗体检测
002504020870000	2504	抗 BB 抗体蛋白测定
002504020880000	2504	青霉素抗体检测
002504020890000	2504	葡萄糖 -6- 磷酸异构酶(GPI)抗原测定

续表

项目代码	二级 / 三级代码	项目名称
002504020900000	2504	抗髓鞘相关糖蛋白抗体（抗 MAG 抗体）测定
002504020910000	2504	抗神经元核抗体
002504020920000	2504	抗 Yo 抗体（抗浦肯野细胞抗体，PCA-1）测定
002504020930000	2504	抗甲状旁腺抗体测定
002504020940000	2504	抗胎盘合体滋养层细胞抗体测定
002504020950000	2504	抗睾丸间质细胞抗体测定
002504020960000	2504	抗眼肌抗体测定
002504020970000	2504	抗促甲状腺激素刺激激素（TSH）受体抗体测定
002504020980000	2504	Ⅱ型胶原抗体测定
002504020990000	2504	抗滑膜抗体测定
002504021000000	2504	抗粒细胞特异性抗核抗体测定
002504021010000	2504	抗类风湿关节炎核抗原抗体测定
002504021020000	2504	抗角蛋白丝聚集素（丝集蛋白）抗体测定
002504021030000	2504	抗麦胶蛋白（麦醇溶蛋白）抗体（AGA）测定
002504021040000	2504	抗肌内膜抗体（EMA）测定
002504021050000	2504	抗去非唾液糖蛋白受体（抗 ASGPR 抗体）测定
002504021060000	2504	抗 sp100 抗体测定
002504021070000	2504	抗肝 / 肾微粒 1 型抗体（抗 LKM-1 抗体）测定
002504021080000	2504	抗酿酒酵母（ASCA）抗体测定
002504021090000	2504	抗肠杯状细胞抗体测定
002504021100000	2504	抗胰腺腺胞抗体测定
002504021110000	2504	抗氨基酸抗体
002504021120000	2504	抗核抗体
002504021130000	2504	抗表皮细胞基底膜抗体（类天疱疮抗体）测定
002504021140000	2504	桥粒芯糖蛋白 -3 抗体（抗 Dsg-3 抗体）测定
002504021150000	2504	抗桥粒芯糖蛋白 -1 抗体（抗 Dsg-1 抗体）测定
002504021160000	2504	抗 BP180 抗体测定
002504021170000	2504	抗突变型瓜氨酸波型蛋白（MCV）抗体测定
002504021180000	2504	抗 C1q 抗体测定
002504021190000	2504	DNA 酶活性（DnaseI）检测

续表

项目代码	二级/三级代码	项目名称
002504021200000	2504	抗凝血酶原抗体测定
002504021210000	2504	抗肌内膜抗体检测
002504030010000	2504	甲型肝炎抗体测定（Anti-HAV）
002504030010100	2504	甲型肝炎抗体测定（IgG）
002504030010200	2504	甲型肝炎抗体测定（IgM）
002504030020000	2504	甲型肝炎抗原测定（HAVAg）
002504030020100	2504	甲型肝炎抗原测定（HAVAg）（各种免疫学方法）
002504030020200	2504	甲型肝炎抗原测定（HAVAg）（荧光探针法）
002504030030000	2504	乙型肝炎 DNA 测定
002504030040000	2504	乙型肝炎表面抗原测定（HBsAg）
002504030040001	2504	乙型肝炎表面抗原测定（HBsAg）（定量分析加收）
002504030050000	2504	乙型肝炎表面抗体测定（AntiHBs）
002504030050001	2504	乙型肝炎表面抗体测定（AntiHBs）（定量分析加收）
002504030060000	2504	乙型肝炎 e 抗原测定（HBeAg）
002504030060001	2504	乙型肝炎 e 抗原测定（HBeAg）（定量分析加收）
002504030070000	2504	乙型肝炎 e 抗体测定（AntiHBe）
002504030070001	2504	乙型肝炎 e 抗体测定（AntiHBe）（定量分析加收）
002504030080000	2504	乙型肝炎核心抗原测定（HBcAg）
002504030080001	2504	乙型肝炎核心抗原测定（HBcAg）（定量分析加收）
002504030090000	2504	乙型肝炎核心抗体测定（Anti-HBc）
002504030100000	2504	乙型肝炎核心 IgM 抗体测定（Anti-HBcIgM）
002504030110000	2504	乙型肝炎病毒外膜蛋白前 S1 抗原测定
002504030110100	2504	乙型肝炎病毒外膜蛋白前 S1 抗原测定（前 S1 抗体）
002504030120000	2504	乙型肝炎病毒外膜蛋白前 S2 抗原测定
002504030120100	2504	乙型肝炎病毒外膜蛋白前 S2 抗原测定（前 S2 抗体测定）
002504030130000	2504	丙型肝炎 RNA 测定
002504030140000	2504	丙型肝炎抗体测定（Anti-HCV）
002504030150000	2504	丁型肝炎抗体测定（Anti-HDV）

化
验
费

项目代码	二级 / 三级代码	项目名称
002504030160000	2504	丁型肝炎抗原测定（HDVAg）
002504030170000	2504	戊型肝炎抗体测定（Anti-HEV）
002504030170100	2504	戊型肝炎抗体测定（Anti-HEV）（各种免疫学方法）
002504030170200	2504	戊型肝炎抗体测定（Anti-HEV）（荧光探针法）
002504030180000	2504	庚型肝炎 IgG 抗体测定（Anti-HGVIgG）
002504030180100	2504	庚型肝炎 IgG 抗体测定（Anti-HGVIgG）（荧光探针法）
002504030180200	2504	庚型肝炎 IgG 抗体测定（Anti-HGVIgG）（各种免疫学方法）
002504030190000	2504	人免疫缺陷病毒抗体测定（Anti-HIV）
002504030190100	2504	人免疫缺陷病毒抗体测定（Anti-HIV）（单扩法）
002504030190200	2504	人免疫缺陷病毒抗体测定（Anti-HIV）（印迹法）
002504030190300	2504	人免疫缺陷病毒抗体测定（Anti-HIV）（各种免疫学方法）
002504030200000	2504	弓形体抗体测定
002504030200100	2504	弓形体抗体测定（荧光探针法）
002504030200200	2504	弓形体抗体测定（各种免疫学方法）
002504030210000	2504	风疹病毒抗体测定
002504030210100	2504	风疹病毒抗体测定（各种免疫学方法）
002504030210200	2504	风疹病毒抗体测定（荧光探针法）
002504030220000	2504	巨细胞病毒抗体测定
002504030220100	2504	巨细胞病毒抗体测定（IgG）
002504030220200	2504	巨细胞病毒抗体测定（IgM）
002504030230000	2504	单纯疱疹病毒抗体测定
002504030230100	2504	单纯疱疹病毒抗体测定（荧光探针法）
002504030230200	2504	单纯疱疹病毒抗体测定（各种免疫学方法）
002504030240000	2504	单纯疱疹病毒抗体测定
002504030240100	2504	单纯疱疹病毒抗体测定（IgG）
002504030240200	2504	单纯疱疹病毒抗体测定（IgM）

项目代码	二级/三级代码	项目名称
002504030250000	2504	EB 病毒抗体测定
002504030250100	2504	EB 病毒抗体测定（IgG）
002504030250200	2504	EB 病毒抗体测定（IgM）
002504030250300	2504	EB 病毒抗体测定（IgA）
002504030250400	2504	EB 病毒抗体测定（EBV-CA）
002504030250500	2504	EB 病毒抗体测定（EBV-EA）
002504030250600	2504	EB 病毒抗体测定（EBNAIgG）
002504030250700	2504	EB 病毒抗体测定（EBVIgM）
002504030250800	2504	EB 病毒抗体测定（EBNA-G）
002504030260000	2504	呼吸道合胞病毒抗体测定
002504030270000	2504	呼吸道合胞病毒抗原测定
002504030280000	2504	副流感病毒抗体测定
002504030290000	2504	天疱疮抗体测定
002504030300000	2504	水痘 - 带状疱疹病毒抗体测定
002504030310000	2504	腺病毒抗体测定
002504030310100	2504	腺病毒抗体测定（荧光探针法）
002504030310200	2504	腺病毒抗体测定（各种免疫学方法）
002504030320000	2504	人轮状病毒抗原测定
002504030330000	2504	流行性出血热病毒抗体测定
002504030330100	2504	流行性出血热病毒抗体测定（IgG）
002504030330200	2504	流行性出血热病毒抗体测定（IgM）
002504030340000	2504	狂犬病毒抗体测定
002504030340100	2504	狂犬病毒抗体测定（凝集法）
002504030340200	2504	狂犬病毒抗体测定（各种免疫学方法）
002504030350000	2504	病毒血清学试验
002504030350100	2504	病毒血清学试验（脊髓灰质炎病毒）
002504030350200	2504	病毒血清学试验（柯萨奇病毒）
002504030350300	2504	病毒血清学试验（流行性乙型脑炎病毒）
002504030350400	2504	病毒血清学试验（流行性腮腺炎病毒）
002504030350500	2504	病毒血清学试验（麻疹病毒）

续表

项目代码	二级 / 三级代码	项目名称
002504030360000	2504	嗜异性凝集试验
002504030370000	2504	冷凝集试验
002504030380000	2504	肥达氏反应
002504030390000	2504	外斐氏反应
002504030400000	2504	斑疹伤寒抗体测定
002504030410000	2504	布氏杆菌凝集试验
002504030420000	2504	细菌抗体测定
002504030420100	2504	细菌抗体测定（各种免疫学方法）
002504030420200	2504	细菌抗体测定（荧光探针法）
002504030430000	2504	抗链球菌溶血素 O 测定（ASO）
002504030430100	2504	抗链球菌溶血素 O 测定（ASO）（凝集法）
002504030430200	2504	抗链球菌溶血素 O 测定（ASO）（免疫法）
002504030440000	2504	抗链球菌透明质酸酶试验
002504030450000	2504	鼠疫血清学试验
002504030460000	2504	芽生菌血清学试验
002504030470000	2504	耶尔森氏菌血清学试验
002504030480000	2504	组织胞浆菌血清学试验
002504030490000	2504	野兔热血清学试验
002504030500000	2504	肺炎支原体血清学试验
002504030500100	2504	肺炎支原体血清学试验（凝集法）
002504030500200	2504	肺炎支原体血清学试验（荧光探针法）
002504030510000	2504	沙眼衣原体肺炎血清学试验
002504030520000	2504	立克次体血清学试验
002504030530000	2504	梅毒螺旋体特异抗体测定
002504030530100	2504	梅毒螺旋体特异抗体测定（凝集法）
002504030530200	2504	梅毒螺旋体特异抗体测定（荧光探针法）
002504030530300	2504	梅毒螺旋体特异抗体测定（印迹法）
002504030540000	2504	快速血浆反应素试验（RPR）
002504030550000	2504	不加热血清反应素试验
002504030560000	2504	钩端螺旋体病血清学试验

续表

项目代码	二级/三级代码	项目名称
002504030570000	2504	莱姆氏螺旋体抗体测定
002504030580000	2504	念珠菌病血清学试验
002504030590000	2504	曲霉菌血清学试验
002504030600000	2504	新型隐球菌荚膜抗原测定
002504030610000	2504	孢子丝菌血清学试验
002504030620000	2504	球孢子菌血清学试验
002504030630000	2504	猪囊尾蚴抗原和抗体测定
002504030640000	2504	肺吸虫抗原和抗体测定
002504030650000	2504	各类病原体 DNA 测定
002504030660000	2504	人乳头瘤病毒(HPV)核酸检测
002504030670000	2504	埃可病毒抗体检测
002504030680000	2504	尿液人类免疫缺陷病毒 I 型(HIV- I)抗体测定
002504030680100	2504	尿液人类免疫缺陷病毒 I 型(HIV- I)抗体测定 (RNA 定量测定)
002504030690000	2504	严重急性呼吸综合征冠状病毒抗体测定
002504030690100	2504	严重急性呼吸综合征冠状病毒抗体测定(IgG)
002504030690200	2504	严重急性呼吸综合征冠状病毒抗体测定(IgM)
002504030700000	2504	单纯疱疹病毒抗原测定
002504030710000	2504	丙型肝炎病毒(HCV)基因分型
002504030720000	2504	乙型肝炎病毒(HBV)基因分型
002504030730000	2504	庚型肝炎病毒核糖核酸定性(HGV-RNA)
002504030740000	2504	TT 病毒抗体检测
002504030750000	2504	鹦鹉热衣原体检测
002504030760000	2504	肺炎衣原体抗体检测
002504030770000	2504	白三烯 B4 水平测定
002504030770100	2504	白三烯 B4 水平测定(白三烯 E4)
002504030780000	2504	幽门螺杆菌快速检测
002504030790000	2504	13 碳尿素呼气试验
002504030800000	2504	幽门螺杆菌粪便抗原检查

项目代码	二级/三级代码	项目名称
002504030810000	2504	粪便空肠弯曲菌抗原测定
002504030820000	2504	流感病毒抗原检测
002504030830000	2504	流感病毒抗体检测
002504030840000	2504	丙型肝炎核心抗原测定
002504040010000	2504	癌胚抗原测定（CEA）
002504040010100	2504	癌胚抗原测定（CEA）（各种免疫学方法）
002504040010200	2504	癌胚抗原测定（CEA）（化学发光法）
002504040020000	2504	甲胎蛋白测定（AFP）
002504040020100	2504	甲胎蛋白测定（AFP）（各种免疫学方法）
002504040020200	2504	甲胎蛋白测定（AFP）（化学发光法）
002504040030000	2504	副蛋白免疫学检查
002504040040000	2504	碱性胎儿蛋白测定（BFP）
002504040050000	2504	总前列腺特异性抗原测定（TPSA）
002504040050100	2504	总前列腺特异性抗原测定（TPSA）（各种免疫学方法）
002504040050200	2504	总前列腺特异性抗原测定（TPSA）（化学发光法）
002504040060000	2504	游离前列腺特异性抗原测定（FPSA）
002504040060100	2504	游离前列腺特异性抗原测定（FPSA）（各种免疫学方法）
002504040060200	2504	游离前列腺特异性抗原测定（FPSA）（化学发光法）
002504040070000	2504	复合前列腺特异性抗原（CPSA）测定
002504040080000	2504	前列腺酸性磷酸酶测定（PAP）
002504040080100	2504	前列腺酸性磷酸酶测定（化学发光法）
002504040080200	2504	前列腺酸性磷酸酶测定（各种免疫学方法）
002504040090000	2504	神经元特异性烯醇化酶测定（NSE）
002504040090100	2504	神经元特异性烯醇化酶测定（化学发光法）
002504040090200	2504	神经元特异性烯醇化酶测定（各种免疫学方法）
002504040100000	2504	细胞角蛋白19片段测定（CYFRA21-1）

续表

项目代码	二级 / 三级代码	项目名称
002504040100100	2504	细胞角蛋白 19 片段测定(CYFRA21-1)- 化学发光法
002504040100200	2504	细胞角蛋白 19 片段测定(CYFRA21-1)- 各种免疫学方法
002504040110000	2504	糖类抗原测定
002504040110100	2504	糖类抗原测定(各种免疫学方法)
002504040110200	2504	糖类抗原测定(化学发光法)
002504040120000	2504	鳞状细胞癌相关抗原测定(SCC)
002504040120100	2504	鳞状细胞癌相关抗原测定(SCC)(各种免疫学法)
002504040120200	2504	鳞状细胞癌相关抗原测定(SCC)(化学发光法)
002504040130000	2504	肿瘤坏死因子测定(TNF)
002504040130100	2504	肿瘤坏死因子测定(TNF)(各种免疫学方法)
002504040130200	2504	肿瘤坏死因子测定(TNF)(化学发光法)
002504040140000	2504	肿瘤相关抗原测定
002504040140100	2504	肿瘤相关抗原测定(MG-Ags)
002504040140200	2504	肿瘤相关抗原测定(TA-4)
002504040150000	2504	铁蛋白测定
002504040160000	2504	显形胶质蛋白(AP)测定
002504040170000	2504	恶性肿瘤特异生长因子(TSGF)测定
002504040180000	2504	触珠蛋白测定
002504040190000	2504	酸性糖蛋白测定
002504040200000	2504	细菌抗原分析
002504040210000	2504	Ⅰ型胶原吡啶交联终肽测定(ICTP)
002504040220000	2504	组织多肽特异抗原(TPS)测定
002504040230000	2504	端粒酶活性检测
002504040240000	2504	等克分子前列腺特异抗原测定
002504040250000	2504	尿核基质蛋白(NMP22)测定
002504040260000	2504	甲胎蛋白异质体测定
002504040270000	2504	人附睾分泌蛋白(HE4)测定
002504040280000	2504	高尔基体蛋白 73(GP73)测定

化验费

项目代码	二级/三级代码	项目名称
002504050010000	2504	总 IgE 测定
002504050010100	2504	总 IgE 测定(各种免疫学方法)
002504050020000	2504	吸入物变应原筛查
002504050020100	2504	吸入物变应原筛查(各种免疫学方法)
002504050030000	2504	食入物变应原筛查
002504050030100	2504	食入物变应原筛查(各种免疫学方法)
002504050040000	2504	特殊变应原(多价变应原)筛查
002504050040100	2504	特殊变应原(多价变应原)筛查(混合虫螨)
002504050040200	2504	特殊变应原(多价变应原)筛查(混合霉菌)
002504050040300	2504	特殊变应原(多价变应原)筛查(多价动物毛)
002504050050000	2504	专项变应原(单价变应原)筛查
002504050050100	2504	专项变应原(单价变应原)筛查(牛奶)
002504050050200	2504	专项变应原(单价变应原)筛查(蛋清)
002504050060000	2504	嗜酸细胞阳离子蛋白(ECP)测定
002504050070000	2504	循环免疫复合物(CIC)测定
002504050080000	2504	脱敏免疫球蛋白 IgG 测定
002504050090000	2504	脱敏免疫球蛋白 IgG4 测定
002505010010000	2505	一般细菌涂片检查
002505010020000	2505	结核菌涂片检查
002505010030000	2505	浓缩集菌抗酸菌检测
002505010040000	2505	特殊细菌涂片检查
002505010040100	2505	特殊细菌涂片检查(淋球菌)
002505010040200	2505	特殊细菌涂片检查(新型隐球菌)
002505010040300	2505	特殊细菌涂片检查(梅毒螺旋体)
002505010040400	2505	特殊细菌涂片检查(白喉棒状杆菌)
002505010050000	2505	麻风菌镜检
002505010060000	2505	梅毒螺旋体镜检
002505010070000	2505	艰难梭菌检查
002505010080000	2505	耐甲氧西林葡萄球菌检测(MRSA、MRS)
002505010090000	2505	一般细菌培养及鉴定

项目代码	二级/三级代码	项目名称
002505010100000	2505	尿培养加菌落计数
002505010110000	2505	血培养及鉴定
002505010120000	2505	厌氧菌培养及鉴定
002505010130000	2505	结核菌培养
002505010140000	2505	淋球菌培养
002505010150000	2505	白喉棒状杆菌培养及鉴定
002505010160000	2505	百日咳杆菌培养
002505010170000	2505	嗜血杆菌培养
002505010180000	2505	霍乱弧菌培养
002505010190000	2505	副溶血弧菌培养
002505010200000	2505	L 型菌培养
002505010210000	2505	空肠弯曲菌培养
002505010220000	2505	幽门螺杆菌培养及鉴定
002505010230000	2505	军团菌培养
002505010240000	2505	O-157 大肠埃希菌培养及鉴定
002505010250000	2505	沙门菌、志贺菌培养及鉴定
002505010260000	2505	真菌涂片检查
002505010270000	2505	真菌培养及鉴定
002505010280000	2505	念珠菌镜检
002505010290000	2505	念珠菌培养
002505010300000	2505	念珠菌系统鉴定
002505010300100	2505	念珠菌系统鉴定(仪器法)
002505010300200	2505	念珠菌系统鉴定(手工法)
002505010310000	2505	衣原体检查
002505010310100	2505	衣原体检查(免疫学法)
002505010310200	2505	衣原体检查(培养法)
002505010310300	2505	衣原体检查(电镜法)
002505010320000	2505	衣原体培养
002505010330000	2505	支原体检查
002505010340000	2505	支原体培养及药敏

项目代码	二级/三级代码	项目名称
002505010350000	2505	轮状病毒检测
002505010350100	2505	轮状病毒检测(凝集法)
002505010350200	2505	轮状病毒检测(免疫学法)
002505010350300	2505	轮状病毒检测(电镜法)
002505010360000	2505	其他病毒的血清学诊断
002505010370000	2505	病毒培养与鉴定
002505010380000	2505	滴虫培养
002505010390000	2505	细菌性阴道病唾液酸酶测定
002505010400000	2505	真菌D-葡聚糖检测
002505010400100	2505	真菌D-葡聚糖检测(真菌D-肽聚糖检测)
002505010410000	2505	乙型肝炎病毒基因YMDD变异测定
002505010410100	2505	乙型肝炎病毒基因YMDD变异测定(YIDD变异测定)
002505020010000	2505	常规药敏定性试验
002505020020000	2505	常规药敏定量试验(MIC)
002505020030000	2505	真菌药敏试验
002505020040000	2505	结核菌药敏试验
002505020040100	2505	结核菌药敏试验(仪器法)
002505020040200	2505	结核菌药敏试验(手工法)
002505020050000	2505	厌氧菌药敏试验
002505020060000	2505	血清杀菌水平测定
002505020070000	2505	联合药物敏感试验
002505020080000	2505	抗生素最小抑/杀菌浓度测定
002505020090000	2505	体液抗生素浓度测定
002505020090100	2505	体液抗生素浓度测定(色谱法)
002505020090200	2505	体液抗生素浓度测定(免疫法)
002505020090300	2505	体液抗生素浓度测定(荧光偏振法)
002505020100000	2505	肿瘤细胞化疗药物敏感试验
002505030010000	2505	肠毒素检测

项目代码	二级/三级代码	项目名称
002505030020000	2505	细菌毒素测定
002505030030000	2505	病原体乳胶凝集试验快速检测
002505030040000	2505	细菌分型
002505030050000	2505	内毒素鲎定性试验
002505030060000	2505	内毒素鲎定量测定
002505030070000	2505	O-129 试验
002505030080000	2505	β- 内酰胺酶试验
002505030090000	2505	超广谱 β- 内酰胺酶试验
002505030100000	2505	耐万古霉素基因试验
002505030100100	2505	耐万古霉素基因试验（基因 A）
002505030100200	2505	耐万古霉素基因试验（基因 B）
002505030100300	2505	耐万古霉素基因试验（基因 C）
002505030110000	2505	DNA 探针技术查 meeA 基因
002505030120000	2505	梅毒荧光抗体 FTA-ABS 测定
002506010010000	2506	粪寄生虫镜检
002506010010100	2506	粪寄生虫镜检（寄生虫）
002506010010200	2506	粪寄生虫镜检（原虫）
002506010010300	2506	粪寄生虫镜检（虫卵）
002506010020000	2506	粪寄生虫卵集卵镜检
002506010030000	2506	粪寄生虫卵计数
002506010040000	2506	寄生虫卵孵化试验
002506010050000	2506	血液疟原虫检查
002506010060000	2506	血液微丝蚴检查
002506010070000	2506	血液回归热螺旋体检查
002506010080000	2506	血液黑热病利—集氏体检查
002506010090000	2506	血液弓形虫检查
002506020010000	2506	各种寄生虫免疫学检查
002506020010100	2506	各种寄生虫免疫学检查（凝集法）
002506020010200	2506	各种寄生虫免疫学检查（一般免疫学法）
002506020010300	2506	各种寄生虫免疫学检查（双扩法）

续表

项目代码	二级/三级代码	项目名称
002506020010400	2506	各种寄生虫免疫学检查（免疫印迹法）
002507000010000	2507	外周血细胞染色体检查
002507000020000	2507	脆性 X 染色体检查
002507000030000	2507	血高分辨染色体检查
002507000040000	2507	血姐妹染色体互换试验
002507000050000	2507	脐血染色体检查
002507000060000	2507	进行性肌营养不良基因分析
002507000070000	2507	肝豆状核变性基因分析
002507000080000	2507	血友病甲基因分析
002507000090000	2507	脆 X 综合征基因诊断
002507000100000	2507	唐氏综合征筛查
002507000110000	2507	性别基因（SRY）检测
002507000120000	2507	脱氧核糖核酸（DNA）倍体分析
002507000130000	2507	染色体分析
002507000140000	2507	培养细胞的染色体分析
002507000150000	2507	苯丙氨酸测定（PKU）
002507000160000	2507	血苯丙酮酸定量
002507000170000	2507	白血病融合基因分型
002507000170100	2507	白血病融合基因分型（BCR-ABL）
002507000170200	2507	白血病融合基因分型（AML1-ETO/MTG8）
002507000170300	2507	白血病融合基因分型（PML-RARα）
002507000170400	2507	白血病融合基因分型（TEL-AML1）
002507000170500	2507	白血病融合基因分型（MLL-ENL）
002507000170600	2507	白血病融合基因分型（PBX-E2A）
002507000180000	2507	流感病毒核糖核酸检测
002507000190000	2507	基因相关检测
002507000190100	2507	单基因遗传病基因突变检查
002507000190200	2507	遗传性耳聋基因检测
002507000190300	2507	化学药物用药指导的基因检测
002507000190400	2507	病原体用药指导的基因检测

续表

项目代码	二级/三级代码	项目名称
002600000010000	26	ABO 红细胞定型
002600000020000	26	ABO 血型鉴定
002600000030000	26	ABO 亚型鉴定
002600000040000	26	Rh 血型鉴定
002600000050000	26	Rh 血型其他抗原鉴定
002600000060000	26	特殊血型抗原鉴定
002600000060100	26	特殊血型抗原鉴定（Ii 血型）
002600000060200	26	特殊血型抗原鉴定（Lewis 血型）
002600000060300	26	特殊血型抗原鉴定（MNSs 血型）
002600000060400	26	特殊血型抗原鉴定（Lutheran 血型）
002600000060500	26	特殊血型抗原鉴定（P 血型）
002600000060600	26	特殊血型抗原鉴定（Kell 血型）
002600000060700	26	特殊血型抗原鉴定（Duffy 血型）
002600000060800	26	特殊血型抗原鉴定（Kidd 血型）
002600000060900	26	特殊血型抗原鉴定（Diego 血型）
002600000061000	26	特殊血型抗原鉴定（Auberger 血型）
002600000061100	26	特殊血型抗原鉴定（Sid 血型）
002600000061200	26	特殊血型抗原鉴定（Colton 血型）
002600000061300	26	特殊血型抗原鉴定（Yt 血型）
002600000061400	26	特殊血型抗原鉴定（Dombrock 血型）
002600000061500	26	特殊血型抗原鉴定（Vel 血型）
002600000061600	26	特殊血型抗原鉴定（Scianna 血型）
002600000061700	26	特殊血型抗原鉴定（Xg 血型）
002600000061800	26	特殊血型抗原鉴定（Gerbich 血型）
002600000061900	26	特殊血型抗原鉴定（Wright 血型）
002600000062000	26	特殊血型抗原鉴定（Stoltzfus 血型）
002600000070000	26	血型单特异性抗体鉴定
002600000070001	26	血型单特异性抗体鉴定（增加谱红细胞加收）
002600000080000	26	血型抗体特异性鉴定（吸收试验）
002600000090000	26	血型抗体特异性鉴定（放散试验）

化
验
费

项目代码	二级/三级代码	项目名称
002600000100000	26	血型抗体效价测定
002600000110000	26	盐水介质交叉配血
002600000120000	26	特殊介质交叉配血
002600000120100	26	特殊介质交叉配血(白蛋白法)
002600000120200	26	特殊介质交叉配血(Liss法)
002600000120300	26	特殊介质交叉配血(酶处理法)
002600000120400	26	特殊介质交叉配血(抗人球蛋白法)
002600000120500	26	特殊介质交叉配血(凝集胺法)
002600000130000	26	疑难交叉配血
002600000140000	26	唾液ABH血型物质测定
002600000150000	26	Rh阴性确诊试验
002600000160000	26	白细胞特异性和组织相关融性(HLA)抗体检测
002600000170000	26	血小板特异性和组织相关融性(HLA)抗体检测
002600000180000	26	红细胞系统血型抗体致新生儿溶血病检测
002600000190000	26	血小板交叉配合试验
002600000200000	26	淋巴细胞毒试验
002600000200100	26	淋巴细胞毒试验(一般实验)
002600000200200	26	淋巴细胞毒试验(快速实验)
002600000210000	26	群体反应抗体检测
002600000220000	26	人组织相容性抗原Ⅰ类(HLA-Ⅰ)分型
002600000220100	26	人组织相容性抗原Ⅰ类(HLA-Ⅰ)分型(可溶性HLA-I)
002600000220200	26	人组织相容性抗原Ⅰ类(HLA-Ⅰ)分型(基因配型)
002600000220300	26	人组织相容性抗原Ⅰ类(HLA-Ⅰ)分型(血清学配型)
002600000230000	26	人组织相容性抗原Ⅱ类(HLA-Ⅱ)分型
002600000230100	26	人组织相容性抗原Ⅱ类(HLA-Ⅱ)分型(基因配型)
002600000230200	26	人组织相容性抗原Ⅱ类(HLA-Ⅱ)分型(血清学配型)

续表

项目代码	二级/三级代码	项目名称
002701000010000	2701	尸检病理诊断
002701000010001	2701	尸检病理诊断(传染病和特异性感染病尸体酌情加收)
002701000020000	2701	儿童及胎儿尸检病理诊断
002701000030000	2701	尸体化学防腐处理
002702000000001	2702	细胞病理学检查与诊断(超过两张酌情加收)
002702000010000	2702	体液细胞学检查与诊断
002702000010001	2702	体液细胞学检查与诊断(需塑料包埋的标本酌情加收)
002702000010100	2702	体液细胞学检查与诊断(胸水)
002702000010200	2702	体液细胞学检查与诊断(腹水)
002702000010300	2702	体液细胞学检查与诊断(心包液)
002702000010400	2702	体液细胞学检查与诊断(脑脊液)
002702000010500	2702	体液细胞学检查与诊断(精液)
002702000010600	2702	体液细胞学检查与诊断(各种囊肿穿刺液)
002702000010700	2702	体液细胞学检查与诊断(唾液)
002702000010800	2702	体液细胞学检查与诊断(龈沟液)
002702000020000	2702	拉网细胞学检查与诊断
002702000030000	2702	细针穿刺细胞学检查与诊断
002702000040000	2702	脱落细胞学检查与诊断
002702000040100	2702	脱落细胞学检查与诊断(子宫内膜)
002702000040200	2702	脱落细胞学检查与诊断(宫颈)
002702000040300	2702	脱落细胞学检查与诊断(阴道)
002702000040400	2702	脱落细胞学检查与诊断(痰)
002702000040500	2702	脱落细胞学检查与诊断(乳腺溢液)
002702000040600	2702	脱落细胞学检查与诊断(窥镜刷片及其他脱落细胞)
002702000050000	2702	细胞学计数
002702000050100	2702	细胞学计数(支气管灌洗液)

化验费

项目代码	二级/三级代码	项目名称
002702000050200	2702	细胞学计数（脑脊液）
002703000010000	2703	穿刺组织活检检查与诊断
002703000010001	2703	穿刺组织活检检查与诊断（以两个蜡块为基价，超过两个酌情加收）
002703000010100	2703	穿刺组织活检检查与诊断（肾）
002703000010200	2703	穿刺组织活检检查与诊断（乳腺）
002703000010300	2703	穿刺组织活检检查与诊断（体表肿块）
002703000020000	2703	内镜组织活检检查与诊断
002703000020001	2703	内镜组织活检检查与诊断（超过两个每个加收）
002703000030000	2703	局部切除组织活检检查与诊断
002703000030001	2703	局部切除组织活检检查与诊断（超过两个每个加收）
002703000040000	2703	骨髓组织活检检查与诊断
002703000050000	2703	手术标本检查与诊断
002703000060000	2703	截肢标本病理检查与诊断
002703000070000	2703	牙齿及骨骼磨片诊断（不脱钙）
002703000080000	2703	牙齿及骨骼磨片诊断（脱钙）
002703000090000	2703	颌骨样本及牙体牙周样本诊断
002703000090001	2703	颌骨样本及牙体牙周样本诊断（超过两个加收）
002703000090002	2703	颌骨样本及牙体牙周样本诊断（不脱钙直接切片标本加收）
002703000100000	2703	全器官大切片检查与诊断
002704000000001	2704	冰冻切片与快速石蜡切片检查与诊断（特异性感染标本酌情加收）
002704000010000	2704	冰冻切片检查与诊断
002704000020000	2704	快速石蜡切片检查与诊断
002704000020100	2704	快速石蜡切片检查与诊断（快速细胞病理诊断）
002705000010000	2705	特殊染色及酶组织化学染色诊断
002705000020000	2705	免疫组织化学染色诊断
002705000030000	2705	免疫荧光染色诊断

续表

项目代码	二级/三级代码	项目名称
002706000010000	2706	普通透射电镜检查与诊断
002706000020000	2706	免疫电镜检查与诊断
002706000030000	2706	扫描电镜检查与诊断
002707000010000	2707	原位杂交技术
002707000020000	2707	印迹杂交技术
002707000020100	2707	印迹杂交技术（Southern）
002707000020200	2707	印迹杂交技术（Northern）
002707000020300	2707	印迹杂交技术（Western）
002707000030000	2707	脱氧核糖核酸（DNA）测序
002708000010000	2708	病理体视学检查与图像分析
002708000010100	2708	病理体视学检查与图像分析（流式细胞仪）
002708000010200	2708	病理体视学检查与图像分析（显微分光光度技术）
002708000020000	2708	宫颈细胞学计算机辅助诊断
002708000030000	2708	膜式病变细胞采集术
002708000040000	2708	液基薄层细胞制片术
002708000040100	2708	液基薄层细胞制片术（基细胞学薄片技术）
002708000040200	2708	液基薄层细胞制片术（液基细胞学超薄片技术）
002708000050000	2708	病理大体标本摄影
002708000060000	2708	显微摄影术
003102050080000	3102	电脑血糖监测
003102050090000	3102	连续动态血糖监测
003102050100000	3102	D-木糖耐量测定
003102060080000	3102	钾负荷试验
003102070050000	3102	组织胺激发试验
003106020060000	3106	血气分析
003108000030000	3108	混合淋巴细胞培养

5. 治疗费

治疗费与 1 271 项医疗服务项目映射。

项目代码	二级 / 三级代码	项目名称
001103000010000	1103	急诊监护费
001103000010100	1103	急诊监护费(半日)
001104000010000	1104	院前急救费
001104000010100	1104	院前急救费(内脏衰竭)
001104000010200	1104	院前急救费(外伤)
001104000010300	1104	院前急救费(烧伤)
001104000010400	1104	院前急救费(中毒)
001104000010500	1104	院前急救费(溺水)
001104000010600	1104	院前急救费(电击)
001104000010700	1104	院前危急重症抢救费
001201000010000	1201	重症监护
001201000150000	1201	机械辅助排痰
001202000010000	1202	大抢救
001202000020000	1202	中抢救
001202000030000	1202	小抢救
001203000010000	1203	氧气吸入
001203000010001	1203	氧气吸入(加压给氧加收)
001203000010100	1203	氧气吸入(低流量给氧)
001203000010101	1203	氧气吸入低流量给氧(加压给氧)
001203000010102	1203	氧气吸入低流量给氧(持续吸氧)
001203000010103	1203	氧气吸入低流量给氧(间断吸氧)
001203000010200	1203	氧气吸入(中心给氧)
001203000010201	1203	氧气吸入中心给氧(加压给氧)
001203000010202	1203	氧气吸入中心给氧(持续吸氧)
001203000010203	1203	氧气吸入中心给氧(间断吸氧)
001203000010300	1203	氧气吸入(氧气创面治疗)

续表

项目代码	二级/三级代码	项目名称
001203000010301	1203	氧气吸入氧气创面治疗(加压给氧)
001203000010302	1203	氧气吸入氧气创面治疗(持续吸氧)
001203000010303	1203	氧气吸入氧气创面治疗(间断吸氧)
001204000010000	1204	肌肉注射
001204000010100	1204	肌肉注射(皮下注射)
001204000010200	1204	肌肉注射(皮内注射)
001204000010300	1204	皮试
001204000020000	1204	静脉注射
001204000020100	1204	静脉注射(静脉采血)
001204000040000	1204	动脉加压注射
001204000040100	1204	动脉加压注射(动脉采血)
001204000050000	1204	皮下输液
001204000060000	1204	静脉输液
001204000060001	1204	静脉输液(使用微量泵或输液泵按小时加收)
001204000060100	1204	静脉输液(输血)
001204000060200	1204	静脉输液(注药)
001204000060300	1204	静脉输液(留置静脉针)
001204000070000	1204	小儿头皮静脉输液
001204000080000	1204	静脉高营养治疗
001204000100000	1204	静脉穿刺置管术
001204000110000	1204	中心静脉穿刺置管术
001204000110001	1204	中心静脉穿刺置管术(测压加收)
001204000110100	1204	中心静脉穿刺置管术(深静脉穿刺置管术)
001204000130000	1204	抗肿瘤化学药物配置
001204000130001	1204	抗肿瘤化学药物配置(大剂量药物加收)
001205000000000	1205	清创缝合
001205000010000	1205	大清创缝合
001205000020000	1205	中清创缝合
001205000030000	1205	小清创缝合
001206000000100	1206	换药(外擦药物治疗)

治疗费

项目代码	二级/三级代码	项目名称
001206000010000	1206	特大换药
001206000020000	1206	大换药
001206000020100	1206	大换药(外擦药物治疗)
001206000030000	1206	中换药
001206000030100	1206	中换药(外擦药物治疗)
001206000040000	1206	小换药
001206000040100	1206	小换药(外擦药物治疗)
001207000010000	1207	雾化吸入
001207000010100	1207	雾化吸入(超声)
001207000010200	1207	雾化吸入(高压泵)
001207000010300	1207	雾化吸入(氧化雾化)
001207000010400	1207	雾化吸入(蒸气雾化吸入)
001207000010500	1207	雾化吸入(机械通气经呼吸机管道雾化给药)
001208000010000	1208	鼻饲管置管
001208000010001	1208	鼻饲管置管(注食)
001208000010002	1208	鼻饲管置管(注药)
001208000010003	1208	鼻饲管置管(十二指肠灌注)
001208000020000	1208	肠内高营养治疗
001209000010000	1209	胃肠减压
001209000010100	1209	胃肠减压(负压引流)
001209000010200	1209	胃肠减压(引流管引流)
001210000010000	1210	洗胃
001210000010001	1210	洗胃(使用洗胃机酌情加收)
001211000010000	1211	一般物理降温
001211000010100	1211	一般物理降温(酒精擦浴)
001211000010200	1211	一般物理降温(冰袋)
001211000020000	1211	特殊物理降温
001212000010000	1212	坐浴
001213000010000	1213	冷热湿敷
001214000010000	1214	引流管冲洗

续表

项目代码	二级/三级代码	项目名称
001214000010001	1214	引流管冲洗(更换引流装置)
001215000010000	1215	灌肠
001215000010100	1215	灌肠(一般灌肠)
001215000010200	1215	灌肠(保留灌肠)
001215000010300	1215	灌肠(三通氧气灌肠)
001215000020000	1215	清洁灌肠
001215000020100	1215	清洁灌肠(经肛门清洁灌肠)
001215000020200	1215	清洁灌肠(经口全消化道清洁洗肠)
001215000030000	1215	辅助通便
001216000010000	1216	导尿
001216000010100	1216	导尿(留置导尿)
001216000010200	1216	导尿(一次性导尿)
001216000020000	1216	膀胱冲洗
001216000030000	1216	持续膀胱冲洗
001216000030100	1216	持续膀胱冲洗(加压持续冲洗)
001217000010000	1217	肛管排气
002306000010000	2306	131 碘 - 甲亢治疗
002306000020000	2306	131 碘 - 功能自主性甲状腺瘤治疗
002306000030000	2306	131 碘 - 甲状腺癌转移灶治疗
002306000040000	2306	131 碘 - 肿瘤抗体放免治疗
002306000050000	2306	32 磷 - 胶体腔内治疗
002306000060000	2306	32 磷 - 血液病治疗
002306000070000	2306	32 磷 - 微球介入治疗
002306000080000	2306	90 钇 - 微球介入治疗
002306000090000	2306	89 锶 - 骨转移瘤治疗
002306000100000	2306	153 钐 -EDTMP 骨转移瘤治疗
002306000110000	2306	188 铼 -HEDP 骨转移瘤治疗
002306000120000	2306	131 碘 -MIBG 恶性肿瘤治疗
002306000130000	2306	核素组织间介入治疗
002306000140000	2306	核素血管内介入治疗

治疗费

项目代码	二级/三级代码	项目名称
002306000150000	2306	99 锝（云克）治疗
002306000160000	2306	90 锶贴敷治疗
002306000170000	2306	组织间粒子植入术
002306000170100	2306	组织间粒子植入术（放射性粒子植入术）
002306000170200	2306	组织间粒子植入术（化疗药物粒子植入术）
002400000000100	2400	（四）放射治疗（治疗计划）
002400000000200	2400	（四）放射治疗（模拟定位）
002400000000300	2400	（四）放射治疗（治疗）
002400000000400	2400	（四）放射治疗（模具）
002401000000001	2401	放射治疗计划及剂量计算（疗程中修改计划酌情加收）
002401000010000	2401	人工制订治疗计划（简单）
002401000020000	2401	人工制订治疗计划（复杂）
002401000030000	2401	计算机治疗计划系统（TPS）
002401000040000	2401	特定计算机治疗计划系统
002401000040100	2401	特定计算机治疗计划系统（加速器适型）
002401000040200	2401	特定计算机治疗计划系统（伽玛刀）
002401000040300	2401	特定计算机治疗计划系统（X 刀之 TPS）
002401000040400	2401	特定计算机治疗计划系统（逆向调强 TPS 及优化）
002401000050000	2401	放射治疗的适时监控
002401000060000	2401	点剂量验证
002401000070000	2401	二维剂量验证
002401000080000	2401	三维剂量验证
002402000000001	2402	模拟定位（疗程中修改定位酌情加收）
002402000000002	2402	模拟定位（疗程中定位验证酌情加收）
002402000010000	2402	简易定位
002402000010100	2402	简易定位（X 线机简易模拟定位）
002402000010200	2402	简易定位（B 超简易模拟定位）
002402000010300	2402	简易定位（CT 简易模拟定位）

项目代码	二级 / 三级代码	项目名称
002402000020000	2402	专用 X 线机模拟定位
002402000030000	2402	专用 X 线机复杂模拟定位
002402000030100	2402	专用 X 线机复杂模拟定位(CT 模拟机定位)
002403000010000	2403	深部 X 线照射
002403000020000	2403	60 钴外照射(固定照射)
002403000030000	2403	60 钴外照射(特殊照射)
002403000030100	2403	60 钴外照射(特殊照射)(旋转)
002403000030200	2403	60 钴外照射(特殊照射)(弧形)
002403000030300	2403	60 钴外照射(特殊照射)(楔形滤板)
002403000040000	2403	直线加速器放疗(固定照射)
002403000050000	2403	直线加速器放疗(特殊照射)
002403000050100	2403	直线加速器放疗(特殊照射)(旋转)
002403000050200	2403	直线加速器放疗(特殊照射)(门控)
002403000050300	2403	直线加速器放疗(特殊照射)(弧形)
002403000050400	2403	直线加速器放疗(特殊照射)(楔形滤板)
002403000060000	2403	直线加速器适型治疗
002403000070000	2403	X 刀治疗
002403000080000	2403	伽玛刀治疗
002403000090000	2403	不规则野大面积照射
002403000100000	2403	半身照射
002403000110000	2403	全身 60 钴照射
002403000120000	2403	全身 X 线照射
002403000130000	2403	全身电子线照射
002403000140000	2403	术中放疗
002403000150000	2403	适型调强放射治疗(IMRT)
002403000160000	2403	快中子外照射
002404000010000	2404	浅表部位后装治疗
002404000020000	2404	腔内后装放疗
002404000030000	2404	组织间插置放疗
002404000040000	2404	手术置管放疗

治疗费

续表

项目代码	二级 / 三级代码	项目名称
002404000050000	2404	皮肤贴敷后装放疗
002404000060000	2404	血管内后装放疗
002404000070000	2404	快中子后装治疗(中子刀)
002405000000100	2405	模具设计及制作(斗篷野)
002405000000200	2405	模具设计及制作(倒 Y 野)
002405000010000	2405	合金模具设计及制作
002405000010100	2405	合金模具设计及制作(电子束制模)
002405000010200	2405	合金模具设计及制作(适型制模)
002405000020000	2405	填充模具设计及制作
002405000030000	2405	补偿物设计及制作
002405000040000	2405	面模设计及制作
002405000050000	2405	体架
002405000050100	2405	体架(头架)
002406000010000	2406	低氧放疗耐力测定
002407000010000	2407	深部热疗
002407000010100	2407	深部热疗(超声热疗)
002407000010200	2407	深部热疗(电磁波热疗)
002407000020000	2407	高强度超声聚焦刀治疗
002407000020100	2407	高强度超声聚焦刀治疗(各种实体性恶性肿瘤治疗)
002407000030000	2407	体表肿瘤电化学治疗
002407000040000	2407	肿瘤消融术
003103000080000	3103	镜片检测
003103000090000	3103	隐形眼镜配置
003103000320000	3103	低视力助视器试验
003103000360000	3103	泪道冲洗
003103000840000	3103	低功率氦 - 氖激光治疗
003103000840100	3103	低功率氦 - 氖激光治疗(温热激光)
003103000860000	3103	光动力疗法(PDT)

续表

项目代码	二级/三级代码	项目名称
003103000870000	3103	睑板腺按摩
003103000880000	3103	冲洗结膜囊
003103000890000	3103	睑结膜伪膜去除冲洗
003103000920000	3103	沙眼摩擦压挤术
003103000980000	3103	协调器治疗
003103000990000	3103	后像治疗
003103001070000	3103	双眼单视功能训练
003103001080000	3103	弱视训练
003104010280000	3104	助听器选配试验
003104010290000	3104	电子耳蜗编程
003104010300000	3104	真耳分析
003104010390000	3104	上鼓室冲洗术
003104010410000	3104	耵聍冲洗
003104010410100	3104	耵聍冲洗（耳道冲洗）
003104010420000	3104	耳正负压治疗
003104010430000	3104	波氏法咽鼓管吹张
003104010440000	3104	导管法咽鼓管吹张
003104010500000	3104	耳石复位治疗
003104020120000	3104	鼻腔冲洗
003104020150000	3104	鼻窦冲洗
003104020190000	3104	鼻负压置换治疗
003104020200000	3104	脱敏治疗
003104020210000	3104	快速脱敏治疗
003104020220000	3104	前鼻孔填塞
003104020230000	3104	后鼻孔填塞
003104030050000	3104	计算机言语疾病矫治
003105000000001	3105	口腔颌面（疑难病症治疗加收）
003105000000002	3105	口腔颌面（与医疗美容相关的治疗加收）
003105000000003	3105	口腔颌面（正畸专业治疗18岁以上成人加收）
003105020020000	3105	根管长度测量

治疗费

项目代码	二级/三级代码	项目名称
003105070020000	3105	错𬌗畸形治疗设计
003105070020001	3105	错𬌗畸形治疗设计(使用计算机进行三维𬌗模型测量和X线头影测量酌情加收)
003105070020100	3105	错𬌗畸形治疗设计(牙𬌗模型测量:含手工模型测量牙弓长度、拥挤度或三维牙𬌗模型计算机测量)
003105070020200	3105	错𬌗畸形治疗设计(模型诊断性排牙:含上下颌模型排牙)
003105070030000	3105	固定矫治器复诊处置
003105070040000	3105	活动矫治器复诊处置
003105070050000	3105	功能矫治器复诊处置
003105070060000	3105	特殊矫治器复诊处置
003105070060001	3105	特殊矫治器复诊处置(使用舌侧矫正器加收)
003105070060100	3105	特殊矫治器复诊处置(推杆式矫治)
003105100010000	3105	调𬌗
003105100020000	3105	氟防龋治疗
003105100020100	3105	氟防龋治疗(局部涂氟)
003105100020200	3105	氟防龋治疗(氟液含漱)
003105100020300	3105	氟防龋治疗(氟打磨)
003105100030000	3105	牙脱敏治疗
003105100030001	3105	牙脱敏治疗(使用激光脱敏仪加收)
003105100030100	3105	牙脱敏治疗(氟化钠)
003105100030200	3105	牙脱敏治疗(酚制剂)
003105100040000	3105	口腔局部冲洗上药
003105100040100	3105	口腔局部冲洗上药(牙周袋内上药)
003105100040200	3105	口腔局部冲洗上药(黏膜病变部位上药)
003105100050000	3105	不良修复体拆除
003105100050100	3105	不良修复体拆除(不良修复体及不良充填体)
003105100070000	3105	口腔局部止血
003105100070100	3105	口腔局部止血(拔牙后出血)

项目代码	二级 / 三级代码	项目名称
003105100070200	3105	口腔局部止血(各种口腔内局部出血的清理创面)
003105100070300	3105	口腔局部止血(填塞)
003105100070400	3105	口腔局部止血(缝合)
003105100110000	3105	拆除固定装置
003105100110100	3105	拆除固定装置(去除由各种原因使用的口腔固定材料)
003105110010000	3105	简单充填术
003105110010100	3105	简单充填术(Ⅰ、Ⅴ类洞的充填)
003105110020000	3105	复杂充填术
003105110020100	3105	复杂充填术(Ⅱ、Ⅲ、Ⅳ类洞及大面积缺损的充填)
003105110020200	3105	复杂充填术(大面积缺损的充填)
003105110020300	3105	复杂充填术(化学微创祛龋术)
003105110030000	3105	牙体桩钉固位修复术
003105110030100	3105	牙体桩钉固位修复术(大面积缺损的充填)
003105110040000	3105	牙体缺损粘接修复术
003105110050000	3105	充填体抛光术
003105110050100	3105	充填体抛光术(各类充填体的修整、抛光)
003105110060000	3105	前牙美容修复术
003105110060100	3105	前牙美容修复术(切角)
003105110060200	3105	前牙美容修复术(切缘)
003105110060300	3105	前牙美容修复术(关闭间隙)
003105110060400	3105	前牙美容修复术(畸形牙改形)
003105110060500	3105	前牙美容修复术(牙体缺陷)
003105110060600	3105	前牙美容修复术(着色牙贴面)
003105110070000	3105	树脂嵌体修复术
003105110070001	3105	树脂嵌体修复术(高嵌体修复加收)
003105110080000	3105	橡皮障隔湿法
003105110090000	3105	牙脱色术
003105110090001	3105	牙脱色术(特殊仪器加收)

治疗费

项目代码	二级/三级代码	项目名称
003105110090100	3105	牙脱色术(氟斑牙)
003105110090200	3105	牙脱色术(四环素牙)
003105110090300	3105	牙脱色术(变色牙)
003105110100000	3105	牙齿漂白术
003105110100001	3105	牙齿漂白术(使用特殊仪器酌情加收)
003105110100100	3105	牙齿漂白术(内漂白)
003105110100200	3105	牙齿漂白术(外漂白)
003105110110000	3105	盖髓术
003105110110100	3105	盖髓术(龋齿的特殊检查)
003105110120000	3105	牙髓失活术
003105110130000	3105	开髓引流术
003105110140000	3105	干髓术
003105110150000	3105	牙髓摘除术
003105110160000	3105	根管预备
003105110160001	3105	根管预备(使用特殊仪器加收)
003105110170000	3105	根管充填术
003105110170001	3105	根管充填术(使用特殊仪器加收)
003105110180000	3105	显微根管治疗术
003105110180001	3105	显微根管治疗术(使用特殊仪器酌情加收)
003105110180100	3105	显微根管治疗术(显微镜下复杂根管治疗)
003105110180200	3105	显微根管治疗术(根尖屏障制备)
003105110190000	3105	髓腔消毒术
003105110190001	3105	髓腔消毒术［使用特殊仪器(微波仪等)酌情加收］
003105110190100	3105	髓腔消毒术(髓腔或根管消毒)
003105110190200	3105	髓腔消毒术(瘘管治疗)
003105110200000	3105	牙髓塑化治疗术
003105110210000	3105	根管再治疗术
003105110210001	3105	根管再治疗术(使用显微镜、超声仪等特殊仪器加收)

续表

项目代码	二级/三级代码	项目名称
003105110210100	3105	根管再治疗术(取根管内充物)
003105110210200	3105	根管再治疗术(疑难根管口的定位)
003105110210300	3105	根管再治疗术(不通根管的扩通)
003105110210400	3105	根管再治疗术(取根管内折断器械)
003105110220000	3105	髓腔穿孔修补术
003105110220001	3105	髓腔穿孔修补术(使用特殊仪器加收)
003105110220200	3105	髓腔穿孔修补术(根管穿孔)
003105110230000	3105	根管壁穿孔外科修补术
003105110230001	3105	根管壁穿孔外科修补术(使用特殊仪器酌情加收)
003105110250000	3105	根管内固定术
003105120020000	3105	窝沟封闭
003105120030000	3105	乳牙预成冠修复
003105120030100	3105	乳牙预成冠修复(合金冠修复乳磨牙大面积牙体缺损)
003105120040000	3105	儿童前牙树脂冠修复
003105120040100	3105	儿童前牙树脂冠修复[树脂冠修复前牙大面积牙体缺损(外伤及龋患)]
003105120050000	3105	制戴固定式缺隙保持器
003105120060000	3105	制戴活动式缺隙保持器
003105120070000	3105	制戴活动矫正器
003105120070100	3105	制戴活动矫正器(乳牙列部分错𬌗畸形的矫治)
003105120070200	3105	制戴活动矫正器(混合牙列部分错𬌗畸形的矫治)
003105120080000	3105	前牙根折根牵引
003105120090000	3105	钙化桥打通术
003105120110000	3105	活髓切断术
003105130010000	3105	洁治
003105130010100	3105	洁治(超声洁治)
003105130010200	3105	洁治(手工洁治)

治疗费

项目代码	二级/三级代码	项目名称
003105130020000	3105	龈下刮治
003105130020001	3105	龈下刮治(后压龈下刮治加收)
003105130020100	3105	龈下刮治(龈下超声刮治)
003105130020200	3105	龈下刮治(手工刮治)
003105130030000	3105	牙周固定
003105130030100	3105	牙周固定(结扎)
003105130030200	3105	牙周固定(联合固定)
003105130040000	3105	去除牙周固定
003105130050000	3105	牙面光洁术
003105130050100	3105	牙面光洁术(洁治后抛光)
003105130050200	3105	牙面光洁术(洁治后喷砂)
003105130060000	3105	牙龈保护剂塞治
003105130070000	3105	急性坏死性龈炎局部清创
003105130070200	3105	急性坏死性龈炎局部清创(药物冲洗)
003105130070300	3105	急性坏死性龈炎局部清创(上药)
003105140010000	3105	口腔黏膜病系统治疗设计
003105140020000	3105	口腔黏膜雾化治疗
003105140030000	3105	口腔黏膜病特殊治疗
003105140030100	3105	口腔黏膜病特殊治疗(红外线)
003105140030200	3105	口腔黏膜病特殊治疗(微波)
003105140030300	3105	口腔黏膜病特殊治疗(冷冻)
003105140030400	3105	口腔黏膜病特殊治疗(射频)
003105150010000	3105	颞下颌关节复位
003105150020000	3105	冠周炎局部治疗
003105150030000	3105	干槽症换药
003105150040000	3105	涎腺导管扩大术
003105150050000	3105	腮腺导管内药物灌注治疗
003105150060000	3105	面神经功能训练
003105150070000	3105	腭裂术后语音训练治疗
003105150070100	3105	腭裂术后语音训练治疗(常规语音治疗)

续表

项目代码	二级/三级代码	项目名称
003105150070200	3105	腭裂术后语音训练治疗(鼻咽纤维镜反馈治疗)
003105150070300	3105	腭裂术后语音训练治疗(鼻音计反馈治疗)
003105150070400	3105	腭裂术后语音训练治疗(听说反馈治疗)
003105150070500	3105	腭裂术后语音训练治疗(腭电图仪反馈治疗)
003105160030000	3105	调磨𬌗垫
003105170010000	3105	冠修复
003105170010100	3105	冠修复(全冠)
003105170010200	3105	冠修复(半冠)
003105170010300	3105	冠修复(3/4冠)
003105170020000	3105	嵌体修复
003105170020200	3105	嵌体修复(高嵌体)
003105170020300	3105	嵌体修复(嵌体冠)
003105170030000	3105	桩核根帽修复
003105170040000	3105	贴面修复
003105170050000	3105	桩冠修复
003105170050100	3105	桩冠修复(简单桩冠)
003105170050200	3105	桩冠修复(铸造桩冠)
003105170060000	3105	固定桥
003105170060100	3105	固定桥(双端固定桥)
003105170060200	3105	固定桥(单端固定桥)
003105170060300	3105	固定桥[粘结桥(马里兰桥)]
003105170070000	3105	固定修复计算机辅助设计
003105170070100	3105	固定修复计算机辅助设计(全冠)
003105170070200	3105	固定修复计算机辅助设计(嵌体)
003105170070300	3105	固定修复计算机辅助设计(固定桥)
003105170080000	3105	咬合重建
003105170080100	3105	咬合重建(复杂冠桥修复)
003105170090000	3105	粘结
003105170090100	3105	粘结(嵌体)
003105170090200	3105	粘结(冠)

治疗费

项目代码	二级/三级代码	项目名称
003105170090300	3105	粘结［桩核粘结（酸蚀、消毒、粘固）］
003105180010000	3105	活动桥
003105180010100	3105	活动桥（普通弯制卡环）
003105180010200	3105	活动桥（整体铸造卡环）
003105180010300	3105	活动桥（支托活动桥）
003105180020000	3105	塑料可摘局部义齿
003105180020100	3105	塑料可摘局部义齿（普通弯制卡环塑料可摘局部义齿）
003105180020200	3105	塑料可摘局部义齿（无卡环塑料可摘局部义齿）
003105180020300	3105	塑料可摘局部义齿（普通覆盖义齿）
003105180020400	3105	塑料可摘局部义齿（弹性隐形义齿）
003105180030000	3105	铸造可摘局部义齿
003105180030100	3105	铸造可摘局部义齿（覆盖义齿）
003105180040000	3105	美容义齿
003105180040100	3105	美容义齿（双牙列义齿）
003105180040200	3105	美容义齿（化妆义齿）
003105180050000	3105	即刻义齿
003105180050100	3105	即刻义齿（拔牙前制作即刻义齿）
003105180050200	3105	即刻义齿（拔牙后即刻或数日内戴入的各类塑料义齿和暂时义齿）
003105180060000	3105	附着体义齿
003105180060100	3105	附着体义齿（可摘义齿）
003105180060200	3105	附着体义齿（固定义齿）
003105180060300	3105	附着体义齿（活动固定联合修复）
003105180070000	3105	总义齿
003105180070100	3105	总义齿（覆盖义齿）
003105180070200	3105	总义齿（无唇翼义齿）
003105190010000	3105	拆冠桥
003105190010001	3105	拆冠桥（铸造冠拆除加收）
003105190020000	3105	拆桩

项目代码	二级/三级代码	项目名称
003105190020100	3105	拆桩(预成桩)
003105190020200	3105	拆桩(各种材料的桩核)
003105190030000	3105	加焊
003105190030001	3105	加焊(激光焊接加收)
003105190030002	3105	加焊(>2mm加收)
003105190030100	3105	加焊(锡焊)
003105190030200	3105	加焊(金焊)
003105190030300	3105	加焊(银焊)
003105190040000	3105	加装饰面
003105190040100	3105	加装饰面(桩冠)
003105190040200	3105	加装饰面(桥体)
003105190050000	3105	烤瓷冠崩瓷修理
003105190050100	3105	烤瓷冠崩瓷修理(粘结)
003105190050200	3105	烤瓷冠崩瓷修理(树脂修补)
003105190060000	3105	调改义齿
003105190070000	3105	取局部殆关系记录
003105190090000	3105	加人工牙
003105190100000	3105	义齿接长基托
003105190100100	3105	义齿接长基托(边缘)
003105190100200	3105	义齿接长基托(游离端)
003105190100300	3105	义齿接长基托(义齿鞍基)
003105190110000	3105	义齿裂纹及折裂修理
003105190120000	3105	义齿组织面重衬
003105190120100	3105	义齿组织面重衬(硬衬)
003105190120200	3105	义齿组织面重衬(软衬)
003105190130000	3105	加卡环
003105190130100	3105	加卡环(加钢丝)
003105190130200	3105	加卡环(铸造卡环)
003105190140000	3105	增加铸造基托
003105190150000	3105	加殆支托

治疗费

续表

项目代码	二级/三级代码	项目名称
003105190160000	3105	加铸殆面
003105190170000	3105	增加加固装置
003105190170100	3105	增加加固装置(加固钢丝)
003105190170200	3105	增加加固装置(网)
003105190180000	3105	加连接杆
003105190190000	3105	塑料殆面加高咬合
003105190200000	3105	弹性假牙龈
003105190210000	3105	镀金加工
003105190220000	3105	铸造加工
003105190230000	3105	配金加工
003105190240000	3105	黄金材料加工
003105190250000	3105	加磁性固位体
003105190260000	3105	附着体增换
003105190260100	3105	附着体增换(附着体更换)
003105200010000	3105	殆垫
003105200020000	3105	肌松弛治疗
003105210010000	3105	腭护板导板矫治
003105210010001	3105	腭护板导板矫治(加放射治疗装置加收)
003105210010002	3105	腭护板导板矫治(间接法制作加收)
003105210020000	3105	义颌修复
003105210020001	3105	义颌修复(上或下颌骨一侧全切加收)
003105210020002	3105	义颌修复(分段或分区双重印模双收)
003105210020100	3105	义颌修复(中空阻塞器)
003105210020200	3105	义颌修复(义齿)
003105210020300	3105	义颌修复(义耳)
003105210020400	3105	义颌修复(义鼻)
003105210020500	3105	义颌修复(义眼)
003105210030000	3105	软腭抬高器治疗
003105210030001	3105	软腭抬高器治疗(咽阻塞器加收)
003105210030100	3105	软腭抬高器治疗(制作上颌腭托)

续表

项目代码	二级 / 三级代码	项目名称
003105210030200	3105	软腭抬高器治疗（舌不良运动矫治器）
003105210030300	3105	软腭抬高器治疗（咽阻塞器）
003105210040000	3105	骨折后义齿夹板固位及殆板治疗
003105210040100	3105	骨折后义齿夹板固位及殆板治疗（上颌骨骨折）
003105210040200	3105	骨折后义齿夹板固位及殆板治疗（下颌骨骨折）
003105220010000	3105	乳牙期安氏Ⅰ类错殆正畸治疗
003105220010001	3105	乳牙期安氏Ⅰ类错殆正畸治疗（前牙或后牙开殆加收）
003105220010100	3105	乳牙期安氏Ⅰ类错殆正畸治疗（含乳牙早失、乳前牙反殆的矫治）
003105220010200	3105	乳牙期安氏Ⅰ类错殆正畸治疗（使用间隙保持器、活动矫治器）
003105220020000	3105	替牙期安氏Ⅰ类错殆活动矫治器正畸治疗
003105220020100	3105	替牙期安氏Ⅰ类错殆活动矫治器正畸治疗（替牙障碍）
003105220020200	3105	替牙期安氏Ⅰ类错殆活动矫治器正畸治疗（不良口腔习惯的矫治）
003105220030000	3105	替牙期安氏Ⅰ类错殆固定矫治器正畸治疗
003105220030100	3105	替牙期安氏Ⅰ类错殆固定矫治器正畸治疗（使用简单固定矫治器）
003105220030200	3105	替牙期安氏Ⅰ类错殆固定矫治器正畸治疗（使用常规固定矫治器治疗）
003105220040000	3105	恒牙期安氏Ⅰ类错殆固定矫治器正畸治疗
003105220040001	3105	恒牙期安氏Ⅰ类错殆固定矫治器正畸治疗（伴开殆、深覆殆等疑难病例加收）
003105220040002	3105	恒牙期安氏Ⅰ类错殆固定矫治器正畸治疗（阻生齿开窗矫治病例加收）
003105220040003	3105	恒牙期安氏Ⅰ类错殆固定矫治器正畸治疗（拔牙病例加收）
003105220040100	3105	恒牙期安氏Ⅰ类错殆固定矫治器正畸治疗（拥挤不拔牙病例）

治疗费

续表

项目代码	二级/三级代码	项目名称
003105220040200	3105	恒牙期安氏Ⅰ类错𬌗固定矫治器正畸治疗(牙列间隙病例)
003105220040300	3105	恒牙期安氏Ⅰ类错𬌗固定矫治器正畸治疗(简单拥挤双尖牙拔牙病例)
003105220050000	3105	乳牙期安氏Ⅱ类错𬌗正畸治疗
003105220050100	3105	乳牙期安氏Ⅱ类错𬌗正畸治疗(乳牙早失、上颌前突、乳前牙反𬌗的矫治)
003105220050200	3105	乳牙期安氏Ⅱ类错𬌗正畸治疗(使用间隙保持器、活动矫治器治疗)
003105220060000	3105	替牙期安氏Ⅱ类错𬌗口腔不良习惯正畸治疗
003105220060100	3105	替牙期安氏Ⅱ类错𬌗口腔不良习惯正畸治疗(简单固定矫治器)
003105220060200	3105	替牙期安氏Ⅱ类错𬌗口腔不良习惯正畸治疗(活动矫治器)
003105220070000	3105	替牙期牙性安氏Ⅱ类错𬌗活动矫治器正畸治疗
003105220070001	3105	替牙期牙性安氏Ⅱ类错𬌗活动矫治器正畸治疗(前牙反𬌗加收)
003105220070002	3105	替牙期牙性安氏Ⅱ类错𬌗活动矫治器正畸治疗(前牙或后牙开𬌗加收)
003105220070003	3105	替牙期牙性安氏Ⅱ类错𬌗活动矫治器正畸治疗(严重深覆𬌗加收)
003105220070100	3105	替牙期牙性安氏Ⅱ类错𬌗活动矫治器正畸治疗(含替牙障碍)
003105220070200	3105	替牙期牙性安氏Ⅱ类错𬌗活动矫治器正畸治疗(上颌前突)
003105220080000	3105	替牙期牙性安氏Ⅱ类错𬌗固定矫治器正畸治疗
003105220080001	3105	替牙期牙性安氏Ⅱ类错𬌗固定矫治器正畸治疗(前牙反𬌗加收)
003105220080002	3105	替牙期牙性安氏Ⅱ类错𬌗固定矫治器正畸治疗(前牙或后牙开𬌗加收)
003105220080003	3105	替牙期牙性安氏Ⅱ类错𬌗固定矫治器正畸治疗(严重深覆𬌗加收)

续表

项目代码	二级/三级代码	项目名称
003105220080100	3105	替牙期牙性安氏Ⅱ类错𬌗固定矫治器正畸治疗（简单固定矫正器）
003105220080200	3105	替牙期牙性安氏Ⅱ类错𬌗固定矫治器正畸治疗（常规固定矫正器）
003105220090000	3105	替牙期骨性安氏Ⅱ类错𬌗正畸治疗
003105220090001	3105	替牙期骨性安氏Ⅱ类错𬌗正畸治疗（前牙反𬌗加收）
003105220090002	3105	替牙期骨性安氏Ⅱ类错𬌗正畸治疗（前牙或后牙开𬌗加收）
003105220090003	3105	替牙期骨性安氏Ⅱ类错𬌗正畸治疗（严重深覆𬌗加收）
003105220090100	3105	替牙期骨性安氏Ⅱ类错𬌗正畸治疗（严重上颌前突）
003105220090200	3105	替牙期骨性安氏Ⅱ类错𬌗正畸治疗（活动矫治器治疗或简单固定矫治器）
003105220100000	3105	恒牙早期安氏Ⅱ类错𬌗功能矫治器治疗
003105220100001	3105	恒牙早期安氏Ⅱ类错𬌗功能矫治器治疗（前牙或后牙开𬌗加收）
003105220100002	3105	恒牙早期安氏Ⅱ类错𬌗功能矫治器治疗（严重深覆𬌗加收）
003105220100100	3105	恒牙早期安氏Ⅱ类错𬌗功能矫治器治疗（严重牙性Ⅱ类错𬌗和骨性Ⅱ类错𬌗）
003105220100200	3105	恒牙早期安氏Ⅱ类错𬌗功能矫治器治疗（使用Frankel功能矫治器Ⅱ型或Activator功能矫治器，其他功能矫治器）
003105220110000	3105	恒牙期牙性安氏Ⅱ类错𬌗固定矫治器治疗
003105220110001	3105	恒牙期牙性安氏Ⅱ类错𬌗固定矫治器治疗（伴前牙严重开𬌗、深覆𬌗加收）
003105220110002	3105	恒牙期牙性安氏Ⅱ类错𬌗固定矫治器治疗（阻生齿开窗矫治、磨牙拔除矫治加收）
003105220110100	3105	恒牙期牙性安氏Ⅱ类错𬌗固定矫治器治疗（牙性安氏Ⅱ类错𬌗拥挤不拔牙病例）
003105220110200	3105	恒牙期牙性安氏Ⅱ类错𬌗固定矫治器治疗（简单拥挤拔牙病例）

治疗费

项目代码	二级/三级代码	项目名称
003105220120000	3105	恒牙期骨性安氏Ⅱ类错𬌗固定矫治器拔牙治疗
003105220120001	3105	恒牙期骨性安氏Ⅱ类错𬌗固定矫治器拔牙治疗（伴前牙严重开𬌗、深覆𬌗等复杂疑难病例加收）
003105220120002	3105	恒牙期骨性安氏Ⅱ类错𬌗固定矫治器拔牙治疗（阻生齿开窗矫治、磨牙拔除矫治加收）
003105220120100	3105	恒牙期骨性安氏Ⅱ类错𬌗固定矫治器拔牙治疗（骨性安氏Ⅱ类错𬌗拔牙病例）
003105220130000	3105	乳牙期安氏Ⅲ类错𬌗正畸治疗
003105220130100	3105	乳牙期安氏Ⅲ类错𬌗正畸治疗（乳前牙反𬌗）
003105220130200	3105	乳牙期安氏Ⅲ类错𬌗正畸治疗（使用活动矫治器或下颌连冠式斜面导板治疗）
003105220140000	3105	替牙期安氏Ⅲ类错𬌗正畸治疗
003105220140001	3105	替牙期安氏Ⅲ类错𬌗正畸治疗（全牙弓反𬌗加收）
003105220140100	3105	替牙期安氏Ⅲ类错𬌗正畸治疗（前牙反𬌗）
003105220140200	3105	替牙期安氏Ⅲ类错𬌗正畸治疗（使用活动矫治器）
003105220150000	3105	替牙期安氏Ⅲ错𬌗功能矫治器治疗
003105220150001	3105	替牙期安氏Ⅲ类错𬌗功能矫治器治疗（伴开𬌗、深覆𬌗等疑难病加收）
003105220150100	3105	替牙期安氏Ⅲ类错𬌗功能矫治器治疗（严重牙性Ⅲ类错𬌗和骨性Ⅲ类错𬌗）
003105220150200	3105	替牙期安氏Ⅲ类错𬌗功能矫治器治疗（使用rankel功能矫治器Ⅲ型、其他功能矫治器）
003105220160000	3105	恒牙期安氏Ⅲ类错𬌗固定矫治器治疗
003105220160001	3105	恒牙期安氏Ⅲ类错𬌗固定矫治器治疗（全牙弓反𬌗加收）
003105220160002	3105	恒牙期安氏Ⅲ类错𬌗固定矫治器治疗（伴开𬌗、深覆𬌗等复杂疑难病加收）
003105220160003	3105	恒牙期安氏Ⅲ类错𬌗固定矫治器治疗（磨牙拔除矫治加收）
003105220160100	3105	恒牙期安氏Ⅲ类错𬌗固定矫治器治疗（牙性安氏Ⅲ类错𬌗拥挤不拔牙病例）

续表

项目代码	二级/三级代码	项目名称
003105220160200	3105	恒牙期安氏Ⅲ类错𬌗固定矫治器治疗(简单拥挤拔牙病例)
003105220170000	3105	恒牙期骨性安氏Ⅲ类错𬌗固定矫治器拔牙治疗
003105220170001	3105	恒牙期骨性安氏Ⅲ类错𬌗固定矫治器拔牙治疗(隐形材料加收)
003105220170100	3105	恒牙期骨性安氏Ⅲ类错𬌗固定矫治器拔牙治疗(骨性安氏Ⅲ类错𬌗拔牙病例)
003105220180000	3105	牙周病伴错𬌗畸形活动矫治器正畸治疗
003105220180001	3105	牙周病伴错𬌗畸形活动矫治器正畸治疗(重度牙周炎的正畸治疗加收)
003105220180100	3105	牙周病伴错𬌗畸形活动矫治器正畸治疗(局部牙周炎的正畸治疗)
003105220190000	3105	牙周病伴错𬌗畸形固定矫治器正畸治疗
003105220190001	3105	牙周病伴错𬌗畸形固定矫治器正畸治疗(伴开𬌗、深覆𬌗等疑难病加收)
003105220190002	3105	牙周病伴错𬌗畸形固定矫治器正畸治疗(拔牙矫治加收)
003105220190100	3105	牙周病伴错𬌗畸形固定矫治器正畸治疗(局部牙周炎的正畸治疗)
003105220200000	3105	创伤正畸治疗
003105220200100	3105	合创伤正畸治疗(由咬合因素引起的合创伤)
003105220200200	3105	合创伤正畸治疗(用活动矫治器或固定矫治器治疗)
003105220210000	3105	单侧唇腭裂序列正畸治疗
003105220210100	3105	单侧唇腭裂序列正畸治疗(单侧牙槽突裂)
003105220210200	3105	单侧唇腭裂序列正畸治疗(无骨骼畸形和面部畸形)
003105220210300	3105	单侧唇腭裂序列正畸治疗(腭托使用的正畸治疗)
003105220210400	3105	侧唇腭裂序列正畸治疗(面部畸形)
003105220220000	3105	早期颜面不对称正畸治疗

治疗费

项目代码	二级/三级代码	项目名称
003105220220100	3105	早期颜面不对称正畸治疗（替牙期由错𬌗引起或颜面不对称伴错𬌗的病例）
003105220220200	3105	早期颜面不对称正畸治疗（使用活动矫治器和固定矫治器）
003105220230000	3105	恒牙期颜面不对称正畸治疗
003105220230100	3105	恒牙期颜面不对称正畸治疗（恒牙期由错𬌗引起或颜面不对称伴错𬌗的早期正畸治疗）
003105220230200	3105	恒牙期颜面不对称正畸治疗（用活动矫治器或固定矫治器）
003105220240000	3105	颅面畸形正畸治疗
003105220240100	3105	颅面畸形正畸治疗（Crouzon 综合征、Apert 综合征、Treacher-Collins 综合征）
003105220240200	3105	颅面畸形正畸治疗（用活动矫治器或固定矫治器治疗）
003105220250000	3105	颞下颌关节病正畸治疗
003105220250100	3105	颞下颌关节病正畸治疗（颞下颌关节的弹响、疼痛、关节盘移位等的正畸治疗）
003105220250200	3105	颞下颌关节病正畸治疗（用活动矫治器或固定矫治器治疗）
003105220260000	3105	正颌外科术前术后正畸治疗
003105220260100	3105	正颌外科术前术后正畸治疗（安氏Ⅱ类严重骨性错）
003105220260200	3105	正颌外科术前术后正畸治疗（安氏Ⅲ类严重骨性错）
003105220260300	3105	正颌外科术前术后正畸治疗（严重骨性开）
003105220260400	3105	正颌外科术前术后正畸治疗（严重腭裂）
003105220260500	3105	正颌外科术前术后正畸治疗（面部偏斜）
003105220260600	3105	正颌外科术前术后正畸治疗（其他颅面畸形的正颌外科术前、术后）
003105220260700	3105	正颌外科术前术后正畸治疗（使用固定矫治器治疗）
003105220270000	3105	睡眠呼吸暂停综合征（OSAS）正畸治疗

续表

项目代码	二级 / 三级代码	项目名称
003105220270100	3105	睡眠呼吸暂停综合征（OSAS）正畸治疗（各种表现的睡眠呼吸暂停及相应错𬌗的正畸治疗）
003105220280000	3105	正畸保持器治疗
003105230030000	3105	种植过渡义齿
003105230040000	3105	种植体 - 真牙栓道式附着体
003105230050000	3105	种植覆盖义齿
003105230050100	3105	种植覆盖义齿（全口杆卡式）
003105230050200	3105	颜面赝复体种植修复（眼缺损修复）
003105230050300	3105	种植覆盖义齿（磁附着式）
003105230050400	3105	颜面赝复体种植修复（耳缺损修复）
003105230050500	3105	种植覆盖义齿（套筒冠）
003105230050600	3105	颜面赝复体种植修复（鼻缺损修复）
003105230050700	3105	颜面赝复体种植修复（颌面缺损修复）
003105230070000	3105	颜面赝复体种植修复
003106030010000	3106	呼吸机辅助呼吸
003106030020000	3106	无创辅助通气
003106030020100	3106	无创辅助通气［持续气道正压（CPAP）］
003106030020200	3106	无创辅助通气［双水平气道正压（BIPAP）］
003106030030000	3106	体外膈肌起搏治疗
003106050110000	3106	经纤支镜引导支气管腔内放疗
003106060020000	3106	恶性肿瘤腔内灌注治疗
003106060020100	3106	恶性肿瘤腔内灌注治疗（结核病灌注治疗）
003106070010000	3106	高压氧舱治疗
003106070020000	3106	单人舱治疗
003106070020100	3106	单人舱治疗（纯氧舱）
003106070030000	3106	婴儿氧舱治疗
003106070030100	3106	婴儿氧舱治疗（纯氧舱）
003106070040000	3106	急救单独开舱治疗
003106070050000	3106	舱内抢救

治疗费

项目代码	二级/三级代码	项目名称
003106070060000	3106	舱外高流量吸氧
003107010080000	3107	遥测心电监护
003107020060000	3107	临时起搏器应用
003107020130000	3107	体外经胸型心脏临时起搏术
003107020160000	3107	心脏电复律术
003107020170000	3107	心脏电除颤术
003107020180000	3107	体外自动心脏变律除颤术
003107020180100	3107	体外自动心脏变律除颤术(半自动)
003107020190000	3107	体外反搏治疗
003108000040000	3108	采自体血及保存
003108000050000	3108	血细胞分离单采
003108000050001	3108	血细胞分离单采(每增加循环量1 000ml加收)
003108000060000	3108	白细胞除滤
003108000060100	3108	白细胞除滤(全血)
003108000060200	3108	白细胞除滤(悬浮红细胞)
003108000060300	3108	白细胞除滤(血小板过滤)
003108000070000	3108	自体血回收
003108000070100	3108	自体血回收(术中自体血回输)
003108000080000	3108	血浆置换术
003108000090000	3108	血液照射
003108000090100	3108	血液照射(加速器或60钴照射源或照射2 000rad±)
003108000090200	3108	血液照射(自体)
003108000090300	3108	血液照射(异体)
003108000100000	3108	血液稀释疗法
003108000110000	3108	血液光量子自体血回输治疗
003108000110100	3108	血液光量子自体血回输治疗[光量子自体血回输(紫外光照射)]
003108000110200	3108	血液光量子自体血回输治疗(免疫三氧血回输治疗)
003108000130000	3108	骨髓血回输

续表

项目代码	二级/三级代码	项目名称
003108000140000	3108	外周血干细胞回输
003108000150000	3108	骨髓或外周血干细胞体外净化
003108000160000	3108	骨髓或外周血干细胞冷冻保存
003108000160100	3108	骨髓或外周血干细胞冷冻保存(程控降温仪或超低温)
003108000160200	3108	骨髓或外周血干细胞冷冻保存(液氮保存)
003108000190000	3108	配型不合异基因骨髓移植 T 细胞去除术
003108000190100	3108	配型不合异基因骨髓移植 T 细胞去除术(体外细胞培养法)
003108000190200	3108	配型不合异基因骨髓移植 T 细胞去除术(白细胞分离沉降)
003108000220000	3108	自体骨髓或外周血干细胞支持治疗
003108000230000	3108	脐血移植术
003108000230100	3108	脐血移植术(异体基因)
003108000230200	3108	脐血移植术(自体基因)
003108000240000	3108	细胞因子活化杀伤(CIK)细胞输注治疗
003108000240001	3108	细胞因子活化杀伤(CIK)细胞输注治疗(LAK细胞治疗酌情加收)
003108000240100	3108	细胞因子活化杀伤(CIK)细胞输注治疗[树突状细胞治疗(DC)]
003108000240200	3108	细胞因子活化杀伤(CIK)细胞输注治疗(LAK细胞治疗)
003109020100000	3109	体表胃起搏治疗
003109030110000	3109	先天性巨结肠清洁洗肠术
003109030120000	3109	肠套叠手法复位
003109030120100	3109	肠套叠手法复位(嵌顿疝手法复位)
003109040080000	3109	便秘及腹泻的生物反馈治疗
003109050230000	3109	人工肝治疗
003110000020000	3110	腹透机自动腹膜透析
003110000030000	3110	腹膜透析换液

治疗费

项目代码	二级/三级代码	项目名称
003110000040000	3110	腹膜透析换管
003110000060000	3110	血液透析
003110000060100	3110	血液透析（碳酸液透析）
003110000060200	3110	血液透析（醋酸液透析）
003110000070000	3110	血液滤过
003110000080000	3110	血液透析滤过
003110000090000	3110	连续性血浆滤过吸附
003110000100000	3110	血液灌流
003110000110000	3110	连续性血液净化
003110000110001	3110	连续性血液净化（机器法加收）
003110000110100	3110	连续性血液净化（人工法）
003110000110200	3110	连续性血液净化（机器法）
003110000130000	3110	结肠透析
003110000130100	3110	结肠透析（人工法）
003110000130200	3110	结肠透析（机器法）
003110000290000	3110	输尿管支架管冲洗
003110000400000	3110	体外冲击波碎石
003110000410000	3110	家庭腹膜透析治疗
003110000420000	3110	功能不良导管处理
003110000430000	3110	功能不良内瘘溶栓处理
003111000020000	3111	嵌顿包茎手法复位术
003111000080000	3111	促射精电动按摩
003111000150000	3111	前列腺按摩
003111000190000	3111	精液优化处理
003111000230000	3111	精子库供精信息技术咨询
003112010030000	3112	外阴病光照射治疗
003112010030100	3112	外阴病光照射治疗（光谱治疗）
003112010030200	3112	外阴病光照射治疗（远红外线治疗）
003112010050000	3112	阴道填塞
003112010060000	3112	阴道灌洗上药

续表

项目代码	二级/三级代码	项目名称
003112010190000	3112	宫腔填塞
003112010400000	3112	胚胎培养
003112010570000	3112	乳房按摩
003112010570100	3112	乳房按摩（微波按摩）
003112010570200	3112	乳房按摩（吸乳）
003112010590000	3112	未成熟卵体外成熟培养
003112010600000	3112	体外受精早期胚胎辅助孵化
003112010610000	3112	囊胚培养
003112010620000	3112	胚胎冷冻
003112010620100	3112	胚胎冷冻（精子冷冻）
003112010630000	3112	冷冻胚胎复苏
003112010630100	3112	冷冻胚胎复苏（精液冷冻复苏）
003112010750000	3112	卵巢组织冷冻
003112010760000	3112	卵巢组织冷冻保存
003112010770000	3112	卵巢组织冷冻复苏
003112010780000	3112	卵子赠送技术咨询
003112010790000	3112	卵子冷冻
003112010800000	3112	卵子冷冻保存
003112010810000	3112	卵子冷冻复苏
003112010820000	3112	体外受精随访
003112010830000	3112	复发性流产主动免疫治疗
003112010840000	3112	辅助生育技术安全性措施
003112020010000	3112	新生儿暖箱
003112020050000	3112	新生儿人工呼吸（正压通气）
003112020060000	3112	新生儿洗胃
003112020070000	3112	新生儿监护
003112020070100	3112	新生儿监护（单独心电监护）
003112020070200	3112	新生儿监护（心电、呼吸、血压监护）
003112020070300	3112	新生儿监护（心电、呼吸、血压、氧饱和度监护）
003112020080000	3112	新生儿脐静脉穿刺和注射

治疗费

续表

项目代码	二级/三级代码	项目名称
003112020090000	3112	新生儿蓝光治疗
003112020090001	3112	新生儿蓝光治疗(冷光源蓝光酌情加收)
003112020100000	3112	新生儿换血术
003112020120000	3112	新生儿辐射抢救治疗
003114000150000	3114	黑光治疗(PUVA治疗)
003114000160000	3114	红光治疗
003114000190000	3114	刮疣治疗
003114000200000	3114	丘疹挤粟治疗
003114000210000	3114	甲癣封包治疗
003114000240000	3114	药物面膜综合治疗
003114000290000	3114	粉刺去除术
003114000320000	3114	脉冲激光治疗
003114000320100	3114	脉冲激光治疗(鲜红斑痣等血管性皮肤病)
003114000320200	3114	脉冲激光治疗(太田痣等色素性皮肤病)
003114000330000	3114	二氧化碳(CO_2)激光治疗
003114000330100	3114	二氧化碳(CO_2)激光治疗(体表良性增生物)
003114000340000	3114	激光脱毛术
003114000350000	3114	激光除皱术
003114000360000	3114	氦氖(He-Ne)激光照射治疗
003114000360100	3114	氦氖(He-Ne)激光照射治疗(过敏性疾患)
003114000360200	3114	氦氖(He-Ne)激光照射治疗(疖肿)
003114000360300	3114	氦氖(He-Ne)激光照射治疗(血管内照射)
003114000370000	3114	氩激光治疗
003114000370100	3114	氩激光治疗(小肿物)
003114000380000	3114	激光治疗腋臭
003114000400000	3114	烧伤抢救(大)
003114000410000	3114	烧伤抢救(中)
003114000420000	3114	烧伤抢救(小)
003114000430000	3114	烧伤复合伤抢救
003114000430100	3114	烧伤复合伤抢救(严重电烧伤)

项目代码	二级/三级代码	项目名称
003114000430200	3114	烧伤复合伤抢救（吸入性损伤）
003114000430300	3114	烧伤复合伤抢救（爆震伤）
003114000430400	3114	烧伤复合伤抢救（烧伤复合伤合并中毒）
003114000470000	3114	护架烤灯
003114000480000	3114	烧伤大型远红外线治疗机治疗
003114000520000	3114	悬浮床治疗
003114000530000	3114	翻身床治疗
003114000540000	3114	烧伤功能训练床治疗
003114000550000	3114	烧伤后功能训练
003114000560000	3114	烧伤换药
003114000580000	3114	窄谱紫外线治疗
003114000630000	3114	吸入过敏原注射免疫治疗
003114000640000	3114	化学换肤术
003115030030000	3115	精神科监护
003115030040000	3115	电休克治疗
003115030050000	3115	多参数监护无抽搐电休克治疗
003115030060000	3115	暴露疗法和半暴露疗法
003115030070000	3115	胰岛素低血糖和休克治疗
003115030080000	3115	行为观察和治疗
003115030090000	3115	冲动行为干预治疗
003115030100000	3115	脑电生物反馈治疗
003115030110000	3115	脑反射治疗
003115030120000	3115	脑电治疗（A620）
003115030130000	3115	智能电针治疗
003115030140000	3115	经络氧疗法
003115030150000	3115	感觉统合治疗
003115030160000	3115	工娱治疗
003115030170000	3115	特殊工娱治疗
003115030180000	3115	音乐治疗
003115030190000	3115	暗示治疗

治疗费

续表

项目代码	二级/三级代码	项目名称
003115030200000	3115	松弛治疗
003115030210000	3115	漂浮治疗
003115030220000	3115	听力整合及语言训练
003115030230000	3115	心理咨询
003115030240000	3115	心理治疗
003115030250000	3115	麻醉分析
003115030260000	3115	催眠治疗
003115030270000	3115	森田疗法
003115030280000	3115	行为矫正治疗
003115030290000	3115	厌恶治疗
003115030300000	3115	脱瘾治疗
003115030310000	3115	进食障碍治疗
003205000140000	3205	冠脉内局部放射治疗术
003306090140000	3306	套筒冠设计安装
003306090150000	3306	种植基台及修复体固定螺丝折断取出
003306090160000	3306	螺丝固位种植义齿拆卸清洗
003306090170000	3306	邻面去釉
003306090180000	3306	牵张器加力调整
003315050300000	3315	尺骨上 1/3 骨折畸形愈合＋桡骨小头脱位矫正术
003315230010000	3315	手法牵引复位术
003315230020000	3315	皮肤牵引术
003315230060000	3315	石膏固定术(特大)
003315230060100	3315	石膏固定术(特大)(髋人字石膏)
003315230060200	3315	石膏固定术(特大)(石膏床)
003315230070000	3315	石膏固定术(大)
003315230070100	3315	石膏固定术(大)(下肢管型石膏)
003315230070200	3315	石膏固定术(大)(胸肩石膏)
003315230070300	3315	石膏固定术(大)(石膏背心)
003315230080000	3315	石膏固定术(中)
003315230080100	3315	石膏固定术(中)(石膏托)

续表

项目代码	二级/三级代码	项目名称
003315230080200	3315	石膏固定术(中)(上肢管型石膏)
003315230090000	3315	石膏固定术(小)
003315230090100	3315	石膏固定术(小)(前臂石膏托)
003315230090200	3315	石膏固定术(小)(管型及小腿"U"型石膏)
003315230100000	3315	石膏拆除术
003315230110000	3315	各部位多头带包扎术
003401000010000	3401	红外线治疗
003401000010100	3401	红外线治疗(TDP)
003401000010200	3401	红外线治疗(近红外线气功治疗)
003401000010300	3401	红外线治疗(红外线真空拔罐治疗红外线光浴治疗)
003401000010400	3401	红外线治疗(远红外医疗舱治疗)
003401000020000	3401	可见光治疗
003401000020100	3401	可见光治疗(红光照射)
003401000020200	3401	可见光治疗(蓝光照射)
003401000020300	3401	可见光治疗(蓝紫光照射)
003401000020400	3401	可见光治疗(太阳灯照射)
003401000030000	3401	偏振光照射
003401000040000	3401	紫外线治疗
003401000040100	3401	紫外线治疗(长波紫外线)
003401000040200	3401	紫外线治疗(中波紫外线)
003401000040300	3401	紫外线治疗(短波紫外线)
003401000040400	3401	紫外线治疗(低压紫外线)
003401000040500	3401	紫外线治疗(高压紫外线)
003401000040600	3401	紫外线治疗(水冷式)
003401000040700	3401	紫外线治疗(导子紫外线)
003401000040800	3401	紫外线治疗(生物剂量测定)
003401000040900	3401	紫外线治疗(光化学疗法)
003401000050000	3401	激光疗法

治疗费

项目代码	二级 / 三级代码	项目名称
003401000050100	3401	激光疗法（原光束）
003401000050200	3401	激光疗法（散焦激光疗法）
003401000060000	3401	光敏疗法
003401000060100	3401	光敏疗法（激光）
003401000060200	3401	光敏疗法（紫外线）
003401000070000	3401	电诊断
003401000070100	3401	电诊断（直流电检查）
003401000070200	3401	电诊断（感应电检查）
003401000070300	3401	电诊断（直流 - 感应电检查）
003401000070400	3401	电诊断（时值检查）
003401000070500	3401	电诊断（强度 - 频率曲线检查）
003401000070600	3401	电诊断（中频脉冲电检查）
003401000080000	3401	直流电治疗
003401000080100	3401	直流电治疗（单纯直流电治疗）
003401000080200	3401	直流电治疗（直流电药物离子导入治疗）
003401000080300	3401	直流电治疗［直流电水浴治疗（单、双、四槽浴）］
003401000080400	3401	直流电治疗（电化学疗法）
003401000090000	3401	低频脉冲治疗
003401000090100	3401	低频脉冲治疗（感应电治疗）
003401000090200	3401	低频脉冲治疗（神经肌肉电刺激治疗）
003401000090300	3401	低频脉冲治疗（间动电疗）
003401000090400	3401	低频脉冲治疗（经皮神经电刺激治疗）
003401000090500	3401	低频脉冲治疗（功能性电刺激治疗）
003401000090600	3401	低频脉冲治疗（温热电脉冲治疗）
003401000090700	3401	低频脉冲治疗（微机功能性电刺激治疗）
003401000090800	3401	低频脉冲治疗［银棘状刺激疗法（SSP）］
003401000100000	3401	中频脉冲电治疗
003401000100100	3401	中频脉冲电治疗（音频电治疗）
003401000100200	3401	中频脉冲电治疗（干扰电治疗）
003401000100300	3401	中频脉冲电治疗（动态干扰电治疗）

续表

项目代码	二级 / 三级代码	项目名称
003401000100400	3401	中频脉冲电治疗(立体动态干扰电治疗)
003401000100500	3401	中频脉冲电治疗(调制中频电治疗)
003401000100600	3401	中频脉冲电治疗(电脑中频电治疗)
003401000110000	3401	共鸣火花治疗
003401000120000	3401	超短波短波治疗
003401000120100	3401	超短波短波治疗(小功率超短波和短波)
003401000120200	3401	超短波短波治疗(大功率超短波和短波)
003401000120300	3401	超短波短波治疗(脉冲超短波和短波)
003401000120400	3401	超短波短波治疗(体腔治疗)
003401000130000	3401	微波治疗
003401000130100	3401	微波治疗(分米波)
003401000130200	3401	微波治疗(厘米波)
003401000130300	3401	微波治疗(毫米波)
003401000130400	3401	微波治疗(微波组织凝固)
003401000130500	3401	微波治疗(体腔治疗)
003401000140000	3401	射频电疗
003401000140100	3401	射频电疗(大功率短波)
003401000140200	3401	射频电疗(分米波)
003401000140300	3401	射频电疗(厘米波)
003401000150000	3401	静电治疗
003401000150100	3401	静电治疗(低压电治疗)
003401000150200	3401	静电治疗(高压静治疗)
003401000150300	3401	静电治疗(高电位治疗)
003401000160000	3401	空气负离子治疗
003401000170000	3401	超声波治疗
003401000170001	3401	超声波治疗(联合治疗加收)
003401000170100	3401	超声波治疗(单纯超声)
003401000170200	3401	超声波治疗(超声药物透入)
003401000170300	3401	超声波治疗(超声雾化)
003401000180000	3401	电子生物反馈疗法

治疗费

项目代码	二级/三级代码	项目名称
003401000180100	3401	电子生物反馈疗法(肌电)
003401000180200	3401	电子生物反馈疗法(皮温)
003401000180300	3401	电子生物反馈疗法(皮电)
003401000180400	3401	电子生物反馈疗法(脑电)
003401000180500	3401	电子生物反馈疗法(心率)
003401000190000	3401	磁疗
003401000190100	3401	磁疗(低频磁)
003401000190200	3401	磁疗(高频磁及热点磁)
003401000190300	3401	磁疗(强磁场刺激)
003401000190400	3401	磁疗(热磁振)
003401000200000	3401	水疗
003401000200100	3401	水疗(上肢旋涡浴治疗)
003401000200200	3401	水疗(下肢旋涡浴治疗)
003401000200300	3401	水疗(气泡浴治疗)
003401000200400	3401	水疗(药物浸浴治疗)
003401000200500	3401	水疗[哈伯特槽浴(8字槽)]
003401000210000	3401	蜡疗
003401000210100	3401	蜡疗(浸蜡)
003401000210200	3401	蜡疗(刷蜡)
003401000210300	3401	蜡疗(蜡敷)
003401000220000	3401	泥疗
003401000220001	3401	泥疗(全身泥疗加收)
003401000220100	3401	泥疗(电泥疗)
003401000220200	3401	泥疗(泥敷)
003401000230000	3401	牵引
003401000230100	3401	牵引(颈椎土法牵引)
003401000230200	3401	牵引(颈椎电动牵引)
003401000230300	3401	牵引(腰椎土法牵引)
003401000230400	3401	牵引(腰椎电动牵引)
003401000230500	3401	牵引(电动牵引三维快速牵引)

续表

项目代码	二级/三级代码	项目名称
003401000230600	3401	牵引（悬吊治疗）
003401000230700	3401	牵引（脊柱矫正治疗）
003401000240000	3401	气压治疗
003401000240100	3401	气压治疗（肢体气压治疗）
003401000240200	3401	气压治疗（肢体正压治疗）
003401000240300	3401	气压治疗（肢体负压治疗）
003401000250000	3401	冷疗
003401000260000	3401	电按摩
003401000260100	3401	电按摩（电热按摩）
003401000260200	3401	电按摩（电动按摩）
003401000260300	3401	电按摩（局部电按摩）
003401000270000	3401	场效应治疗
003402000200000	3402	运动疗法
003402000200100	3402	运动疗法（全身肌力训练）
003402000200200	3402	运动疗法（各关节活动度训练）
003402000200300	3402	运动疗法（徒手体操）
003402000200400	3402	运动疗法（器械训练）
003402000200500	3402	运动疗法（步态平衡功能训练）
003402000200600	3402	运动疗法（呼吸训练）
003402000210000	3402	减重支持系统训练
003402000220000	3402	轮椅功能训练
003402000230000	3402	电动起立床训练
003402000240000	3402	平衡功能训练
003402000250000	3402	手功能训练
003402000260000	3402	关节松动训练
003402000260100	3402	关节松动训练［小关节（指关节）］
003402000260200	3402	关节松动训练（大关节）
003402000270000	3402	有氧训练
003402000280000	3402	文体训练
003402000290000	3402	引导式教育训练

治疗费

项目代码	二级/三级代码	项目名称
003402000300000	3402	等速肌力训练
003402000310000	3402	作业疗法
003402000320000	3402	职业功能训练
003402000330000	3402	口吃训练
003402000340000	3402	言语训练
003402000350000	3402	儿童听力障碍语言训练
003402000360000	3402	构音障碍训练
003402000370000	3402	吞咽功能障碍训练
003402000380000	3402	认知知觉功能障碍训练
003402000390000	3402	康复评定
003402000400000	3402	偏瘫肢体综合训练
003402000410000	3402	脑瘫肢体综合训练
003402000420000	3402	截瘫肢体综合训练
003402000520000	3402	肌萎缩侧索硬化功能评分
003402000530000	3402	压力衣制作
003402000540000	3402	痉挛肢体外周神经切断治疗
003402000550000	3402	膀胱功能训练
004100000010000	41	贴敷疗法
004100000010100	41	贴敷治疗（小）
004100000010200	41	贴敷疗法（中）
004100000010300	41	贴敷疗法（大）
004100000010400	41	贴敷疗法（特大）
004100000020000	41	中药化腐清创术
004100000020100	41	中药化腐清创术（小）
004100000020200	41	中药化腐清创术（中）
004100000020300	41	中药化腐清创术（大）
004100000020400	41	中药化腐清创术（特大）
004100000030000	41	中药涂擦治疗
004100000030001	41	中药涂擦治疗（大于全身体表面积10%加收）
004100000040000	41	中药热奄包治疗

项目代码	二级/三级代码	项目名称
004100000040100	41	中药热奄包治疗(小)
004100000040200	41	中药热奄包治疗(中)
004100000040300	41	中药热奄包治疗(大)
004100000040400	41	中药热奄包治疗(特大)
004100000050000	41	中药封包治疗
004100000050001	41	中药封包治疗(小)
004100000050002	41	中药封包治疗(中)
004100000050003	41	中药封包治疗(大)
004100000050004	41	中药封包治疗(特大)
004100000060000	41	中药熏洗治疗
004100000060100	41	中药熏洗治疗(半身)
004100000060200	41	中药熏洗治疗(全身)
004100000060300	41	中药熏洗治疗(局部)
004100000070000	41	中药蒸汽浴治疗
004100000070001	41	中药蒸汽浴治疗(超过30分钟加收)
004100000080000	41	中药塌渍治疗
004100000080001	41	中药塌渍治疗(大于全身体表面积10%加收)
004100000090000	41	中药熏药治疗
004100000100000	41	赘生物中药腐蚀治疗
004100000110000	41	挑治
004100000120000	41	割治
004100000130000	41	甲床放血治疗术
004200000010000	42	骨折手法整复术
004200000010001	42	骨折手术整复术(陈旧性骨折)
004200000010002	42	骨折手术整复术(骨折合并脱位)
004200000010003	42	骨折手术整复术[掌(跖)、指(趾)骨折]
004200000010100	42	骨折手法整复术(锁骨骨折整复)
004200000010200	42	骨折手法整复术(指或掌骨骨折整复)
004200000010300	42	骨折手法整复术(脊椎骨折整复)
004200000010400	42	骨折手法整复术(股骨颈骨折整复)

治疗费

项目代码	二级／三级代码	项目名称
004200000010500	42	骨折手法整复术(胫排骨整复)
004200000010600	42	骨折手法整复术(肱骨外科颈骨整复)
004200000010700	42	骨折手法整复术(肱骨干骨折整复)
004200000020000	42	骨折撬拨复位术
004200000030000	42	骨折经皮钳夹复位术
004200000050000	42	关节脱位手法整复术
004200000050001	42	关节脱位手术整复术(陈旧性脱位)
004200000050002	42	关节脱位手术整复术(髋关节脱位)
004200000050003	42	关节脱位手术整复术(下颌关节脱位)
004200000050004	42	关节脱位手术整复术［指(趾)间关节脱位］
004200000050100	42	关节脱位手法整复术(肩关节脱位整复)
004200000050200	42	关节脱位手法整复术(髌骨脱位)
004200000060000	42	骨折外固定架固定术
004200000060100	42	骨折外固定架固定术(复查调整)
004200000070000	42	骨折夹板外固定术
004200000070100	42	骨折夹板外固定术(复查调整)
004200000070200	42	骨折夹板外固定术(8字绷带外固定术)
004200000070300	42	骨折夹板外固定术(叠瓦氏外固定术)
004200000080000	42	关节错缝术
004200000090000	42	麻醉下腰椎间盘突出症大手法治疗
004200000100000	42	外固定架使用
004200000110000	42	关节粘连传统松解术
004200000110001	42	关节粘连传统松懈术(大关节加收)
004200000120000	42	外固定调整术
004200000120100	42	外固定调整术(骨折外固定架)
004200000120200	42	外固定调整术(外固定夹板调整)
004200000130000	42	中医定向透药疗法
004200000140000	42	外固定架拆除术
004200000150000	42	腱鞘囊肿挤压术
004200000160000	42	骨折畸形愈合手法折骨术

项目代码	二级/三级代码	项目名称
004200000170000	42	腰间盘三维牵引复位术
004300000010000	43	普通针刺
004300000010100	43	普通针刺(体针)
004300000010200	43	普通针刺(快速针)
004300000010300	43	普通针刺(磁针)
004300000010400	43	普通针刺(金针)
004300000010500	43	普通针刺(姜针)
004300000010600	43	普通针刺(药针)
004300000020000	43	温针
004300000030000	43	手指点穴
004300000040000	43	馋针
004300000050000	43	微针针刺
004300000050100	43	微针针刺(舌针)
004300000050200	43	微针针刺(鼻针)
004300000050300	43	微针针刺(腹针)
004300000050400	43	微针针刺(腕踝针)
004300000050500	43	微针针刺(手针)
004300000050600	43	微针针刺(面针)
004300000050700	43	微针针刺(口针)
004300000050800	43	微针针刺(项针)
004300000050900	43	微针针刺(夹髓针)
004300000060000	43	锋钩针
004300000070000	43	头皮针
004300000080000	43	眼针
004300000090000	43	梅花针
004300000100000	43	火针
004300000100100	43	火针(电火针)
004300000110000	43	埋针治疗
004300000110100	43	埋针治疗(穴位包埋)
004300000110200	43	埋针治疗(穴位埋线)

治疗费

项目代码	二级/三级代码	项目名称
004300000110300	43	埋针治疗(穴位结扎)
004300000120000	43	耳针
004300000120100	43	耳针(耳穴压豆)
004300000120200	43	耳针(耳穴埋针)
004300000120300	43	耳针(磁珠压耳穴)
004300000130000	43	芒针
004300000140000	43	针刺运动疗法
004300000140100	43	针刺运动疗法(辅助运动)
004300000150000	43	针刺麻醉
004300000160000	43	电针
004300000160100	43	电针(普通电针)
004300000160200	43	电针(电热针灸)
004300000160300	43	电针(电冷针灸)
004300000170000	43	浮针
004300000180000	43	微波针
004300000190000	43	激光针
004300000200000	43	磁热疗法
004300000210000	43	放血疗法
004300000210100	43	放血疗法(穴位放血)
004300000210200	43	放血疗法(静脉放血)
004300000220000	43	穴位注射
004300000220100	43	穴位注射(穴位封闭)
004300000220200	43	穴位注射(自血疗法)
004300000230000	43	穴位贴敷治疗
004300000230100	43	穴位贴敷治疗(药物调配)
004300000240000	43	子午流注开穴法
004300000240100	43	子午流注开穴法(灵龟八法)
004300000250000	43	经络穴位测评疗法
004300000250100	43	经络穴位测评疗法(耳穴)
004300000250200	43	经络穴位测评疗法(体穴)

项目代码	二级/三级代码	项目名称
004300000250300	43	经络穴位测评疗法(经络测评)
004300000250400	43	经络穴位测评疗法(经络导评)
004300000260000	43	蜂蜇疗法
004300000270000	43	滚针
004300000270100	43	滚针(电滚针)
004300000280000	43	杵针
004300000280100	43	杵针(圆针)
004400000010000	44	灸法
004400000010100	44	灸法(艾条灸)
004400000010200	44	灸法(艾柱灸)
004400000010300	44	灸法(艾箱灸)
004400000010400	44	灸法(天灸)
004400000020000	44	隔物灸法
004400000020100	44	隔物灸法(隔姜灸)
004400000020200	44	隔物灸法(药饼灸)
004400000020300	44	隔物灸法(隔盐灸)
004400000030000	44	灯火灸
004400000030100	44	灯火灸(药线点灸)
004400000040000	44	拔罐疗法
004400000040100	44	拔罐疗法(火罐)
004400000040200	44	拔罐疗法(电火罐)
004400000040300	44	拔罐疗法(闪罐)
004400000040400	44	拔罐疗法(着罐)
004400000040500	44	拔罐疗法(电罐)
004400000040600	44	拔罐疗法(磁疗罐)
004400000040700	44	拔罐疗法(真空拔罐)
004400000050000	44	药物罐
004400000050100	44	药物罐(水罐)
004400000060000	44	游走罐
004400000070000	44	督灸

治疗费

项目代码	二级 / 三级代码	项目名称
004400000070100	44	督灸(大灸)
004400000080000	44	雷火灸
004400000080100	44	雷火灸(太乙神针灸)
004400000090000	44	砭石治疗
004500000010000	45	落枕推拿治疗
004500000020000	45	颈椎病推拿治疗
004500000030000	45	肩周炎推拿治疗
004500000030100	45	肩周炎推拿治疗(肩周疾病)
004500000040000	45	网球肘推拿治疗
004500000050000	45	急性腰扭伤推拿治疗
004500000060000	45	腰椎间盘突出推拿治疗
004500000060100	45	腰椎间盘突出推拿治疗(腰部疾病)
004500000070000	45	膝关节骨性关节炎推拿治疗
004500000080000	45	内科妇科疾病推拿治疗
004500000080001	45	内科妇科疾病推拿治疗(每次 20 分钟,超过 10 分钟加收 50%)
004500000080100	45	内科妇科疾病推拿治疗(2 型糖尿病)
004500000080200	45	内科妇科疾病推拿治疗(慢性胃病)
004500000080300	45	内科妇科疾病推拿治疗(便秘)
004500000080400	45	内科妇科疾病推拿治疗(腹泻)
004500000080500	45	内科妇科疾病推拿治疗(胃下垂)
004500000080600	45	内科妇科疾病推拿治疗(失眠)
004500000080700	45	内科妇科疾病推拿治疗(月经不调)
004500000080800	45	内科妇科疾病推拿治疗(痛经)
004500000090000	45	其他推拿治疗
004500000090001	45	其他推拿治疗(每次 20 分钟,超过 10 分钟加收 50%)
004500000090100	45	骶髂关节紊乱症推拿治疗
004500000090200	45	外伤性截瘫推拿治疗
004500000090300	45	项背肌筋膜炎推拿治疗

续表

项目代码	二级/三级代码	项目名称
004500000090400	45	梨状肌综合征推拿治疗
004500000090500	45	臀上皮神经损伤推拿治疗
004500000090600	45	神经卡压综合征推拿治疗
004500000090700	45	桡骨茎突狭窄性腱鞘炎推拿治疗
004500000090800	45	踝关节损伤推拿治疗
004500000090900	45	腕关节损伤推拿治疗
004500000100000	45	小儿捏脊治疗
004500000110000	45	药棒穴位按摩治疗
004500000120000	45	脊柱小关节紊乱推拿治疗
004500000120100	45	脊柱小关节紊乱推拿治疗(颈椎)
004500000120200	45	脊柱小关节紊乱推拿治疗(胸椎)
004500000120300	45	脊柱小关节紊乱推拿治疗(腰椎)
004500000130000	45	小儿斜颈推拿治疗
004500000140000	45	环枢关节半脱位推拿治疗
004600000010000	46	直肠脱出复位治疗
004600000010001	46	直肠脱出复位治疗(三度直肠脱垂按50%加收)
004600000020000	46	直肠周围硬化剂注射治疗
004600000030000	46	内痔硬化剂注射治疗(枯痔治疗)
004600000040000	46	高位复杂肛瘘挂线治疗
004600000060000	46	环状混合痔切除术
004600000060100	46	环状混合痔切除术(混合痔脱出嵌顿)
004600000070000	46	混合痔外剥内扎术
004600000070001	46	混合痔外剥内扎术(复杂性加收)
004600000090000	46	肛外括约肌折叠术
004600000100000	46	直肠前突修补术
004600000110000	46	肛瘘封堵术
004600000110100	46	肛周点状注射封闭
004600000120000	46	结肠水疗

治疗费

项目代码	二级/三级代码	项目名称
004600000120100	46	结肠水疗(结肠灌洗治疗)
004600000120200	46	结肠水疗(肠腔内给药)
004600000130000	46	肛周药物注射封闭术
004600000130100	46	肛周药物注射封闭术(肛周皮下封闭)
004600000130200	46	肛周药物注射封闭术(穴位封闭)
004600000150000	46	人工扩肛治疗
004600000150100	46	人工扩肛治疗(器械扩肛)
004600000160000	46	化脓性肛周大汗腺炎切开清创引流术
004600000160001	46	化脓性肛周大汗腺切开清创引流术(以肛门为中心,炎症波及半径3cm以上者为复杂,另加收)
004600000170000	46	肛周坏死性筋膜炎清创术
004600000170001	46	肛周坏死性筋膜炎清创术(病变范围超过肛周四分之一象限者为复杂,另加收)
004600000180000	46	肛门直肠周围脓腔搔刮术
004600000180100	46	肛门直肠周围脓腔搔刮术(双侧及1个以上脓腔)
004600000180200	46	肛门直肠周围脓腔搔刮术(双侧及1个以上窦道)
004600000190000	46	中医肛肠术后紧线术
004600000200000	46	混合痔铜离子电化学治疗术
004600000200100	46	混合痔铜离子电化学治疗术(内痔)
004600000210000	46	直肠前突出注射术
004600000220000	46	直肠脱垂注射术
004600000230000	46	藏毛窦囊肿切除术
004600000240000	46	经骶尾部骶前囊肿切除术
004600000250000	46	内痔套扎术
004600000260000	46	经直肠多普勒痔动脉结扎术
004600000270000	46	直肠肛门挂线术
004600000280000	46	腰俞穴麻醉
004700000010000	47	白内障针拨术

续表

项目代码	二级/三级代码	项目名称
004700000020000	47	白内障针拨吸出术
004700000030000	47	白内障针拨套出术
004700000040000	47	眼结膜囊穴位注射
004700000050000	47	小针刀治疗
004700000050100	47	小针刀治疗（刃针治疗）
004700000060000	47	红皮病清消术
004700000070000	47	扁桃体烙法治疗
004700000070001	47	扁桃体烙法治疗（鼻中隔烙法治疗酌情加收）
004700000080000	47	药线引流治疗
004700000090000	47	耳咽中药吹粉治疗
004700000100000	47	中药硬膏热贴敷治疗
004700000110000	47	中药直肠滴入治疗
004700000120000	47	刮痧治疗
004700000130000	47	烫熨治疗
004700000130100	47	烫熨治疗（小）
004700000130200	47	烫熨治疗（中）
004700000130300	47	烫熨治疗（大）
004700000130400	47	烫熨治疗（特大）
004700000140000	47	医疗气功治疗
004700000150000	47	体表瘘管切开搔爬术
004700000150100	47	体表瘘管切开搔爬术（耳前瘘管）
004700000150200	47	体表瘘管切开搔爬术（乳腺瘘管）
004700000160000	47	足底反射治疗
004700000170000	47	鼻息肉注射治疗
004800000010000	48	辨证施膳指导
004800000020000	48	脉图诊断
004800000030000	48	中药特殊调配

手术费

6. 手术费

手术费与 3 853 项医疗服务项目映射。

项目代码	二级 / 三级代码	项目名称
001204000030000	1204	心内注射
001204000090000	1204	静脉切开置管术
001204000120000	1204	动脉穿刺置管术
003101000160000	3101	腰椎穿刺术
003101000160001	3101	腰椎穿刺术(脑脊液动力学检查加收)
003101000170000	3101	侧脑室穿刺术
003101000170100	3101	侧脑室穿刺术(引流)
003101000170200	3101	侧脑室穿刺术(注药)
003101000180000	3101	枕大池穿刺术
003101000190000	3101	硬脑膜下穿刺术
003101000270000	3101	神经阻滞治疗
003101000280000	3101	经皮穿刺三叉神经半月节注射治疗术
003101000290000	3101	经皮穿刺三叉神经半月节射频温控热凝术
003101000290100	3101	经皮穿刺三叉神经半月节射频温控热凝术(感觉根射频温控热凝)
003101000300000	3101	经皮穿刺三叉神经干注射术
003101000310000	3101	慢性小脑电刺激术
003101000320000	3101	肉毒素注射治疗
003101000330000	3101	周围神经毁损术
003101000330001	3101	周围神经毁损术(三叉神经干酌情加收)
003101000340000	3101	交感神经节毁损术
003101000340001	3101	交感神经节毁损术(胸交感神经酌情加收)
003102080010000	3102	胰岛素泵持续皮下注射胰岛素
003103000730000	3103	球内异物定位
003103000780000	3103	准分子激光屈光性角膜矫正术(PRK)
003103000780100	3103	准分子激光屈光性角膜矫正术(PRK)［准分子激光治疗性角膜矫正术(PTK)］
003103000790000	3103	激光原位角膜磨镶术(LASIK)

续表

项目代码	二级/三级代码	项目名称
003103000800000	3103	视网膜激光光凝术
003103000810000	3103	激光治疗眼前节病
003103000810001	3103	激光治疗眼前节病(多波长激光加收)
003103000810100	3103	激光治疗眼前节病(治疗青光眼)
003103000810200	3103	激光治疗眼前节病(晶状体囊膜切开)
003103000810300	3103	激光治疗眼前节病(虹膜囊肿切除)
003103000820000	3103	铒激光眼科手术
003103000820100	3103	铒激光眼科手术(治疗白内障)
003103000820200	3103	铒激光眼科手术(晶体囊膜切开)
003103000820300	3103	铒激光眼科手术(晶体摘除)
003103000830000	3103	钬激光巩膜切除手术
003103000850000	3103	电解倒睫
003103000850100	3103	电解倒睫(拔倒睫)
003103000900000	3103	晶体囊截开术
003103000900001	3103	晶体囊截开术(激光加收)
003103000910000	3103	取结膜结石
003103000930000	3103	眼部脓肿切开引流术
003103000940000	3103	球结膜下注射
003103000950000	3103	球后注射
003103000950100	3103	球后注射(球周半球后)
003103000950200	3103	球后注射(球旁)
003103000960000	3103	眶上神经封闭
003103000970000	3103	肉毒杆菌素眼外肌注射
003103000970100	3103	肉毒杆菌素眼外肌注射(治疗眼睑痉挛)
003103000970200	3103	肉毒杆菌素眼外肌注射(麻痹性斜视)
003103000970300	3103	肉毒杆菌素眼外肌注射(上睑后退)
003103001000000	3103	前房穿刺术
003103001000100	3103	前房穿刺术(前房冲洗术)
003103001010000	3103	前房注气术
003103001010100	3103	前房注气术(脉络膜上腔放液术)

手术费

项目代码	二级/三级代码	项目名称
003103001020000	3103	角膜异物剔除术
003103001030000	3103	角膜溃疡灼烙术
003103001040000	3103	眼部冷冻治疗
003103001040100	3103	眼部冷冻治疗（炎性肉芽肿）
003103001040200	3103	眼部冷冻治疗（血管瘤）
003103001040300	3103	眼部冷冻治疗（青光眼）
003103001040400	3103	眼部冷冻治疗（角膜溃疡）
003103001050000	3103	泪小点扩张
003103001060000	3103	泪道探通术
003103001060001	3103	泪道探通术（激光加收）
003103001090000	3103	眼移植用组织保存
003104010400000	3104	鼓膜穿刺术
003104010450000	3104	耳药物烧灼
003104010460000	3104	鼓膜贴补治疗
003104010460100	3104	鼓膜贴补治疗（烧灼法）
003104010460200	3104	鼓膜贴补治疗（针拨法）
003104010470000	3104	耳神经阻滞
003104010480000	3104	耳廓假性囊肿穿刺压迫治疗
003104010490000	3104	耳部特殊治疗
003104020040000	3104	鼻内镜手术后检查处理
003104020140000	3104	上颌窦穿刺术
003104020170000	3104	下鼻甲封闭术
003104020170100	3104	下鼻甲封闭术（鼻丘封闭）
003104020170200	3104	下鼻甲封闭术（硬化剂注射）
003104020180000	3104	鼻腔粘连分离术
003104020240000	3104	鼻异物取出
003104020250000	3104	鼻部特殊治疗
003104030140000	3104	咽封闭

续表

项目代码	二级/三级代码	项目名称
003104030150000	3104	喉上神经封闭术
003104030160000	3104	咽部特殊治疗
003105010070000	3105	口腔模型制备
003105010080000	3105	记存模型制备
003105010090000	3105	面部模型制备
003105050010000	3105	正颌外科手术设计与面型预测
003105050010100	3105	正颌外科手术设计与面型预测(VTO技术:含X线头影测量、颌骨模板模拟手术及术后效果的预测)
003105050010200	3105	正颌外科手术设计与面型预测(电子计算机技术:含电子计算机专家系统行X线头影测量与诊断、手术模拟与术后效果的预测)
003105050030000	3105	模型外科设计
003105050040000	3105	带环制备
003105050050000	3105	唇弓制备
003105050050001	3105	唇弓制备(特殊要求唇弓费用加收)
003105050060000	3105	合导板制备
003105050060001	3105	合导板制备(特殊要求合导板费用加收)
003105090010000	3105	种植治疗设计
003105090010001	3105	种植治疗设计(CT颌骨重建模拟种植设计加收)
003105100060000	3105	牙开窗助萌术
003105100060100	3105	牙开窗助萌术(各类阻生恒牙)
003105100080000	3105	激光口内治疗
003105100080001	3105	激光口内治疗(视病变范围增大酌情加收)
003105100080100	3105	激光口内治疗(根管处置)
003105100080200	3105	激光口内治疗(牙周处置)
003105100090000	3105	口内脓肿切开引流术
003105100100000	3105	牙外伤结扎固定术
003105100100100	3105	牙外伤结扎固定术(牙根折)
003105100100200	3105	牙外伤结扎固定术(挫伤)

手术费

项目代码	二级/三级代码	项目名称
003105100100300	3105	牙外伤结扎固定术（脱位）
003105110240000	3105	牙槽骨烧伤清创术
003105110260000	3105	劈裂牙治疗
003105110260100	3105	劈裂牙治疗（取劈裂牙残片）
003105110260200	3105	劈裂牙治疗（劈裂牙结扎）
003105110270000	3105	后牙纵折固定术
003105120010000	3105	根尖诱导成形术
003105120100000	3105	全牙列垫固定术
003105130080000	3105	根面平整术
003105130080001	3105	根面平整术（超声根面平整加收）
003105130080100	3105	根面平整术（手工根面平整）
003105150080000	3105	口腔颌面部各类冷冻治疗
003105160010000	3105	颞颌关节腔内封闭治疗
003105160010200	3105	颞颌关节腔内封闭治疗（药物注射）
003105160020000	3105	关节腔灌洗治疗
003105160040000	3105	关节镜手术治疗
003105160040001	3105	关节镜手术治疗（关节下腔治疗加收）
003105160040100	3105	关节镜手术治疗（颞下颌关节活检术）
003105160040200	3105	关节镜手术治疗（颞下颌关节盘复位术）
003105160040300	3105	关节镜手术治疗（骨关节病刨削术）
003105230010000	3105	种植模型制备
003105230020000	3105	外科引导板
003105230060000	3105	全口固定种植义齿
003106040030000	3106	人工气胸术
003106040040000	3106	人工气腹术
003106040050000	3106	胸腔穿刺术
003106040060000	3106	经皮穿刺肺活检术
003106040060100	3106	经皮穿刺胸膜活检术（胸膜活检）

项目代码	二级/三级代码	项目名称
003106040070000	3106	开胸胸腔病变活检
003106050030000	3106	经纤支镜治疗
003106050030100	3106	经纤支镜治疗（取异物）
003106050030200	3106	经纤支镜治疗（滴药）
003106050030300	3106	经纤支镜治疗（止血）
003106050030400	3106	经纤支镜治疗（化疗）
003106050040000	3106	经纤支镜黏膜活检术
003106050050000	3106	经纤支镜透支气管壁肺活检术
003106050060000	3106	经纤支镜肺泡灌洗诊疗术
003106050080000	3106	经纤支镜特殊治疗
003106050090000	3106	经内镜气管扩张术
003106050100000	3106	经纤支镜支架置入术
003106050120000	3106	经内镜气管内肿瘤切除术
003106060010000	3106	经内镜胸部肿瘤特殊治疗
003106060010100	3106	经内镜胸部肿瘤特殊治疗（激光）
003106060010200	3106	经内镜胸部肿瘤特殊治疗（电凝）
003106060010300	3106	经内镜胸部肿瘤特殊治疗（局部注药）
003107020010000	3107	有创性血流动力学监测（床旁）
003107020020000	3107	持续有创性血压监测
003107020040000	3107	射频消融术
003107020050000	3107	临时起搏器安置术
003107020070000	3107	永久起搏器安置术
003107020080000	3107	永久起搏器更换术
003107020080100	3107	永久起搏器更换术（取出术）
003107020090000	3107	埋藏式心脏复律除颤器安置术
003107020140000	3107	经食管心脏起搏术
003107020150000	3107	经食管心脏调搏术
003107020220000	3107	心包穿刺术

续表

项目代码	二级/三级代码	项目名称
003107020220100	3107	心包穿刺术（引流）
003108000010000	3108	骨髓穿刺术
003108000020000	3108	骨髓活检术
003108000120000	3108	骨髓采集术
003108000180000	3108	血细胞分化簇抗原（CD）34 阳性造血干细胞移植
003108000200000	3108	骨髓移植术
003108000200100	3108	骨髓移植术（异体基因）
003108000200200	3108	骨髓移植术（自体基因）
003108000210000	3108	外周血干细胞移植术
003108000210100	3108	外周血干细胞移植术（异体基因）
003108000210200	3108	外周血干细胞移植术（自体基因）
003108000270000	3108	脾穿刺术
003109010050000	3109	经食管镜取异物
003109010050001	3109	经食管镜取异物（电子镜加收）
003109010060000	3109	食管腔内支架置入术
003109010060100	3109	食管腔内支架置入术（内镜下置入）
003109010060200	3109	食管腔内支架置入术（透视下置入）
003109010060300	3109	食管腔内支架置入术（取出支架）
003109010070000	3109	经胃镜食管静脉曲张治疗
003109010070100	3109	经胃镜食管静脉曲张治疗（硬化）
003109010070200	3109	经胃镜食管静脉曲张治疗（套扎）
003109010070300	3109	经胃镜食管静脉曲张治疗（组织粘合）
003109010080000	3109	食管狭窄扩张术
003109010080100	3109	食管狭窄扩张术（经内镜扩张）
003109010080200	3109	食管狭窄扩张术（器械扩张）
003109010080300	3109	食管狭窄扩张术（透视下气囊或水囊扩张）
003109010080400	3109	食管狭窄扩张术（逆行扩张）
003109010080500	3109	食管狭窄扩张术（贲门）

项目代码	二级/三级代码	项目名称
003109010080600	3109	食管狭窄扩张术(幽门)
003109010080700	3109	食管狭窄扩张术(十二指肠狭窄扩张术)
003109010090000	3109	三腔管安置术
003109010090100	3109	三腔管安置术(四腔管)
003109010100000	3109	经内镜食管瘘填堵术
003109020060000	3109	经胃镜特殊治疗
003109020060100	3109	经胃镜特殊治疗(取异物)
003109020060200	3109	经胃镜特殊治疗(黏膜切除)
003109020060300	3109	经胃镜特殊治疗(黏膜血流量测定)
003109020060400	3109	经胃镜特殊治疗(止血)
003109020060500	3109	经胃镜特殊治疗(息肉肿物切除)
003109020060600	3109	经胃镜特殊治疗(内镜下胃食道返流治疗)
003109020060700	3109	经胃镜特殊治疗(药疗)
003109020060800	3109	经胃镜特殊治疗(化疗)
003109020060900	3109	经胃镜特殊治疗(硬化剂治疗)
003109020070000	3109	经胃镜胃内支架置入术
003109020070100	3109	经胃镜胃内支架置入术(食管)
003109020070200	3109	经胃镜胃内支架置入术(贲门)
003109020070300	3109	经胃镜胃内支架置入术(幽门)
003109020070400	3109	经胃镜胃内支架置入术(十二指肠支架置入术)
003109020080000	3109	经胃镜碎石术
003109020080001	3109	经胃镜碎石术(电子镜加收)
003109020080100	3109	经胃镜碎石术(机械碎石法)
003109020080200	3109	经胃镜碎石术(激光碎石法)
003109020080300	3109	经胃镜碎石术(爆破碎石法)
003109030010000	3109	经胃镜胃肠置管术
003109030030000	3109	经十二指肠镜胆道结石取出术
003109030030100	3109	经十二指肠镜胆道结石取出术(取异物)

手术费

项目代码	二级／三级代码	项目名称
003109030030200	3109	经十二指肠镜胆道结石取出术（取蛔虫）
003109030070000	3109	经内镜肠道球囊扩张术
003109030080000	3109	经内镜肠道支架置入术
003109030080100	3109	经内镜肠道支架置入术（取出术）
003109030090000	3109	经内镜结肠治疗
003109030090100	3109	经内镜结肠治疗（液疗）
003109030090200	3109	经内镜结肠治疗（药疗）
003109030090300	3109	经内镜结肠治疗（取异物）
003109030100000	3109	经肠镜特殊治疗
003109040060000	3109	直肠肛门特殊治疗
003109040060100	3109	直肠肛门特殊治疗（微波）
003109040060200	3109	直肠肛门特殊治疗（激光）
003109040060300	3109	直肠肛门特殊治疗（冷冻）
003109040070000	3109	肛门皮下组织美兰注射神经阻滞术
003109050010000	3109	腹腔穿刺术
003109050010001	3109	腹腔穿刺术（放腹水治疗）
003109050010100	3109	腹腔穿刺术（抽液）
003109050010200	3109	腹腔穿刺术（注药）
003109050020000	3109	腹水直接回输治疗
003109050020001	3109	腹水直接回输治疗（超滤回输加收）
003109050030000	3109	肝穿刺术
003109050040000	3109	经皮肝穿刺门静脉插管术
003109050040100	3109	经皮肝穿刺门静脉插管术（化疗）
003109050040200	3109	经皮肝穿刺门静脉插管术（栓塞）
003109050050000	3109	经皮穿刺肝肿物特殊治疗
003109050050100	3109	经皮穿刺肝肿物特殊治疗（激光）
003109050050200	3109	经皮穿刺肝肿物特殊治疗（微波）
003109050050300	3109	经皮穿刺肝肿物特殊治疗（药物注射）

续表

项目代码	二级/三级代码	项目名称
003109050050400	3109	经皮穿刺肝肿物特殊治疗(90钇)
003109050080000	3109	膈下脓肿穿刺引流术
003109050080100	3109	膈下脓肿穿刺引流术(腹腔脓肿)
003109050080200	3109	膈下脓肿穿刺引流术(胆汁穿刺引流)
003109050090000	3109	肝囊肿硬化剂注射治疗
003109050100000	3109	经皮肝穿胆道引流术(PTCD)
003109050110000	3109	经内镜胆管内引流术 + 支架置入术
003109050120000	3109	经内镜鼻胆管引流术(ENBD)
003109050130000	3109	经胆道镜瘘管取石术
003109050130100	3109	经胆道镜瘘管取石术(肝内结石取出)
003109050130200	3109	经胆道镜瘘管取石术(外胆道结石取出)
003109050140000	3109	经胆道镜胆道结石取出术
003109050150000	3109	经皮胆囊超声碎石取石术
003109050160000	3109	经皮经肝胆道镜取石术
003109050170000	3109	经皮经肝胆道镜胆管狭窄内瘘术
003109050180000	3109	经内镜十二指肠狭窄支架置入术
003109050190000	3109	经内镜胰管内引流术
003109050190100	3109	经内镜胰管内引流术(胰腺囊肿内引流)
003109050200000	3109	经内镜胰胆管扩张术 + 支架置入术
003109050200001	3109	经内镜胰胆管扩张术 + 支架置入术(双管加收)
003109050210000	3109	胆道球囊扩张术
003109050220000	3109	胆道支架置入术
003109050250000	3109	消化道造瘘管换管术
003109050250100	3109	消化道造瘘管换管术(胃造瘘)
003109050250200	3109	消化道造瘘管换管术(胆道造瘘)
003109050250300	3109	消化道造瘘管换管术(空肠)
003110000010000	3110	腹膜透析置管术
003110000010100	3110	腹膜透析管(拔管术)

手术费

续表

项目代码	二级/三级代码	项目名称
003110000150000	3110	肾穿刺术
003110000150100	3110	肾穿刺术(造瘘)
003110000150200	3110	肾穿刺术(囊肿硬化治疗)
003110000160000	3110	肾封闭术
003110000170000	3110	肾周脓肿引流术
003110000170100	3110	肾周脓肿引流术(积液引流术)
003110000190000	3110	经皮肾盂镜取石术
003110000190100	3110	经皮肾盂镜取石术(肾上腺肿瘤切除)
003110000190200	3110	经皮肾盂镜取石术(取异物)
003110000210000	3110	经膀胱镜输尿管插管术
003110000220000	3110	经皮输尿管内管置入术
003110000230000	3110	经输尿管镜肿瘤切除术
003110000240000	3110	经膀胱镜输尿管扩张术
003110000250000	3110	经输尿管镜输尿管扩张术
003110000260000	3110	经输尿管镜碎石取石术
003110000270000	3110	经膀胱镜输尿管支架置入术
003110000270100	3110	经膀胱镜输尿管支架(取出术)
003110000280000	3110	经输尿管镜支架置入术
003110000280100	3110	经输尿管镜支架(取出术)
003110000300000	3110	膀胱注射
003110000310000	3110	膀胱灌注
003110000320000	3110	膀胱区封闭
003110000330000	3110	膀胱穿刺造瘘术
003110000350000	3110	经膀胱镜尿道镜特殊治疗
003110000360000	3110	尿道狭窄扩张术
003110000370000	3110	经尿道治疗尿失禁
003111000010000	3111	小儿包茎气囊导管扩张术
003111000060200	3111	睾丸阴茎海绵体活检术(切开)

项目代码	二级 / 三级代码	项目名称
003111000070000	3111	附睾抽吸精子分离术
003111000090000	3111	阴茎海绵体内药物注射
003111000100000	3111	阴茎赘生物电灼术
003111000100100	3111	阴茎赘生物电灼术(冷冻术)
003111000120000	3111	阴茎海绵体灌流治疗术
003111000160000	3111	前列腺注射
003111000170000	3111	前列腺特殊治疗
003111000180000	3111	鞘膜积液穿刺抽液术
003112010070000	3112	后穹隆穿刺术
003112010070100	3112	后穹隆穿刺术(后穹隆注射)
003112010090000	3112	宫颈注射
003112010090100	3112	宫颈注射(阴道侧穹隆封闭)
003112010090200	3112	宫颈注射(宫颈封闭)
003112010090300	3112	宫颈注射(上药)
003112010100000	3112	宫颈扩张术
003112010110000	3112	宫颈内口探查术
003112010120000	3112	子宫托治疗
003112010140000	3112	子宫直肠凹封闭术
003112010150000	3112	子宫输卵管通液术
003112010150100	3112	子宫输卵管通液术(通气)
003112010150200	3112	子宫输卵管通液术(注药)
003112010160000	3112	子宫内翻复位术
003112010180000	3112	宫腔粘连分离术
003112010200000	3112	妇科特殊治疗
003112010200100	3112	妇科特殊治疗(激光)
003112010200200	3112	妇科特殊治疗(微波)
003112010200300	3112	妇科特殊治疗(电熨)
003112010200400	3112	妇科特殊治疗(冷冻)

手术费

项目代码	二级/三级代码	项目名称
003112010210000	3112	腹腔穿刺插管盆腔滴注术
003112010220000	3112	妇科晚期恶性肿瘤减瘤术
003112010300000	3112	羊膜腔穿刺术
003112010300100	3112	羊膜腔穿刺术(羊膜腔注药中期引产术)
003112010310000	3112	经皮脐静脉穿刺术
003112010340000	3112	羊水置换
003112010370000	3112	B超下采卵术
003112010380000	3112	B超下卵巢囊肿穿刺术
003112010410000	3112	胚胎移植术
003112010410001	3112	胚胎移植术(冻融胚胎各加收)
003112010420000	3112	单精子卵泡注射
003112010430000	3112	单精子显微镜下卵细胞内授精术
003112010440000	3112	输卵管内胚子移植术
003112010450000	3112	宫腔内人工授精术
003112010460000	3112	阴道内人工授精术
003112010470000	3112	输卵管绝育术
003112010470100	3112	输卵管绝育术(药物粘堵法)
003112010480000	3112	宫内节育器放置术
003112010480001	3112	宫内节育器放置术(双子宫上环加收)
003112010480100	3112	宫内节育器放置术(取出术)
003112010490000	3112	避孕药皮下埋植术
003112010490100	3112	避孕药皮下埋植术(皮下避孕药取出术)
003112010500000	3112	刮宫术
003112010500100	3112	刮宫术(分段诊断性刮宫)
003112010510000	3112	产后刮宫术
003112010520000	3112	葡萄胎刮宫术
003112010530000	3112	人工流产术
003112010530001	3112	人工流产术(畸形子宫)

项目代码	二级/三级代码	项目名称
003112010530002	3112	人工流产术（疤痕子宫）
003112010530003	3112	人工流产术（哺乳期子宫）
003112010530004	3112	人工流产术（钳刮术）
003112010540000	3112	子宫内水囊引产术
003112010550000	3112	催产素滴注引产术
003112010560000	3112	药物性引产处置术
003112010580000	3112	经皮盆腔脓肿穿刺引流术
003112010580100	3112	经皮盆腔脓肿穿刺引流术（盆腔液性包块穿刺）
003112020030000	3112	新生儿复苏
003112020040000	3112	新生儿气管插管术
003112020130000	3112	新生儿囟门穿刺术
003113000020000	3113	关节穿刺术
003113000020100	3113	关节穿刺术（关节腔减压术）
003113000030000	3113	关节腔灌注治疗
003113000040000	3113	持续关节腔冲洗
003113000050000	3113	骨膜封闭术
003113000060000	3113	软组织内封闭术
003113000070000	3113	神经根封闭术
003113000080000	3113	周围神经封闭术
003113000090000	3113	神经丛封闭术
003113000090100	3113	神经丛封闭术（臂丛）
003113000090200	3113	神经丛封闭术（腰骶丛）
003113000100000	3113	鞘内注射
003113000100100	3113	鞘内注射（鞘内封闭）
003113000110000	3113	骶管滴注
003113000120000	3113	骨穿刺术
003113000140000	3113	经皮穿刺髓核药物溶解术
003113000150000	3113	椎体小关节射频治疗

手术费

项目代码	二级/三级代码	项目名称
003113000160000	3113	经皮穿刺腰椎横突射频术
003113000170000	3113	经皮穿刺骶髂关节射频术
003113000180000	3113	开放骨折清创术
003113000190000	3113	颈椎病灶切开椎体活检术
003113000200000	3113	椎体前外侧钩椎关节局部封闭术
003113000210000	3113	经皮穿刺颈2-3横突射频治疗
003114000130000	3114	电解脱毛治疗
003114000140000	3114	皮肤赘生物电烧治疗
003114000140100	3114	皮肤赘生物电烧治疗(皮赘去除术)
003114000170000	3114	白癜风皮肤移植术
003114000180000	3114	面部磨削术
003114000220000	3114	拔甲治疗
003114000230000	3114	酒渣鼻切割术
003114000250000	3114	疱病清疮术
003114000260000	3114	疱液抽取术
003114000270000	3114	皮肤溃疡清创术
003114000280000	3114	皮损内注射
003114000300000	3114	鸡眼刮除术
003114000300100	3114	鸡眼刮除术(切除)
003114000310000	3114	血管瘤硬化剂注射治疗
003114000310100	3114	血管瘤硬化剂注射治疗(下肢血管曲张注射)
003114000390000	3114	液氮冷冻治疗
003114000390100	3114	液氮冷冻治疗(疣)
003114000390200	3114	液氮冷冻治疗(老年斑)
003114000440000	3114	烧伤冲洗清创术(大)
003114000450000	3114	烧伤冲洗清创术(中)
003114000460000	3114	烧伤冲洗清创术(小)
003114000490000	3114	烧伤浸浴扩创术(大)

续表

项目代码	二级/三级代码	项目名称
003114000500000	3114	烧伤浸浴扩创术（中）
003114000510000	3114	烧伤浸浴扩创术（小）
003114000570000	3114	皮下组织穿刺术
003114000570100	3114	皮下组织穿刺术（浅表血肿穿刺）
003114000570200	3114	皮下组织穿刺术（浅表脓肿）
003114000590000	3114	手部切开引流术
003114000590001	3114	手部切开引流灌洗管留置术
003114000600000	3114	创面密封负压引流术
003201000020000	3201	经皮静脉内激光成形术
003201000030000	3201	经皮静脉内滤网置入术
003201000030100	3201	经皮静脉内滤网置入术（经皮静脉内滤网取出术）
003201000040000	3201	经皮静脉球囊扩张术
003201000050000	3201	经皮静脉内支架置入术
003201000060000	3201	经皮静脉内球囊扩张＋支架置入术
003201000070000	3201	经皮静脉内旋切术
003201000080000	3201	经皮静脉内溶栓术
003201000090000	3201	经皮静脉内超声血栓消融术
003201000100000	3201	经皮选择性静脉置管术
003201000100100	3201	经皮选择性静脉置管术（拔管术）
003201000110000	3201	经颈静脉长期透析管植入术
003201000120000	3201	经皮静脉内血管异物取出术
003202000010000	3202	经股动脉置管腹主动脉带簿网支架置入术
003202000010100	3202	经股动脉置管腹主动脉带簿网支架置入术（腹主动脉瘤）
003202000010200	3202	经股动脉置管腹主动脉带簿网支架置入术（假性动脉瘤）
003202000040000	3202	经皮选择性动脉置管术
003202000040100	3202	经皮选择性动脉置管术（各种药物治疗）

手术费

项目代码	二级/三级代码	项目名称
003202000040200	3202	经皮选择性动脉置管术(栓塞)
003202000040300	3202	经皮选择性动脉置管术(热灌注)
003202000040400	3202	经皮选择性动脉置管术(动脉留置鞘管拔出术)
003202000050000	3202	经皮动脉斑块旋切术
003202000060000	3202	经皮动脉闭塞激光再通术
003202000070000	3202	经皮动脉栓塞术
003202000070100	3202	经皮动脉栓塞术(动脉瘤)
003202000070200	3202	经皮动脉栓塞术(肿瘤)
003202000080000	3202	经皮动脉内超声血栓消融术
003202000090000	3202	经皮动脉内球囊扩张术
003202000100000	3202	经皮动脉支架置入术
003202000100100	3202	经皮动脉支架置入术(肢体动脉)
003202000100200	3202	经皮动脉支架置入术(颈动脉)
003202000100300	3202	经皮动脉支架置入术(肾动脉)
003202000110000	3202	经皮动脉激光成形+球囊扩张术
003202000120000	3202	经皮肢体动脉旋切+球囊扩张术
003202000120100	3202	经皮肢体动脉旋切+球囊扩张术(旋磨)
003202000130000	3202	经皮血管瘤腔内药物灌注术
003203000010000	3203	经皮肝穿刺肝静脉扩张术
003203000020000	3203	肝动脉插管灌注术
003203000030000	3203	经颈内静脉肝内门腔静脉分流术(TIPS)
003203000040000	3203	经皮肝穿刺门静脉导管药盒系统置入术
003204000010000	3204	经皮瓣膜球囊成形术
003204000010100	3204	经皮瓣膜球囊成形术(二尖瓣)
003204000010200	3204	经皮瓣膜球囊成形术(三尖瓣)
003204000010300	3204	经皮瓣膜球囊成形术(主动脉瓣)
003204000010400	3204	经皮瓣膜球囊成形术(肺动脉瓣球囊成形术)
003204000010500	3204	经皮瓣膜球囊成形术(房间隔穿刺术)

续表

项目代码	二级／三级代码	项目名称
003204000030000	3204	先心病介入治疗
003204000030100	3204	先心病介入治疗(动脉导管未闭)
003204000030200	3204	先心病介入治疗(房室间隔缺损)
003205000020000	3205	经皮冠状动脉腔内成形术(PTCA)
003205000020001	3205	经皮冠状动脉腔内成形术(PTCA)(扩张多支血管每支加收)
003205000020100	3205	经皮冠状动脉腔内成形术(PTCA)(若冠状动脉造影术后立即进行 PTCA 术,应视作二次手术分别计价)
003205000030000	3205	经皮冠状动脉内支架置入术(STENT)
003205000030001	3205	经皮冠状动脉内支架置入术(STENT)(扩张多支血管加收)
003205000030100	3205	经皮冠状动脉内支架置入术(STENT)(若冠状动脉造影术后立即进行 STENT 术,应视作二次手术分别计价)
003205000040000	3205	经皮冠状动脉腔内激光成形术(ELCA)
003205000040001	3205	经皮冠状动脉腔内激光成形术(ELCA)(多支血管加收)
003205000040100	3205	经皮冠状动脉腔内激光成形术(ELCA)(若冠状动脉造影术后立即进行激光成形术,应视作二次手术分别计价)
003205000050000	3205	高速冠状动脉内膜旋磨术
003205000050001	3205	高速冠状动脉内膜旋磨术(旋磨多支血管每支加收)
003205000050100	3205	高速冠状动脉内膜旋磨术(若冠状动脉造影术后立即进行旋磨术,应视作二次手术分别计价)
003205000060000	3205	定向冠脉内膜旋切术
003205000060001	3205	定向冠脉内膜旋切术(多支血管加收)
003205000060100	3205	定向冠脉内膜旋切术(若冠状动脉造影术后立即进行旋切术,应视作二次手术分别计价)

手术费

项目代码	二级／三级代码	项目名称
003205000090000	3205	经皮主动脉气囊反搏动术（IABP）
003205000110000	3205	经皮冠状动脉内溶栓术
003205000120000	3205	经皮激光心肌血管重建术（PMR）
003205000130000	3205	冠状动脉内超声溶栓术
003205000150000	3205	冠脉内局部药物释放治疗术
003205000160000	3205	肥厚型心肌病化学消融术
003206000020000	3206	单纯脑动静脉瘘栓塞术
003206000030000	3206	经皮穿刺脑血管腔内球囊成形术
003206000040000	3206	经皮穿刺脑血管腔内支架置入术
003206000050000	3206	经皮穿刺脑血管腔内溶栓术
003206000060000	3206	经皮穿刺脑血管腔内化疗术
003206000070000	3206	颈内动脉海绵窦瘘栓塞术
003206000080000	3206	颅内动脉瘤栓塞术
003206000090000	3206	脑及颅内血管畸形栓塞术
003206000110000	3206	脊髓血管畸形栓塞术
003301000000001	3301	麻醉（危急病人酌情加收）
003301000010000	3301	局部浸润麻醉
003301000020000	3301	神经阻滞麻醉
003301000020001	3301	神经阻滞麻醉（每增加 1 小时酌情加收）
003301000020100	3301	神经阻滞麻醉（颈丛神经阻滞）
003301000020200	3301	神经阻滞麻醉（臂丛神经阻滞）
003301000020300	3301	神经阻滞麻醉（星状神经阻滞）
003301000020400	3301	神经阻滞麻醉（侧隐窝阻滞术）
003301000020500	3301	神经阻滞麻醉（侧隐窝臭氧注射）
003301000030000	3301	椎管内麻醉
003301000030001	3301	椎管内麻醉（双穿刺点加收）
003301000030002	3301	椎管内麻醉（每增加 1 小时酌情加收）
003301000030003	3301	椎管内麻醉（腰麻硬膜外联合阻滞酌情加收）

续表

项目代码	二级/三级代码	项目名称
003301000030100	3301	椎管内麻醉(腰麻阻滞)
003301000030200	3301	椎管内麻醉(硬膜外阻滞)
003301000030300	3301	椎管内麻醉(腰麻硬膜外联合阻滞)
003301000040000	3301	基础麻醉
003301000050000	3301	全身麻醉
003301000050001	3301	全身麻醉(每增加1小时酌情加收)
003301000050100	3301	全身麻醉(吸入)
003301000050200	3301	全身麻醉(静脉)
003301000050300	3301	全身麻醉(吸静复合)
003301000050400	3301	全身麻醉(靶控输入)
003301000060000	3301	血液加温治疗
003301000060100	3301	血液加温治疗(术中加温)
003301000060200	3301	血液加温治疗(体外加温)
003301000070000	3301	支气管内麻醉
003301000070001	3301	支气管内麻醉(每增加1小时酌情加收)
003301000070100	3301	支气管内麻醉(各种施行单肺通气的麻醉方法)
003301000070200	3301	支气管内麻醉(肺灌洗)
003301000080000	3301	术后镇痛
003301000080001	3301	术后镇痛(腰麻硬膜外联合阻滞酌情加收)
003301000080100	3301	术后镇痛(腰麻硬膜外联合给药)
003301000080200	3301	术后镇痛(分娩)
003301000090000	3301	侧脑室连续镇痛
003301000100000	3301	硬膜外连续镇痛
003301000110000	3301	椎管内置管术
003301000110100	3301	椎管内置管术(神经根脱髓鞘等治疗)
003301000120000	3301	心肺复苏术
003301000130000	3301	气管插管术
003301000140000	3301	特殊方法气管插管术

手术费

项目代码	二级/三级代码	项目名称
003301000140100	3301	特殊方法气管插管术(经鼻腔)
003301000140200	3301	特殊方法气管插管术(经口盲探)
003301000140300	3301	特殊方法气管插管术(逆行法)
003301000140400	3301	特殊方法气管插管术(纤维喉镜)
003301000140500	3301	特殊方法气管插管术(气管镜置管)
003301000150000	3301	麻醉中监测
003301000160000	3301	控制性降压
003301000170000	3301	体外循环
003301000170001	3301	体外循环(每增加1小时酌情加收)
003301000180000	3301	镇痛泵体内置入术
003301000180100	3301	镇痛泵体内置入术(化疗泵的置入)
003301000180200	3301	镇痛泵体内置入术(化疗泵的取出)
003301000190000	3301	麻醉监护下镇静术
003302000000001	3302	神经系统手术(神经系统手术中应用神经导航系统酌情加收)
003302000000002	3302	神经刺激器引导下神经定位
003302010010000	3302	头皮肿物切除术
003302010010001	3302	头皮肿物切除术(直径大于4cm酌情加收)
003302010020000	3302	颅骨骨瘤切除术
003302010030000	3302	帽状腱膜下血肿切开引流术
003302010030100	3302	帽状腱膜下血肿切开引流术(脓肿切开引流)
003302010040000	3302	颅内硬膜外血肿引流术
003302010040100	3302	颅内硬膜外血肿引流术(脓肿引流)
003302010050000	3302	脑脓肿穿刺引流术
003302010060000	3302	开放性颅脑损伤清除术
003302010060001	3302	开放性颅脑损伤清除术(静脉窦破裂手术酌情加收)
003302010060100	3302	开放性颅脑损伤清除术(火器伤)

续表

项目代码	二级/三级代码	项目名称
003302010070000	3302	颅骨凹陷骨折复位术
003302010080000	3302	去颅骨骨瓣减压术
003302010090000	3302	颅骨修补术
003302010090100	3302	颅骨修补术（假体植入）
003302010100000	3302	颅骨钻孔探查术
003302010100001	3302	颅骨钻孔探查术（两孔以上酌情加收）
003302010110000	3302	经颅眶肿瘤切除术
003302010120000	3302	经颅内镜活检术
003302010130000	3302	慢性硬膜下血肿钻孔术
003302010130100	3302	慢性硬膜下血肿钻孔术（高血压脑出血碎吸术）
003302010140000	3302	颅内多发血肿清除术
003302010140001	3302	颅内多发血肿清除术（非同一部位血肿酌情加收）
003302010150000	3302	颅内血肿清除术
003302010150001	3302	颅内血肿清除术（经颅内镜加收）
003302010150100	3302	颅内血肿清除术（单纯硬膜外血肿清除术）
003302010150200	3302	颅内血肿清除术（硬膜下血肿清除术）
003302010150300	3302	颅内血肿清除术（脑内血肿清除术）
003302010160000	3302	开颅颅内减压术
003302010160100	3302	开颅颅内减压术（大脑颞极）
003302010160200	3302	开颅颅内减压术（额极）
003302010160300	3302	开颅颅内减压术（枕极切除）
003302010160400	3302	开颅颅内减压术（颞肌下减压）
003302010170000	3302	经颅视神经管减压术
003302010180000	3302	颅内压监护传感器置入术
003302010180100	3302	颅内压监护传感器置入术（颅内硬膜下）
003302010180200	3302	颅内压监护传感器置入术（颅内硬膜外）
003302010180300	3302	颅内压监护传感器置入术（脑内）
003302010180400	3302	颅内压监护传感器置入术（脑室内）

手术费

项目代码	二级 / 三级代码	项目名称
003302010190000	3302	侧脑室分流术
003302010190100	3302	侧脑室分流术(侧脑室 - 心房分流术)
003302010190200	3302	侧脑室分流术(侧脑室 - 膀胱分流术)
003302010190300	3302	侧脑室分流术(侧脑室 - 腹腔分流术)
003302010200000	3302	脑室钻孔伴脑室引流术
003302010210000	3302	颅内蛛网膜囊肿分流术
003302010220000	3302	幕上浅部病变切除术
003302010220100	3302	幕上浅部病变切除术(大脑半球胶质瘤)
003302010220200	3302	幕上浅部病变切除术(转移癌)
003302010220300	3302	幕上浅部病变切除术(胶质增生)
003302010220400	3302	幕上浅部病变切除术(大脑半球凸面脑膜瘤)
003302010220500	3302	幕上浅部病变切除术(脑脓肿)
003302010230000	3302	大静脉窦旁脑膜瘤切除 + 血管窦重建术
003302010230100	3302	大静脉窦旁脑膜瘤切除 + 血管窦重建术(矢状窦)
003302010230200	3302	大静脉窦旁脑膜瘤切除 + 血管窦重建术(横窦)
003302010230300	3302	大静脉窦旁脑膜瘤切除 + 血管窦重建术(窦汇区脑膜瘤)
003302010240000	3302	幕上深部病变切除术
003302010240100	3302	幕上深部病变切除术(脑室内肿瘤)
003302010240200	3302	幕上深部病变切除术(海绵状血管瘤)
003302010240300	3302	幕上深部病变切除术(胼胝体肿瘤)
003302010240400	3302	幕上深部病变切除术[三室前(突入到第三脑室)颅咽管瘤]
003302010240500	3302	幕上深部病变切除术(后部肿瘤)
003302010240600	3302	幕上深部病变切除术(脑脓肿)
003302010250000	3302	第四脑室肿瘤切除术
003302010250100	3302	第四脑室肿瘤切除术(小脑下蚓部)
003302010250200	3302	第四脑室肿瘤切除术(四室室管膜瘤)

项目代码	二级/三级代码	项目名称
003302010250300	3302	第四脑室肿瘤切除术(四室导水管囊虫)
003302010260000	3302	经颅内镜脑室肿瘤切除术
003302010270000	3302	桥小脑角肿瘤切除术
003302010270100	3302	桥小脑角肿瘤切除术(听神经瘤)
003302010270200	3302	桥小脑角肿瘤切除术(三叉神经鞘瘤)
003302010270300	3302	桥小脑角肿瘤切除术(胆脂瘤)
003302010270400	3302	桥小脑角肿瘤切除术(蛛网膜囊肿)
003302010280000	3302	脑皮质切除术
003302010290000	3302	大脑半球切除术
003302010300000	3302	选择性杏仁核海马切除术
003302010310000	3302	胼胝体切开术
003302010320000	3302	多处软脑膜下横纤维切断术
003302010330000	3302	癫痫病灶切除术
003302010330100	3302	癫痫病灶切除术(病灶切除)
003302010330200	3302	癫痫病灶切除术(软脑膜下烧灼术)
003302010330300	3302	癫痫病灶切除术(脑叶切除)
003302010340000	3302	癫痫刀手术
003302010350000	3302	脑深部电极置入术
003302010360000	3302	小脑半球病变切除术
003302010360100	3302	小脑半球病变切除术(小脑半球胶质瘤)
003302010360200	3302	小脑半球病变切除术(血管网织细胞瘤)
003302010360300	3302	小脑半球病变切除术(转移癌)
003302010360400	3302	小脑半球病变切除术(脑脓肿)
003302010360500	3302	小脑半球病变切除术(自发性出血)
003302010370000	3302	脑干肿瘤切除术
003302010370100	3302	脑干肿瘤切除术(中脑)
003302010370200	3302	脑干肿瘤切除术(桥脑)
003302010370300	3302	脑干肿瘤切除术(延髓)

手术费

项目代码	二级/三级代码	项目名称
003302010370400	3302	脑干肿瘤切除术（丘脑肿瘤）
003302010370500	3302	脑干肿瘤切除术（自发脑干血肿）
003302010370600	3302	脑干肿瘤切除术（脑干血管畸形）
003302010370700	3302	脑干肿瘤切除术（小脑实性血网）
003302010380000	3302	鞍区占位病变切除术
003302010380100	3302	鞍区占位病变切除术（垂体瘤）
003302010380200	3302	鞍区占位病变切除术（鞍区颅咽管瘤）
003302010380300	3302	鞍区占位病变切除术（视神经胶质瘤）
003302010390000	3302	垂体瘤切除术
003302010390100	3302	垂体瘤切除术（经口腔）
003302010390200	3302	垂体瘤切除术（经鼻腔）
003302010400000	3302	经口腔入路颅底斜坡肿瘤切除术
003302010400100	3302	经口腔入路颅底斜坡肿瘤切除术（上颌入路颅底海绵窦侵入肿瘤切除术）
003302010410000	3302	颅底肿瘤切除术
003302010410100	3302	颅底肿瘤切除术（前颅窝颅内外沟通性肿瘤）
003302010410200	3302	颅底肿瘤切除术（中颅窝颅内外沟通性肿瘤）
003302010410300	3302	颅底肿瘤切除术［前颅窝底肿瘤（鞍结节脑膜瘤、侵袭性垂体瘤、脊索瘤、神经鞘瘤）］
003302010410400	3302	颅底肿瘤切除术［中颅窝底肿瘤（鞍结节脑膜瘤、侵袭性垂体瘤、脊索瘤、神经鞘瘤）］
003302010410500	3302	颅底肿瘤切除术［后颅窝底肿瘤（鞍结节脑膜瘤、侵袭性垂体瘤、脊索瘤、神经鞘瘤）］
003302010410600	3302	颅底肿瘤切除术（颈静脉孔区肿瘤）
003302010410700	3302	颅底肿瘤切除术（上颌外旋颅底手术）
003302010410800	3302	面中部掀翻径路肿瘤切除鼻颅底重建术
003302010420000	3302	经颅内镜第三脑室底造瘘术
003302010430000	3302	经脑室镜胶样囊肿切除术

续表

项目代码	二级/三级代码	项目名称
003302010440000	3302	脑囊虫摘除术
003302010450000	3302	经颅内镜经鼻蝶垂体肿瘤切除术
003302010460000	3302	经颅内镜脑内囊肿造口术
003302010470000	3302	经颅内镜脑内异物摘除术
003302010480000	3302	经颅内镜脑室脉络丛烧灼术
003302010490000	3302	终板造瘘术
003302010500000	3302	海绵窦瘘直接手术
003302010510000	3302	脑脊液漏修补术
003302010510100	3302	脑脊液漏修补术（额窦修补）
003302010510200	3302	脑脊液漏修补术（前颅窝修补）
003302010510300	3302	脑脊液漏修补术（中颅窝底修补）
003302010520000	3302	脑脊膜膨出修补术
003302010530000	3302	环枕畸形减压术
003302010540000	3302	经口齿状突切除术
003302010550000	3302	颅缝骨化症整形术
003302010560000	3302	骨纤维异常增殖切除整形术
003302010570000	3302	颅缝再造术
003302010580000	3302	大网膜颅内移植术
003302010590000	3302	立体定向颅内肿物清除术
003302010590100	3302	立体定向颅内肿物清除术（血肿）
003302010590200	3302	立体定向颅内肿物清除术（脓肿）
003302010590300	3302	立体定向颅内肿物清除术（肿瘤）
003302010590400	3302	立体定向颅内肿物清除术（取活检）
003302010590500	3302	立体定向颅内肿物清除术（取异物）
003302010600000	3302	立体定向脑深部核团毁损术
003302010600001	3302	立体定向脑深部核团毁损术（两个以上"靶点"酌情加收）

手术费

项目代码	二级／三级代码	项目名称
003302010600100	3302	立体定向脑深部核团毁损术(帕金森氏病)
003302010600200	3302	立体定向脑深部核团毁损术(舞蹈病)
003302010600300	3302	立体定向脑深部核团毁损术(扭转痉挛)
003302010600400	3302	立体定向脑深部核团毁损术(癫痫)
003302010600500	3302	立体定向脑深部核团毁损术(细胞刀治疗)
003302010610000	3302	运动皮层电刺激镇痛术
003302020010000	3302	三叉神经感觉后根切断术
003302020020000	3302	三叉神经周围支切断术
003302020020100	3302	三叉神经周围支切断术(酒精封闭)
003302020020200	3302	三叉神经周围支切断术(甘油封闭)
003302020020300	3302	三叉神经周围支切断术(冷冻)
003302020020400	3302	三叉神经周围支切断术(射频)
003302020030000	3302	三叉神经撕脱术
003302020040000	3302	三叉神经干鞘膜内注射术
003302020050000	3302	颞部开颅三叉神经节切断术
003302020060000	3302	迷路后三叉神经切断术
003302020070000	3302	颅神经微血管减压术
003302020070001	3302	颅神经微血管减压术(经颅内镜加收)
003302020070100	3302	颅神经微血管减压术(三叉神经)
003302020070200	3302	颅神经微血管减压术(面神经)
003302020070300	3302	颅神经微血管减压术(听神经)
003302020070400	3302	颅神经微血管减压术(舌咽神经)
003302020070500	3302	颅神经微血管减压术(迷走神经)
003302020080000	3302	面神经简单修复术
003302020080100	3302	面神经简单修复术(肌筋膜悬吊术及神经断端直接吻合)
003302020080200	3302	面神经简单修复术(局部同一创面的神经移植)

项目代码	二级/三级代码	项目名称
003302020090000	3302	面神经吻合术
003302020090100	3302	面神经吻合术(面副神经吻合)
003302020090200	3302	面神经吻合术(面舌下神经吻合)
003302020090300	3302	面神经吻合术(听神经瘤手术中颅内直接吻合)
003302020100000	3302	面神经跨面移植术
003302020110000	3302	面神经松解减压术
003302020110100	3302	面神经松解减压术(面神经周围支支配的外周部分)
003302020120000	3302	经耳面神经梳理术
003302020130000	3302	面神经周围神经移植术
003302020140000	3302	经迷路前庭神经切断术
003302020150000	3302	迷路后前庭神经切断术
003302020160000	3302	经内镜前庭神经切断术
003302020170000	3302	经乙状窦后进路神经切断术
003302020170100	3302	经乙状窦后进路神经切断术(三叉神经)
003302020170200	3302	经乙状窦后进路神经切断术(舌咽神经)
003302020180000	3302	经颅脑脊液耳漏修补术
003302020190000	3302	脑深部电刺激镇痛术
003302030010000	3302	颅内巨大动脉瘤夹闭切除术
003302030010001	3302	颅内巨大动脉瘤夹闭切除术(多夹除一个动脉瘤加收)
003302030010100	3302	颅内巨大动脉瘤夹闭切除术(基底动脉瘤)
003302030010200	3302	颅内巨大动脉瘤夹闭切除术(大脑后动脉瘤)
003302030020000	3302	颅内动脉瘤夹闭术
003302030020001	3302	颅内动脉瘤夹闭术(多夹除一个动脉瘤加收)
003302030030000	3302	颅内动脉瘤包裹术
003302030030100	3302	颅内动脉瘤包裹术(肌肉包裹)
003302030030200	3302	颅内动脉瘤包裹术(生物胶包裹)

手术费

项目代码	二级/三级代码	项目名称
003302030030300	3302	颅内动脉瘤包裹术（单纯栓塞）
003302030040000	3302	颅内巨大动静脉畸形栓塞后切除术
003302030040100	3302	颅内巨大动静脉畸形栓塞后切除术（脑干周围的小于4cm深部血管畸形）
003302030050000	3302	颅内动静脉畸形切除术
003302030060000	3302	脑动脉瘤动静脉畸形切除术
003302030060001	3302	脑动脉瘤动静脉畸形切除术（动脉瘤与动静脉畸形不在同一部位加收）
003302030070000	3302	颈内动脉内膜剥脱术
003302030070001	3302	颈内动脉内膜剥脱术（行动脉成形术加收）
003302030080000	3302	椎动脉内膜剥脱术
003302030080001	3302	椎动脉内膜剥脱术（行动脉成形术加收）
003302030090000	3302	椎动脉减压术
003302030100000	3302	颈动脉外膜剥脱术
003302030100001	3302	颈动脉外膜剥脱术（双侧加倍）
003302030100100	3302	颈动脉外膜剥脱术（颈总动脉剥脱术）
003302030100200	3302	颈动脉外膜剥脱术（颈内动脉剥脱术）
003302030100300	3302	颈动脉外膜剥脱术（迷走神经剥离术）
003302030100400	3302	颈动脉外膜剥脱术（颈外动脉外膜剥脱术）
003302030110000	3302	颈总动脉大脑中动脉吻合术
003302030110001	3302	颈总动脉大脑中动脉吻合术（取大隐静脉加收）
003302030110100	3302	颈总动脉大脑中动脉吻合术（颞浅动脉-大脑中动脉吻合术）
003302030120000	3302	颅外内动脉搭桥术
003302030130000	3302	颞肌颞浅动脉贴敷术
003302030140000	3302	颈动脉结扎术
003302030140100	3302	颈动脉结扎术（颈内动脉结扎）

项目代码	二级/三级代码	项目名称
003302030140200	3302	颈动脉结扎术(颈外动脉结扎)
003302030140300	3302	颈动脉结扎术(颈总动脉结扎)
003302030150000	3302	颅内血管重建术
003302030160000	3302	经皮穿刺选择性岩下窦静脉取血术
003302040010000	3302	脊髓和神经根粘连松解术
003302040020000	3302	脊髓空洞症内引流术
003302040030000	3302	脊髓丘脑束切断术
003302040040000	3302	脊髓栓系综合征手术
003302040050000	3302	脊髓前连合切断术
003302040050100	3302	脊髓前连合切断术(选择性脊神经后根切断术)
003302040060000	3302	椎管内脓肿切开引流术
003302040060100	3302	椎管内脓肿切开引流术(硬膜下脓肿)
003302040070000	3302	脊髓内病变切除术
003302040070001	3302	脊髓内病变切除术(肿瘤长度超过5cm加收)
003302040070100	3302	脊髓内病变切除术(髓内肿瘤)
003302040070200	3302	脊髓内病变切除术(髓内血肿清除)
003302040080000	3302	脊髓硬膜外病变切除术
003302040080100	3302	脊髓硬膜外病变切除术(硬脊膜外肿瘤)
003302040080200	3302	脊髓硬膜外病变切除术(血肿)
003302040080300	3302	脊髓硬膜外病变切除术(结核瘤)
003302040080400	3302	脊髓硬膜外病变切除术(转移瘤)
003302040080500	3302	脊髓硬膜外病变切除术(黄韧带增厚)
003302040080600	3302	脊髓硬膜外病变切除术(椎间盘突出)
003302040090000	3302	髓外硬脊膜下病变切除术
003302040090001	3302	髓外硬脊膜下病变切除术(肿瘤长度超过5cm酌情加收)
003302040090100	3302	髓外硬脊膜下病变切除术(硬脊膜下肿瘤)

续表

项目代码	二级/三级代码	项目名称
003302040090200	3302	髓外硬脊膜下病变切除术(硬脊膜下血肿)
003302040100000	3302	脊髓外露修补术
003302040110000	3302	脊髓动静脉畸形切除术
003302040120000	3302	脊髓蛛网膜下腔腹腔分流术
003302040130000	3302	脊髓蛛网膜下腔输尿管分流术
003302040140000	3302	选择性脊神经后根切断术(SPR)
003302040150000	3302	胸腰交感神经节切断术
003302040160000	3302	经胸腔镜交感神经链切除术
003302040170000	3302	腰骶部潜毛窦切除术
003302040180000	3302	经皮穿刺骶神经囊肿治疗术
003302040190000	3302	马尾神经吻合术
003302040200000	3302	脑脊液置换术
003302040210000	3302	欧玛亚(Omaya)管置入术
003302040220000	3302	神经束膜切断外膜结扎术
003302040230000	3302	经皮穿刺骶神经刺激装置永久置入术
003303000010000	3303	垂体细胞移植术
003303000020000	3303	甲状旁腺腺瘤切除术
003303000030000	3303	甲状旁腺大部切除术
003303000040000	3303	甲状旁腺移植术
003303000050000	3303	甲状旁腺细胞移植术
003303000060000	3303	甲状旁腺癌根治术
003303000080000	3303	甲状腺部分切除术
003303000080100	3303	甲状腺部分切除术(甲状腺瘤)
003303000080200	3303	甲状腺部分切除术(囊肿)
003303000090000	3303	甲状腺次全切除术
003303000100000	3303	甲状腺全切术
003303000110000	3303	甲状腺癌根治术
003303000120000	3303	甲状腺癌扩大根治术

续表

项目代码	二级/三级代码	项目名称
003303000130000	3303	甲状腺癌根治术联合胸骨劈开上纵隔清扫术
003303000140000	3303	甲状腺细胞移植术
003303000150000	3303	甲状舌管瘘切除术
003303000150100	3303	甲状舌管瘘切除术(囊肿)
003303000160000	3303	胎儿甲状腺移植术
003303000170000	3303	喉返神经探查术
003303000170100	3303	喉返神经探查术(神经吻合)
003303000170200	3303	喉返神经探查术(神经移植)
003303000180000	3303	胸腺切除术
003303000180001	3303	胸腺切除术(经胸腔镜加收)
003303000180100	3303	胸腺切除术(胸腺肿瘤切除)
003303000180200	3303	胸腺切除术(胸腺扩大切除)
003303000180300	3303	胸腺切除术(经颈部横切口手术)
003303000180400	3303	胸腺切除术(经胸骨正中切口径路手术)
003303000190000	3303	胸腺移植术
003303000190100	3303	胸腺移植术(原位移植)
003303000190200	3303	胸腺移植术(异位移植)
003303000200000	3303	胸腺细胞移植术
003303000210000	3303	肾上腺切除术
003303000210001	3303	肾上腺切除术(显微手术加收)
003303000210002	3303	肾上腺切除术(经腹腔镜加收)
003303000210100	3303	肾上腺切除术(全切)
003303000210200	3303	肾上腺切除术(部分切除)
003303000220000	3303	肾上腺嗜铬细胞瘤切除术
003303000230000	3303	恶性嗜铬细胞瘤根治术
003303000230100	3303	恶性嗜铬细胞瘤根治术(异位嗜铬细胞瘤根治术)
003303000240000	3303	微囊化牛肾上腺嗜铬细胞(BCC)移植术
003303000250000	3303	肾上腺移植术

手术费

项目代码	二级/三级代码	项目名称
003304010010000	3304	眼睑肿物切除术
003304010010001	3304	眼睑肿物切除术(需植皮时加收)
003304010020000	3304	眼睑结膜裂伤缝合术
003304010030000	3304	内眦韧带断裂修复术
003304010040000	3304	上睑下垂矫正术
003304010040001	3304	上睑下垂矫正术(需肌瓣移植时加收)
003304010040100	3304	上睑下垂矫正术(提上睑肌缩短术)
003304010040200	3304	上睑下垂矫正术(提上睑肌悬吊术)
003304010050000	3304	睑下垂矫正联合眦整形术
003304010060000	3304	睑退缩矫正术
003304010060001	3304	睑退缩矫正术(睫毛再造加收)
003304010060002	3304	睑退缩矫正术(肌瓣移植加收)
003304010060100	3304	睑退缩矫正术(上睑)
003304010060200	3304	睑退缩矫正术(下睑)
003304010060300	3304	睑退缩矫正术(额肌悬吊)
003304010060400	3304	睑退缩矫正术(提上睑肌缩短)
003304010060500	3304	睑退缩矫正术(睑板再造)
003304010060600	3304	睑退缩矫正术(异体巩膜移植或植皮)
003304010060700	3304	睑退缩矫正术(眼睑缺损整形术)
003304010070000	3304	睑内翻矫正术
003304010080000	3304	睑外翻矫正术
003304010080001	3304	睑外翻矫正术(需植皮时加收)
003304010090000	3304	睑裂缝合术
003304010100000	3304	游离植皮睑成形术
003304010110000	3304	内眦赘皮矫治术
003304010120000	3304	重睑成形术
003304010120100	3304	重睑成形术(切开法)
003304010120200	3304	重睑成形术(非缝线法)

续表

项目代码	二级/三级代码	项目名称
003304010130000	3304	激光重睑整形术
003304010140000	3304	双行睫矫正术
003304010150000	3304	眼袋整形术
003304010150001	3304	眼袋整形术(泪腺悬吊加收)
003304010160000	3304	内外眦成形术
003304010170000	3304	睑凹陷畸形矫正术
003304010180000	3304	睑缘粘连术
003304020010000	3304	泪阜部肿瘤单纯切除术
003304020020000	3304	泪小点外翻矫正术
003304020020100	3304	泪小点外翻矫正术(泪腺脱垂矫正术)
003304020030000	3304	泪小管吻合术
003304020040000	3304	泪囊摘除术
003304020040100	3304	泪囊摘除术(泪囊瘘管摘除术)
003304020050000	3304	睑部泪腺摘除术
003304020050100	3304	睑部泪腺摘除术(泪腺部分切除)
003304020050200	3304	睑部泪腺摘除术(泪腺肿瘤摘除)
003304020060000	3304	泪囊结膜囊吻合术
003304020070000	3304	鼻腔泪囊吻合术
003304020070001	3304	鼻腔泪囊吻合术(经鼻内镜加收)
003304020080000	3304	鼻泪道再通术
003304020080100	3304	鼻泪道再通术(穿线)
003304020080200	3304	鼻泪道再通术(义管植入)
003304020090000	3304	泪道成形术
003304020100000	3304	泪小管填塞术
003304020100100	3304	泪小管填塞术(封闭术)
003304030010000	3304	睑球粘连分离术
003304030010100	3304	睑球粘连分离术(自体黏膜移植术)
003304030010200	3304	睑球粘连分离术(结膜移植术)

手术费

项目代码	二级/三级代码	项目名称
003304030020000	3304	结膜肿物切除术
003304030020001	3304	结膜肿物切除术(组织移植加收)
003304030020100	3304	结膜肿物切除术(结膜色素痣切除术)
003304030030000	3304	结膜淋巴管积液清除术
003304030040000	3304	结膜囊成形术
003304030050000	3304	球结膜瓣覆盖术
003304030060000	3304	麦粒肿切除术
003304030060100	3304	麦粒肿切除术(切开术)
003304030070000	3304	下穹窿成形术
003304030080000	3304	球结膜放射状切开冲洗+减压术
003304030080100	3304	球结膜放射状切开冲洗+减压术(眼突减压)
003304030080200	3304	球结膜放射状切开冲洗+减压术(酸碱烧伤减压冲洗)
003304040010000	3304	表层角膜镜片镶嵌术
003304040020000	3304	近视性放射状角膜切开术
003304040030000	3304	角膜缝环固定术
003304040040000	3304	角膜拆线
003304040050000	3304	角膜基质环植入术
003304040060000	3304	角膜深层异物取出术
003304040070000	3304	翼状胬肉切除术
003304040070100	3304	翼状胬肉切除术(单纯切除)
003304040070200	3304	翼状胬肉切除术(转位术)
003304040070300	3304	翼状胬肉切除术(单纯角膜肿物切除)
003304040080000	3304	翼状胬肉切除+角膜移植术
003304040080001	3304	翼状胬肉切除+角膜移植术(干细胞移植加收)
003304040080100	3304	翼状胬肉切除+角膜移植术(角膜肿物切除+角膜移植术)
003304040090000	3304	角膜白斑染色术

续表

项目代码	二级 / 三级代码	项目名称
003304040100000	3304	角膜移植术
003304040100001	3304	角膜移植术(干细胞移植加收)
003304040100100	3304	角膜移植术(穿透)
003304040100200	3304	角膜移植术(板层)
003304040110000	3304	羊膜移植术
003304040120000	3304	角膜移植联合视网膜复位术
003304040130000	3304	瞳孔再造术
003304050010000	3304	虹膜全切除术
003304050020000	3304	虹膜周边切除术
003304050030000	3304	虹膜根部离断修复术
003304050040000	3304	虹膜贯穿术
003304050050000	3304	虹膜囊肿切除术
003304050060000	3304	人工虹膜隔植入术
003304050070000	3304	睫状体剥离术
003304050080000	3304	睫状体断离复位术
003304050090000	3304	睫状体及脉络膜上腔放液术
003304050100000	3304	睫状体特殊治疗
003304050110000	3304	前房角切开术
003304050110001	3304	使用特殊仪器[使用特殊仪器(前房角镜等)时酌情加收]
003304050110100	3304	前房角切开术(前房积血清除)
003304050110200	3304	前房角切开术(房角粘连分离术)
003304050120000	3304	前房成形术
003304050130000	3304	青光眼滤过术
003304050130100	3304	青光眼滤过术(小梁切除)
003304050130200	3304	青光眼滤过术(虹膜嵌顿)
003304050130300	3304	青光眼滤过术(巩膜灼滤)

续表

项目代码	二级/三级代码	项目名称
003304050140000	3304	非穿透性小梁切除＋透明质酸钠凝胶充填术
003304050150000	3304	小梁切开术
003304050160000	3304	小梁切开联合小梁切除术
003304050170000	3304	青光眼硅管植入术
003304050180000	3304	青光眼滤帘修复术
003304050190000	3304	青光眼滤过泡分离术
003304050200000	3304	青光眼滤过泡修补术
003304050210000	3304	巩膜缩短术
003304060010000	3304	白内障截囊吸取术
003304060020000	3304	白内障囊膜切除术
003304060030000	3304	白内障囊内摘除术
003304060040000	3304	白内障囊外摘除术
003304060050000	3304	白内障超声乳化摘除术
003304060060000	3304	白内障囊外摘除＋人工晶体植入术
003304060070000	3304	人工晶体复位术
003304060080000	3304	人工晶体置换术
003304060090000	3304	二期人工晶体植入术
003304060100000	3304	白内障超声乳化摘除术＋人工晶体植入术
003304060110000	3304	人工晶体睫状沟固定术
003304060120000	3304	人工晶体取出术
003304060130000	3304	白内障青光眼联合手术
003304060140000	3304	白内障摘除联合青光眼硅管植入术
003304060150000	3304	白内障囊外摘除联合青光眼人工晶体植入术
003304060160000	3304	穿透性角膜移植联合白内障囊外摘除及人工晶体植入术(三联术)
003304060170000	3304	白内障摘除联合玻璃体切割术
003304060170100	3304	白内障摘除联合玻璃体切割术(前路摘晶体)

项目代码	二级/三级代码	项目名称
003304060170200	3304	白内障摘除联合玻璃体切割术(后路摘晶体)
003304060180000	3304	球内异物取出术联合晶体玻璃体切除及人工晶体植入术(四联术)
003304060190000	3304	非正常晶体手术
003304060190100	3304	非正常晶体手术(晶体半脱位)
003304060190200	3304	非正常晶体手术(晶体切除)
003304060190300	3304	非正常晶体手术(瞳孔广泛粘连强直或闭锁)
003304060190400	3304	非正常晶体手术(抗青光眼术后)
003304060200000	3304	晶体张力环置入术
003304060210000	3304	人工晶体悬吊术
003304070010000	3304	玻璃体穿刺抽液术
003304070010100	3304	玻璃体穿刺抽液术(注药)
003304070020000	3304	玻璃体切除术
003304070030000	3304	玻璃体内猪囊尾蚴取出术
003304070040000	3304	视网膜脱离修复术
003304070040100	3304	视网膜脱离修复术(外加压)
003304070040200	3304	视网膜脱离修复术(环扎术)
003304070040300	3304	视网膜脱离修复术(内加压)
003304070040400	3304	视网膜脱离修复术(激光)
003304070040500	3304	视网膜脱离修复术(冷凝)
003304070040600	3304	视网膜脱离修复术(电凝)
003304070050000	3304	复杂视网膜脱离修复术
003304070050100	3304	复杂视网膜脱离修复术(巨大裂孔)
003304070050200	3304	复杂视网膜脱离修复术(黄斑裂孔)
003304070050300	3304	复杂视网膜脱离修复术(膜增殖)
003304070050400	3304	复杂视网膜脱离修复术(视网膜下膜取出术)
003304070050500	3304	复杂视网膜脱离修复术(硅油充填)
003304070050600	3304	复杂视网膜脱离修复术(球内注气)
003304070050700	3304	复杂视网膜脱离修复术(前膜剥膜)

手术费

项目代码	二级/三级代码	项目名称
003304070060000	3304	黄斑裂孔注气术
003304070070000	3304	黄斑裂孔封闭术
003304070080000	3304	黄斑前膜术
003304070090000	3304	黄斑下膜取出术
003304070100000	3304	黄斑转位术
003304070110000	3304	色素膜肿物切除术
003304070120000	3304	巩膜后兜带术
003304070130000	3304	内眼病冷凝术
003304070140000	3304	硅油取出术
003304080010000	3304	共同性斜视矫正术
003304080010001	3304	共同性斜视矫正术(超过一条肌肉及二次手术或伴有另一种斜视同时手术酌情加收)
003304080010002	3304	共同性斜视矫正术(多次手术再加收)
003304080020000	3304	非共同性斜视矫正术
003304080020001	3304	非共同性斜视矫正术(超过一条肌肉及二次手术、结膜、肌肉及眼眶修复,二种斜视同时存在,非常规眼外肌手术酌情计价)
003304080020002	3304	非共同性斜视矫正术(多次手术再加收)
003304080030000	3304	非常规眼外肌手术
003304080030001	3304	非常规眼外肌手术(每增加一个手术加收)
003304080030100	3304	非常规眼外肌手术(肌肉联扎术)
003304080030200	3304	非常规眼外肌手术(移位术)
003304080030300	3304	非常规眼外肌手术(延长术)
003304080030400	3304	非常规眼外肌手术(调整缝线术)
003304080030500	3304	非常规眼外肌手术(眶壁固定术)
003304080030600	3304	眼轮匝肌整形术
003304080040000	3304	眼震矫正术
003304090010000	3304	球内磁性异物取出术
003304090020000	3304	球内非磁性异物取出术

续表

项目代码	二级/三级代码	项目名称
003304090030000	3304	球壁异物取出术
003304090040000	3304	眶内异物取出术
003304090050000	3304	眼球裂伤缝合术
003304090050100	3304	眼球裂伤缝合术(角膜裂伤缝合)
003304090050200	3304	眼球裂伤缝合术(巩膜裂伤缝合)
003304090050300	3304	眼球裂伤缝合术(巩膜探查术)
003304090060000	3304	甲状腺突眼矫正术
003304090070000	3304	眼内容摘除术
003304090080000	3304	眼球摘除术
003304090090000	3304	眼球摘除+植入术
003304090100000	3304	义眼安装
003304090110000	3304	义眼台打孔术
003304090120000	3304	活动性义眼眼座植入术
003304090130000	3304	眶内血肿穿刺术
003304090140000	3304	眶内肿物摘除术
003304090140001	3304	眶内肿物摘除术(侧劈开眶加收)
003304090140100	3304	眶内肿物摘除术(前路摘除)
003304090140200	3304	眶内肿物摘除术(眶尖部肿物摘除术)
003304090150000	3304	眶内容摘除术
003304090160000	3304	上颌骨切除合并眶内容摘除术
003304090170000	3304	眼窝填充术
003304090180000	3304	眼窝再造术
003304090190000	3304	眼眶壁骨折整复术
003304090190100	3304	眼眶壁骨折整复术(外侧开眶钛钉)
003304090190200	3304	眼眶壁骨折整复术(钛板固定术)
003304090200000	3304	眶骨缺损修复术
003304090210000	3304	眶膈修补术
003304090220000	3304	眼眶减压术

手术费

项目代码	二级/三级代码	项目名称
003304090230000	3304	眼前段重建术
003304090240000	3304	视神经减压术
003304090250000	3304	眶距增宽症整形术
003304090260000	3304	隆眉弓术
003304090270000	3304	眉畸形矫正术
003304090280000	3304	眉缺损修复术
003304090280001	3304	眉缺损修复术(岛状头皮瓣切取移转术时酌情加收)
003304090280100	3304	眉缺损修复术(部分缺损)
003304090280200	3304	眉缺损修复术(全部缺损)
003304090290000	3304	眼内肿物放射敷贴器置入术
003304090300000	3304	眼内肿物放射敷贴器取出术
003305010010000	3305	耳廓软骨膜炎清创术
003305010010100	3305	耳廓软骨膜炎清创术(耳廓脓肿切排清创术)
003305010020000	3305	耳道异物取出术
003305010030000	3305	耳廓恶性肿瘤切除术
003305010040000	3305	耳颞部血管瘤切除术
003305010050000	3305	耳息肉摘除术
003305010060000	3305	耳前瘘管切除术
003305010070000	3305	耳腮裂瘘管切除术
003305010080000	3305	耳后瘘孔修补术
003305010090000	3305	耳前瘘管感染切开引流术
003305010100000	3305	外耳道良性肿物切除术
003305010100100	3305	外耳道良性肿物切除术(外耳道骨瘤)
003305010100200	3305	外耳道良性肿物切除术(胆脂瘤)
003305010120000	3305	外耳道疖脓肿切开引流术
003305010130000	3305	外耳道恶性肿瘤切除术

续表

项目代码	二级/三级代码	项目名称
003305010140000	3305	完全断耳再植术
003305010150000	3305	部分断耳再植术
003305010160000	3305	一期耳廓成形术
003305010170000	3305	分期耳廓成形术
003305010180000	3305	耳廓再造术
003305010190000	3305	耳廓畸形矫正术
003305010190100	3305	耳廓畸形矫正术(招风耳)
003305010190200	3305	耳廓畸形矫正术(隐匿耳)
003305010190300	3305	耳廓畸形矫正术(巨耳)
003305010190400	3305	耳廓畸形矫正术(扁平耳)
003305010190500	3305	耳廓畸形矫正术(耳垂畸形)
003305010200000	3305	耳廓软骨取骨术
003305010210000	3305	外耳道成形术
003305010210100	3305	外耳道成形术(狭窄)
003305010210200	3305	外耳道成形术(闭锁)
003305020010000	3305	鼓膜置管术
003305020020000	3305	鼓膜切开术
003305020030000	3305	耳显微镜下鼓膜修补术
003305020030100	3305	耳显微镜下鼓膜修补术(内植法)
003305020030200	3305	耳显微镜下鼓膜修补术(夹层法)
003305020030300	3305	耳显微镜下鼓膜修补术(外贴法)
003305020040000	3305	经耳内镜鼓膜修补术
003305020050000	3305	镫骨手术
003305020050100	3305	镫骨手术(镫骨撼动术)
003305020050200	3305	镫骨手术(底板切除术)
003305020060000	3305	二次镫骨底板切除术
003305020070000	3305	二氧化碳激光镫骨底板开窗术
003305020080000	3305	听骨链松解术

手术费

续表

项目代码	二级/三级代码	项目名称
003305020090000	3305	鼓室成形术
003305020090100	3305	鼓室成形术（Ⅰ型）
003305020090200	3305	鼓室成形术（Ⅱ型）
003305020090300	3305	鼓室成形术（Ⅲ型）
003305020090400	3305	鼓室成形术（Ⅳ型）
003305020090500	3305	鼓室成形术（Ⅴ型）
003305020100000	3305	人工听骨听力重建术
003305020120000	3305	咽鼓管扩张术
003305020130000	3305	咽鼓管再造术
003305020140000	3305	单纯乳突凿开术
003305020150000	3305	完壁式乳突根治术
003305020160000	3305	开放式乳突根治术
003305020170000	3305	乳突改良根治术
003305020180000	3305	上鼓室鼓窦凿开术
003305020190000	3305	经耳脑脊液耳漏修补术
003305020200000	3305	电子耳蜗植入术
003305030010000	3305	内耳窗修补术
003305030010100	3305	内耳窗修补术（圆窗）
003305030010200	3305	内耳窗修补术（前庭窗）
003305030020000	3305	内耳开窗术
003305030020100	3305	内耳开窗术（经前庭窗迷路破坏术）
003305030020200	3305	内耳开窗术（半规管嵌顿术）
003305030020300	3305	内耳开窗术（外淋巴灌流术）
003305030030000	3305	内耳淋巴囊减压术
003305030040000	3305	岩浅大神经切断术
003305030050000	3305	翼管神经切断术
003305030050001	3305	翼管神经切断术（经鼻内镜加收）
003305030060000	3305	鼓丛切除术

续表

项目代码	二级/三级代码	项目名称
003305030070000	3305	鼓索神经切断术
003305030080000	3305	经迷路听神经瘤切除术
003305030080100	3305	经迷路听神经瘤切除术(迷路后听神经瘤切除术)
003305030090000	3305	颌内动脉插管灌注术
003305030090100	3305	颌内动脉插管灌注术(颞浅动脉)
003305030100000	3305	经迷路岩部胆脂瘤切除术
003305030110000	3305	经中颅窝岩部胆脂瘤切除术
003305030120000	3305	经迷路岩尖引流术
003305030130000	3305	经中颅窝岩尖引流术
003305030140000	3305	颞骨部分切除术
003305030150000	3305	颞骨次全切除术
003305030160000	3305	颞骨全切术
003305030170000	3305	耳后骨膜下脓肿切开引流术
003305030180000	3305	经乳突脑脓肿引流术
003305030180100	3305	经乳突脑脓肿引流术(颞叶)
003305030180200	3305	经乳突脑脓肿引流术(小脑)
003305030180300	3305	经乳突脑脓肿引流术(乙状窦周围脓肿)
003305030180400	3305	经乳突脑脓肿引流术(穿刺或切开引流)
003305030190000	3305	经乳突硬膜外脓肿引流术
003305030190100	3305	经乳突硬膜外脓肿引流术(穿刺或切开引流)
003306010010000	3306	鼻外伤清创缝合术
003306010010001	3306	鼻外伤清创缝合术(复杂病变酌情加收)
003306010020000	3306	鼻骨骨折整复术
003306010030000	3306	鼻部分缺损修复术
003306010040000	3306	鼻继发畸形修复术
003306010050000	3306	前鼻孔成形术

手术费

项目代码	二级/三级代码	项目名称
003306010060000	3306	鼻部神经封闭术
003306010060100	3306	鼻部神经封闭术（蝶腭神经）
003306010060200	3306	鼻部神经封闭术（筛前神经）
003306010070000	3306	鼻腔异物取出术
003306010080000	3306	下鼻甲部分切除术
003306010090000	3306	中鼻甲部分切除术
003306010100000	3306	鼻翼肿瘤切除成形术
003306010110000	3306	鼻前庭囊肿切除术
003306010120000	3306	鼻息肉摘除术
003306010130000	3306	鼻中隔黏膜划痕术
003306010140000	3306	鼻中隔矫正术
003306010140100	3306	鼻中隔矫正术（鼻中隔降肌附着过低矫正术）
003306010150000	3306	鼻中隔软骨取骨术
003306010160000	3306	鼻中隔穿孔修补术
003306010170000	3306	鼻中隔血肿切开引流术
003306010170100	3306	鼻中隔血肿切开引流术（脓肿切开引流术）
003306010180000	3306	筛动脉结扎术
003306010190000	3306	筛前神经切断术
003306010200000	3306	经鼻鼻侧鼻腔鼻窦肿瘤切除术
003306010210000	3306	经鼻鼻腔鼻窦肿瘤切除术
003306010220000	3306	隆鼻术
003306010230000	3306	隆鼻术后继发畸形矫正术
003306010240000	3306	重度鞍鼻畸形矫正术
003306010250000	3306	鼻畸形矫正术
003306010260000	3306	鼻再造术
003306010270000	3306	鼻孔闭锁修复术
003306010270100	3306	鼻孔闭锁修复术（狭窄修复）
003306010280000	3306	后鼻孔成形术

续表

项目代码	二级/三级代码	项目名称
003306010290000	3306	鼻侧壁移位伴骨质充填术
003306020010000	3306	上颌窦鼻内开窗术
003306020020000	3306	上颌窦根治术（柯-路氏手术）
003306020030000	3306	经上颌窦颌内动脉结扎术
003306020040000	3306	鼻窦异物取出术
003306020050000	3306	萎缩性鼻炎鼻腔缩窄术
003306020060000	3306	鼻额管扩张术
003306020070000	3306	鼻外额窦开放手术
003306020080000	3306	鼻内额窦开放手术
003306020090000	3306	鼻外筛窦开放手术
003306020100000	3306	鼻内筛窦开放手术
003306020110000	3306	鼻外蝶窦开放手术
003306020120000	3306	鼻内蝶窦开放手术
003306020130000	3306	经鼻内镜鼻窦手术
003306020130100	3306	经鼻内镜鼻窦手术（额窦）
003306020130200	3306	经鼻内镜鼻窦手术（筛窦）
003306020130300	3306	经鼻内镜鼻窦手术（蝶窦）
003306020140000	3306	全筛窦切除术
003306030010000	3306	鼻外脑膜脑膨出颅底修补术
003306030020000	3306	鼻内脑膜脑膨出颅底修补术
003306030030000	3306	经前颅窝鼻窦肿物切除术
003306030040000	3306	经鼻视神经减压术
003306030050000	3306	鼻外视神经减压术
003306030060000	3306	经鼻内镜眶减压术
003306030070000	3306	经鼻内镜脑膜修补术
003306040010000	3306	乳牙拔除术
003306040020000	3306	前牙拔除术
003306040020100	3306	前牙拔除术（该区段多生牙）

手术费

项目代码	二级/三级代码	项目名称
003306040030000	3306	前磨牙拔除术
003306040030100	3306	前磨牙拔除术(该区段多生牙)
003306040040000	3306	磨牙拔除术
003306040040100	3306	磨牙拔除术(该区段多生牙)
003306040050000	3306	复杂牙拔除术
003306040050100	3306	复杂牙拔除术(死髓或牙体治疗后其脆性增加)
003306040060000	3306	阻生牙拔除术
003306040060100	3306	阻生牙拔除术(低位阻生的牙)
003306040060200	3306	阻生牙拔除术(完全骨阻生的牙)
003306040060300	3306	阻生牙拔除术(多生牙)
003306040070000	3306	拔牙创面搔刮术
003306040070100	3306	拔牙创面搔刮术(干槽症)
003306040070200	3306	拔牙创面搔刮术(拔牙后出血)
003306040070300	3306	拔牙创面搔刮术(拔牙创面愈合不良)
003306040080000	3306	牙再植术
003306040080100	3306	牙再植术(嵌入)
003306040080200	3306	牙再植术(移位)
003306040080300	3306	牙再植术(脱落)
003306040090000	3306	牙移植术
003306040090100	3306	牙移植术(自体牙移植)
003306040090200	3306	牙移植术(异体牙移植)
003306040100000	3306	牙槽骨修整术
003306040110000	3306	牙槽嵴增高术
003306040120000	3306	颌骨隆突修整术
003306040120100	3306	颌骨隆突修整术(腭隆突)
003306040120200	3306	颌骨隆突修整术(下颌隆突)
003306040120300	3306	颌骨隆突修整术(上颌结节肥大)
003306040130000	3306	上颌结节成形术

项目代码	二级/三级代码	项目名称
003306040140000	3306	口腔上颌窦瘘修补术
003306040150000	3306	上颌窦开窗异物取出术
003306040160000	3306	唇颊沟加深术
003306040170000	3306	修复前软组织成型术
003306040180000	3306	阻生智齿龈瓣整形术
003306040190000	3306	牙槽突骨折结扎固定术
003306040190100	3306	牙槽突骨折结扎固定术(牵引复位固定)
003306040200000	3306	颌骨病灶刮除术
003306040210000	3306	皮肤瘘管切除术
003306040220000	3306	根端囊肿摘除术
003306040230000	3306	牙齿萌出囊肿袋形术
003306040240000	3306	颌骨囊肿摘除术
003306040250000	3306	牙外科正畸术
003306040260000	3306	根尖切除术
003306040270000	3306	根尖搔刮术
003306040280000	3306	睡眠呼吸暂停综合征射频温控消融治疗术
003306040280100	3306	睡眠呼吸暂停综合征射频温控消融治疗术(鼻甲肥大)
003306040280200	3306	睡眠呼吸暂停综合征射频温控消融治疗术(软腭肥大)
003306040280300	3306	睡眠呼吸暂停综合征射频温控消融治疗术(舌根肥大)
003306040280400	3306	睡眠呼吸暂停综合征射频温控消融治疗术(鼻鼽症)
003306040280500	3306	睡眠呼吸暂停综合征射频温控消融治疗术(阻塞性睡眠呼吸暂停综合征)
003306040290000	3306	牙龈翻瓣术
003306040290001	3306	牙龈翻瓣术(根向复位切口加收)
003306040290002	3306	牙龈翻瓣术(冠向复位切口加收)

续表

项目代码	二级/三级代码	项目名称
003306040290003	3306	牙龈翻瓣术(远中楔形切除加收)
003306040300000	3306	牙龈再生术
003306040310000	3306	牙龈切除术
003306040310100	3306	牙龈切除术(牙龈成形)
003306040320000	3306	显微根管外科手术
003306040320100	3306	显微根管外科手术(显微镜下的进行根管内修复)
003306040320200	3306	显微根管外科手术(显微镜下的进行根管外修复)
003306040320300	3306	显微根管外科手术(根尖手术)
003306040330000	3306	牙周骨成形手术
003306040340000	3306	牙冠延长术
003306040350000	3306	龈瘤切除术
003306040360000	3306	牙周植骨术
003306040370000	3306	截根术
003306040380000	3306	分根术
003306040390000	3306	半牙切除术
003306040400000	3306	引导性牙周组织再生术
003306040410000	3306	松动牙根管内固定术
003306040420000	3306	牙周组织瓣移植术
003306040420100	3306	牙周组织瓣移植术(游离龈瓣移植)
003306040420200	3306	牙周组织瓣移植术(牙龈结缔组织瓣移植)
003306040420300	3306	牙周组织瓣移植术(侧向转移瓣术)
003306040420400	3306	牙周组织瓣移植术(双乳头龈瓣转移瓣术)
003306040430000	3306	牙周纤维环状切断术
003306050010000	3306	口腔颌面部小肿物切除术
003306050010100	3306	口腔颌面部小肿物切除术(口腔良性小肿物)
003306050010200	3306	口腔颌面部小肿物切除术(颌面部良性小肿物)
003306050020000	3306	口腔颌面部神经纤维瘤切除成形术
003306050030000	3306	颌下腺移植术

项目代码	二级 / 三级代码	项目名称
003306050040000	3306	涎腺瘘切除修复术
003306050040100	3306	涎腺瘘切除修复术(涎腺瘘切除)
003306050040200	3306	涎腺瘘切除修复术(涎腺瘘修补)
003306050040300	3306	涎腺瘘切除修复术(腮腺导管改道)
003306050040400	3306	涎腺瘘切除修复术(腮腺导管成形)
003306050040500	3306	涎腺瘘切除修复术(腮腺导管再造术)
003306050050000	3306	下颌骨部分切除术
003306050050100	3306	下颌骨部分切除术(下颌骨方块及区段切除术)
003306050060000	3306	下颌骨半侧切除术
003306050070000	3306	下颌骨扩大切除术
003306050080000	3306	下颌骨缺损钛板即刻植入术
003306050090000	3306	上颌骨部分切除术
003306050100000	3306	上颌骨次全切除术
003306050110000	3306	上颌骨全切术
003306050120000	3306	上颌骨扩大切除术
003306050130000	3306	颌骨良性病变切除术
003306050130100	3306	颌骨良性病变切除术(上颌骨骨髓炎)
003306050130200	3306	颌骨良性病变切除术(下颌骨骨髓炎)
003306050130300	3306	颌骨良性病变切除术(良性肿瘤)
003306050130400	3306	颌骨良性病变切除术(瘤样病变)
003306050130500	3306	颌骨良性病变切除术[各类囊肿的切除术(含刮治术)]
003306050140000	3306	舌骨上淋巴清扫术
003306050150000	3306	舌恶性肿物切除术
003306050150100	3306	舌恶性肿物切除术[肿物切除及舌整复(舌部分、半舌、全舌切除术)]
003306050160000	3306	舌根部肿瘤切除术
003306050170000	3306	颊部恶性肿物局部扩大切除术

续表

项目代码	二级/三级代码	项目名称
003306050180000	3306	口底皮样囊肿摘除术
003306050190000	3306	口底恶性肿物局部扩大切除术
003306050190100	3306	口底恶性肿物局部扩大切除术(肿物切除)
003306050190200	3306	口底恶性肿物局部扩大切除术(邻位瓣修复)
003306050200000	3306	口腔颌面部巨大血管瘤淋巴管瘤切除术
003306050200100	3306	口腔颌面部巨大血管瘤淋巴管瘤切除术(颈面部血管瘤)
003306050200200	3306	口腔颌面部巨大血管瘤淋巴管瘤切除术(淋巴瘤手术)
003306050210000	3306	口腔颌面颈部异物取出术
003306050210100	3306	口腔颌面颈部异物取出术(枪弹取出)
003306050210200	3306	口腔颌面颈部异物取出术(碎屑取出)
003306050210300	3306	口腔颌面颈部异物取出术(玻璃取出)
003306050220000	3306	口咽部恶性肿物局部扩大切除术
003306050220100	3306	口咽部恶性肿物局部扩大切除术(肿物切除)
003306050220200	3306	口咽部恶性肿物局部扩大切除术(邻位瓣修复)
003306050230000	3306	腭部肿物局部扩大切除术
003306050240000	3306	髁状突肿物切除术
003306050250000	3306	颞部肿物切除术
003306050250100	3306	颞部肿物切除术(邻位瓣修复)
003306050260000	3306	颌骨骨纤维异常增殖症切除成形术
003306050260100	3306	颌骨骨纤维异常增殖症切除成形术(异常骨组织切除)
003306050260200	3306	颌骨骨纤维异常增殖症切除成形术(骨及邻近软组织成形术)
003306050270000	3306	腮腺浅叶肿物切除术
003306050270100	3306	腮腺浅叶肿物切除术(腮腺区肿物切除)
003306050270200	3306	腮腺浅叶肿物切除术(腮腺浅叶切除及面神经解剖术)

项目代码	二级/三级代码	项目名称
003306050280000	3306	腮腺全切除术
003306050280001	3306	腮腺全切除术(升支截断复位固定酌情加收)
003306050280100	3306	腮腺全切除术(腮腺深叶肿物切除)
003306050280200	3306	腮腺全切除术(腮腺切除)
003306050280300	3306	腮腺全切除术(面神经解剖术)
003306050290000	3306	腮腺恶性肿物扩大切除术
003306050290100	3306	腮腺恶性肿物扩大切除术(腮腺深叶肿物切除)
003306050290200	3306	腮腺恶性肿物扩大切除术(腮腺切除)
003306050290300	3306	腮腺恶性肿物扩大切除术(面神经解剖术)
003306050300000	3306	颌面部血管瘤瘤腔内注射术
003306050300100	3306	颌面部血管瘤瘤腔内注射术(硬化剂)
003306050300200	3306	颌面部血管瘤瘤腔内注射术(治疗药物)
003306050310000	3306	鳃裂囊肿切除术
003306050310100	3306	鳃裂囊肿切除术(鳃裂瘘切除术)
003306050320000	3306	涎腺导管结石取石术
003306050320100	3306	涎腺导管结石取石术(颌下腺)
003306050320200	3306	涎腺导管结石取石术(腮腺)
003306050330000	3306	颌面颈部深部肿物探查术
003306050330001	3306	颌面颈部深部肿物探查术(切除术酌情加收)
003306050340000	3306	舌下腺切除术
003306050350000	3306	舌下腺囊肿袋形术
003306050360000	3306	颌下腺切除术
003306050370000	3306	口腔黏膜切取术
003306060010000	3306	系带成形术
003306060010100	3306	系带成形术(唇)
003306060010200	3306	系带成形术(颊)
003306060010300	3306	系带成形术(舌)
003306060020000	3306	巨舌畸形矫正术

续表

项目代码	二级／三级代码	项目名称
003306060030000	3306	舌再造术
003306060040000	3306	腭弓成形术
003306060040100	3306	腭弓成形术（舌腭弓成形术）
003306060040200	3306	腭弓成形术（咽腭弓成形术）
003306060050000	3306	腭帆缩短术
003306060060000	3306	腭咽成形术
003306060070000	3306	悬雍垂缩短术
003306060080000	3306	悬雍垂腭咽成形术（UPPP）
003306060080001	3306	悬雍垂腭咽成形术（UPPP）（激光加收）
003306060090000	3306	唇畸形矫正术
003306060090100	3306	唇畸形矫正术（厚唇）
003306060090200	3306	唇畸形矫正术（重唇）
003306060090300	3306	唇畸形矫正术（薄唇）
003306060090400	3306	唇畸形矫正术（唇瘢痕）
003306060090500	3306	唇畸形矫正术（唇弓不齐）
003306060100000	3306	唇缺损修复术
003306060100100	3306	唇缺损修复术（部分缺损）
003306060100200	3306	唇缺损修复术（全唇缺损）
003306060110000	3306	单侧不完全唇裂修复术
003306060110001	3306	单侧不完全唇裂修复术（双侧加收）
003306060110100	3306	单侧不完全唇裂修复术（唇裂修复）
003306060110200	3306	单侧不完全唇裂修复术（初期鼻畸形矫治）
003306060110300	3306	单侧不完全唇裂修复术（唇功能性修复）
003306060110400	3306	单侧不完全唇裂修复术（唇正中裂修复）
003306060120000	3306	单侧完全唇裂修复术
003306060120001	3306	单侧完全唇裂修复术（双侧加收）
003306060120100	3306	单侧完全唇裂修复术（唇裂修复）
003306060120200	3306	单侧完全唇裂修复术（初期鼻畸形矫治）

续表

项目代码	二级/三级代码	项目名称
003306060120300	3306	单侧完全唇裂修复术（唇功能性修复）
003306060120400	3306	单侧完全唇裂修复术（唇正中裂修复）
003306060130000	3306	犁骨瓣修复术
003306060140000	3306	Ⅰ°腭裂兰氏修复术
003306060140100	3306	Ⅰ°腭裂兰氏修复术（悬雍垂裂）
003306060140200	3306	Ⅰ°腭裂兰氏修复术（软腭裂）
003306060140300	3306	Ⅰ°腭裂兰氏修复术（隐裂修复术）
003306060150000	3306	Ⅱ°腭裂兰氏修复术
003306060150100	3306	Ⅱ°腭裂兰氏修复术（硬腭裂修复术）
003306060150200	3306	Ⅱ°腭裂兰氏修复术（软腭裂修复术）
003306060160000	3306	Ⅲ°腭裂兰氏修复术
003306060160001	3306	Ⅲ°腭裂兰氏修复术（每加一侧酌情加收）
003306060160100	3306	Ⅲ°腭裂兰氏修复术（单侧完全性腭裂修复术）
003306060160200	3306	Ⅲ°腭裂兰氏修复术（硬腭鼻腔面犁骨瓣修复术）
003306060170000	3306	反向双"Z"腭裂修复术
003306060170001	3306	反向双"Z"腭裂修复术（每加一侧酌情加收）
003306060170100	3306	反向双"Z"腭裂修复术（腭裂兰氏修复）
003306060170200	3306	反向双"Z"腭裂修复术（软腭延长术）
003306060180000	3306	单瓣二瓣后退腭裂修复术
003306060180001	3306	单瓣二瓣后退腭裂修复术（每加一侧酌情加收）
003306060180100	3306	单瓣二瓣后退腭裂修复术（腭裂兰氏修复）
003306060180200	3306	单瓣二瓣后退腭裂修复术（硬腭前部瘘修复术）
003306060180300	3306	单瓣二瓣后退腭裂修复术（软腭延长术）
003306060190000	3306	腭咽环扎腭裂修复术
003306060190001	3306	腭咽环扎腭裂修复术（每加一侧酌情加收）
003306060190100	3306	腭咽环扎腭裂修复术（腭裂兰氏修复）
003306060190200	3306	腭咽环扎腭裂修复术（腭咽腔缩窄术）
003306060200000	3306	组织瓣转移腭裂修复术

手术费

项目代码	二级/三级代码	项目名称
003306060200001	3306	组织瓣转移腭裂修复术(每加一侧加收)
003306060200100	3306	组织瓣转移腭裂修复术(腭黏膜瓣后推)
003306060200200	3306	组织瓣转移腭裂修复术(颊肌黏膜瓣转移术)
003306060210000	3306	腭咽肌瓣成形术
003306060220000	3306	咽后嵴成形术
003306060230000	3306	咽后壁组织瓣成形术
003306060240000	3306	牙槽突裂植骨成形术
003306060240100	3306	牙槽突裂植骨成形术(牙槽突成形术)
003306060240200	3306	牙槽突裂植骨成形术(口腔前庭瘘修补术)
003306060240300	3306	牙槽突裂植骨成形术(鼻腔前庭瘘修补术)
003306060250000	3306	齿龈成形术
003306060250100	3306	齿龈成形术(游离黏膜移植)
003306060250200	3306	齿龈成形术(游离植皮术)
003306060260000	3306	口鼻腔前庭瘘修补术
003306060270000	3306	面横裂修复术
003306060270100	3306	面横裂修复术(面斜裂修复术)
003306060280000	3306	口腔颌面部软组织缺损局部组织瓣修复术
003306060280100	3306	口腔颌面部软组织缺损局部组织瓣修复术(唇缺损修复)
003306060280200	3306	口腔颌面部软组织缺损局部组织瓣修复术(舌再造修复)
003306060280300	3306	口腔颌面部软组织缺损局部组织瓣修复术(颊缺损修复)
003306060280400	3306	口腔颌面部软组织缺损局部组织瓣修复术(腭缺损修复)
003306060280500	3306	口腔颌面部软组织缺损局部组织瓣修复术(口底缺损修复)
003306060290000	3306	口腔颌面部软组织缺损游离瓣移植修复术
003306060290100	3306	口腔颌面部软组织缺损游离瓣移植修复术(舌再造修复)

手术费

项目代码	二级／三级代码	项目名称
003306060290200	3306	口腔颌面部软组织缺损游离瓣移植修复术（颊缺损修复）
003306060290300	3306	口腔颌面部软组织缺损游离瓣移植修复术（腭缺损修复）
003306060290400	3306	口腔颌面部软组织缺损游离瓣移植修复术（口底缺损修复）
003306060300000	3306	口腔颌面部联合缺损带血管游离肌皮骨瓣修复术
003306060310000	3306	口腔颌面部骨缺损游离骨瓣移植修复术
003306060320000	3306	颜面部软组织不对称局部组织瓣修复畸形矫正术
003306060330000	3306	颜面部软组织不对称带血管游离组织瓣修复畸形矫正术
003306060340000	3306	口腔颌面部缺损颞肌筋膜瓣修复术
003306060350000	3306	口腔颌面部软组织缺损远位皮瓣修复术
003306060360000	3306	口腔颌面部软组织缺损远位肌皮瓣修复术
003306060370000	3306	带蒂皮瓣二期断蒂术
003306060380000	3306	皮瓣肌皮瓣延迟术
003306060390000	3306	腭瘘修补术
003306060400000	3306	经颈部茎突过长切除术
003306060410000	3306	经口茎突过长切除术
003306060420000	3306	颌间挛缩松解术
003306060430000	3306	前庭沟加深术
003306060440000	3306	腭黏膜游离移植术
003306060450000	3306	颊脂垫切除术
003306070010000	3306	上颌雷弗特Ⅰ型截骨术（LeFort）
003306070010001	3306	上颌雷弗特Ⅰ型截骨术［上颌雷弗特（LeFort）分块截骨术加收］
003306070010100	3306	上颌雷弗特Ⅰ型截骨术（LeFort）（分块截骨术）

手术费

续表

项目代码	二级/三级代码	项目名称
003306070010200	3306	上颌雷弗特Ⅰ型截骨术（LeFort）（骨内坚固内固定术）
003306070010300	3306	上颌雷弗特Ⅰ型截骨术（LeFort）（植骨术）
003306070020000	3306	上颌雷弗特Ⅱ型截骨术（LeFort）
003306070020100	3306	上颌雷弗特Ⅱ型截骨术（LeFort）（骨截开）
003306070020200	3306	上颌雷弗特Ⅱ型截骨术（LeFort）（骨内坚固内固定术）
003306070020300	3306	上颌雷弗特Ⅱ型截骨术（LeFort）（植骨术）
003306070030000	3306	上颌雷弗特Ⅲ型截骨术（LeFort）
003306070030100	3306	上颌雷弗特Ⅲ型截骨术（LeFort）（骨截开）
003306070030200	3306	上颌雷弗特Ⅲ型截骨术（LeFort）（骨内坚固内固定术）
003306070030300	3306	上颌雷弗特Ⅲ型截骨术（LeFort）（植骨术）
003306070040000	3306	上颌牙骨段截骨术
003306070040100	3306	上颌牙骨段截骨术（上颌前部截骨术）
003306070040200	3306	上颌牙骨段截骨术（上颌后部截骨术）
003306070040300	3306	上颌牙骨段截骨术（骨内坚固内固定术）
003306070040400	3306	上颌牙骨段截骨术（植骨术）
003306070050000	3306	下颌升支截骨术
003306070050100	3306	下颌升支截骨术（下颌升支矢状劈开截骨术）
003306070050200	3306	下颌升支截骨术（口内入路下颌升支垂直截骨术）
003306070050300	3306	下颌升支截骨术（口外入路下颌升支垂直截骨术）
003306070050400	3306	下颌升支截骨术（下颌升支倒L形截骨术）
003306070050500	3306	下颌升支截骨术（C形截骨术）
003306070050600	3306	下颌升支截骨术（骨内坚固内固定术）
003306070060000	3306	下颌体部截骨术
003306070060100	3306	下颌体部截骨术（下颌体部修整术）
003306070060200	3306	下颌体部截骨术（去皮质术）
003306070060300	3306	下颌体部截骨术（植骨术）

续表

项目代码	二级/三级代码	项目名称
003306070060400	3306	下颌体部截骨术(骨内坚固内固定术)
003306070070000	3306	下颌根尖下截骨术
003306070070100	3306	下颌根尖下截骨术(下颌后部根尖下截骨术)
003306070070200	3306	下颌根尖下截骨术(骨内坚固内固定术)
003306070070300	3306	下颌根尖下截骨术(植骨术)
003306070080000	3306	下颌下缘去骨成形术
003306070090000	3306	下颌骨去骨皮质术
003306070100000	3306	下颌角嚼肌肥大畸形矫正术
003306070100100	3306	下颌角嚼肌肥大畸形矫正术(下颌角的三角形去骨术)
003306070100200	3306	下颌角嚼肌肥大畸形矫正术(改良下颌升支矢状劈开去骨术)
003306070100300	3306	下颌角嚼肌肥大畸形矫正术(嚼肌部分切除术)
003306070110000	3306	水平截骨颏成形术
003306070110100	3306	水平截骨颏成形术(各种不同改良的颏部截骨术)
003306070110200	3306	水平截骨颏成形术(骨内坚固内固定术)
003306070110300	3306	水平截骨颏成形术(植骨术)
003306070120000	3306	颏部截骨前徙舌骨悬吊术
003306070120100	3306	颏部截骨前徙舌骨悬吊术(各种类型的截骨前徙)
003306070120200	3306	颏部截骨前徙舌骨悬吊术(舌骨下肌群切断)
003306070120300	3306	颏部截骨前徙舌骨悬吊术(舌骨阔筋膜悬吊术)
003306070120400	3306	颏部截骨前徙舌骨悬吊术(骨内坚固内固定术)
003306070120500	3306	颏部截骨前徙舌骨悬吊术(植骨术)
003306070130000	3306	颌骨延长骨生成术
003306070130001	3306	颌骨延长骨生成术(骨延长器置入后的加力酌情加收)
003306070130100	3306	颌骨延长骨生成术(上下颌骨各部分截骨)
003306070130200	3306	颌骨延长骨生成术(骨延长器置入术)
003306070140000	3306	颧骨颧弓成型术

手术费

续表

项目代码	二级/三级代码	项目名称
003306070140100	3306	颧骨颧弓成型术(矫正颧骨颧弓过宽畸形的截骨)
003306070140200	3306	颧骨颧弓成型术(矫正颧骨颧弓过窄畸形的截骨)
003306070140300	3306	颧骨颧弓成型术(骨内坚固内固定术)
003306070140400	3306	颧骨颧弓成型术(植骨术)
003306070150000	3306	颞下颌关节盘手术
003306070150100	3306	颞下颌关节盘手术(颞下颌关节盘摘除术)
003306070150200	3306	颞下颌关节盘手术(颞下颌关节盘复位固定术)
003306070150300	3306	颞下颌关节盘手术(颞肌瓣或其他生物性材料植入修复术)
003306070160000	3306	髁状突高位切除术
003306070160100	3306	髁状突高位切除术(髁状突关节面磨光术)
003306070170000	3306	颞下颌关节成形术
003306070170100	3306	颞下颌关节成形术(骨球截除术)
003306070170200	3306	颞下颌关节成形术(喙突截除术)
003306070170300	3306	颞下颌关节成形术(植骨床制备术)
003306070170400	3306	颞下颌关节成形术(骨及代用品植入术)
003306080010000	3306	口腔颌面软组织清创术(大)
003306080010100	3306	口腔颌面软组织清创术(大)(浅表异物清除)
003306080010200	3306	口腔颌面软组织清创术(大)(创面清洗)
003306080010300	3306	口腔颌面软组织清创术(大)(组织处理)
003306080010400	3306	口腔颌面软组织清创术(大)(止血)
003306080010500	3306	口腔颌面软组织清创术(大)(缝合)
003306080010600	3306	口腔颌面软组织清创术(大)(口腔颌面软组织裂伤缝合)
003306080020000	3306	口腔颌面软组织清创术(中)
003306080020100	3306	口腔颌面软组织清创术(中)(浅表异物清除)
003306080020200	3306	口腔颌面软组织清创术(中)(创面清洗)
003306080020300	3306	口腔颌面软组织清创术(中)(组织处理)

项目代码	二级/三级代码	项目名称
003306080020400	3306	口腔颌面软组织清创术(中)(止血)
003306080020500	3306	口腔颌面软组织清创术(中)(缝合)
003306080020600	3306	口腔颌面软组织清创术(中)(口腔颌面软组织裂伤缝合)
003306080030000	3306	口腔颌面软组织清创术(小)
003306080030100	3306	口腔颌面软组织清创术(小)(浅表异物清除)
003306080030200	3306	口腔颌面软组织清创术(小)(创面清洗)
003306080030300	3306	口腔颌面软组织清创术(小)(组织处理)
003306080030400	3306	口腔颌面软组织清创术(小)(止血)
003306080030500	3306	口腔颌面软组织清创术(小)(缝合)
003306080030600	3306	口腔颌面软组织清创术(小)(口腔颌面软组织裂伤缝合)
003306080040000	3306	颌骨骨折单颌牙弓夹板固定术
003306080050000	3306	颌骨骨折颌间固定术
003306080060000	3306	颌骨骨折外固定术
003306080060100	3306	颌骨骨折外固定术(复位)
003306080060200	3306	颌骨骨折外固定术(颌骨骨折悬吊固定术)
003306080060300	3306	颌骨骨折外固定术(颧骨骨折)
003306080060400	3306	颌骨骨折外固定术(颧弓骨折)
003306080070000	3306	髁状突陈旧性骨折整复术
003306080070100	3306	髁状突陈旧性骨折整复术(髁状突摘除)
003306080070200	3306	髁状突陈旧性骨折整复术(髁状突复位)
003306080070300	3306	髁状突陈旧性骨折整复术(内固定)
003306080070400	3306	髁状突陈旧性骨折整复术(升支截骨)
003306080070500	3306	髁状突陈旧性骨折整复术(关节成形)
003306080080000	3306	髁状突骨折切开复位内固定术
003306080090000	3306	下颌骨骨折切开复位内固定术
003306080090100	3306	下颌骨骨折切开复位内固定术(颌间固定)

手术费

项目代码	二级／三级代码	项目名称
003306080090200	3306	下颌骨骨折切开复位内固定术（坚固内固定术）
003306080100000	3306	上颌骨骨折切开复位内固定术
003306080110000	3306	颧骨骨折切开复位内固定术
003306080110100	3306	颧骨骨折切开复位内固定术（颧弓骨折）
003306080120000	3306	颧弓骨折复位术
003306080130000	3306	颧骨上颌骨复合骨折切开复位内固定术
003306080130001	3306	颧骨上颌骨复合骨折切开复位内固定术（双侧颧骨或颧弓骨折酌情加收）
003306080130100	3306	颧骨上颌骨复合骨折切开复位内固定术（颌间固定）
003306080130200	3306	颧骨上颌骨复合骨折切开复位内固定术（眶底探查和修复）
003306080130300	3306	颧骨上颌骨复合骨折切开复位内固定术（颧弓骨折）
003306080140000	3306	眶鼻额区骨折整复术
003306080150000	3306	颧骨陈旧性骨折截骨整复术
003306080160000	3306	颧骨陈旧性骨折植骨矫治术
003306080170000	3306	单颌牙弓夹板拆除术
003306080180000	3306	颌间固定拆除术
003306080190000	3306	骨内固定植入物取出术
003306080200000	3306	下颌骨缺损植骨修复术
003306080200100	3306	下颌骨缺损植骨修复术（颌间固定）
003306080200200	3306	下颌骨缺损植骨修复术（邻位皮瓣修复）
003306080200300	3306	下颌骨缺损植骨修复术（自体骨）
003306080200400	3306	下颌骨缺损植骨修复术（异体骨）
003306080200500	3306	下颌骨缺损植骨修复术（异种骨移植）
003306080210000	3306	下颌骨缺损网托碎骨移植术
003306080210100	3306	下颌骨缺损网托碎骨移植术（颌间固定）

续表

项目代码	二级/三级代码	项目名称
003306080210200	3306	下颌骨缺损网托碎骨移植术(邻位皮瓣修复)
003306080220000	3306	下颌骨缺损带蒂骨移植术
003306080230000	3306	下颌骨缺损带血管蒂游离复合瓣移植术
003306080230100	3306	下颌骨缺损带血管蒂游离复合瓣移植术(颌间固定)
003306080230200	3306	下颌骨缺损带血管蒂游离复合瓣移植术(邻位皮瓣修复)
003306080240000	3306	下颌骨缺损钛板重建术
003306080240100	3306	下颌骨缺损钛板重建术(颌间固定)
003306080240200	3306	下颌骨缺损钛板重建术(邻位皮瓣修复)
003306080250000	3306	下颌骨陈旧性骨折整复术
003306080250100	3306	下颌骨陈旧性骨折整复术(颌间固定)
003306080250200	3306	下颌骨陈旧性骨折整复术(骨间固定)
003306080250300	3306	下颌骨陈旧性骨折整复术(邻位瓣修复)
003306080260000	3306	上颌骨缺损植骨修复术
003306080260100	3306	上颌骨缺损植骨修复术(颌间固定)
003306080260200	3306	上颌骨缺损植骨修复术(邻位皮瓣修复)
003306080260300	3306	上颌骨缺损植骨修复术(自体骨)
003306080260400	3306	上颌骨缺损植骨修复术(异体骨)
003306080260500	3306	上颌骨缺损植骨修复术(异种骨移植)
003306080270000	3306	上颌骨陈旧性骨折整复术
003306080270100	3306	上颌骨陈旧性骨折整复术(手术复位)
003306080270200	3306	上颌骨陈旧性骨折整复术(颌间固定骨间固定)
003306080270300	3306	上颌骨陈旧性骨折整复术(邻位瓣修复)
003306080280000	3306	上颌骨缺损网托碎骨移植术
003306080280100	3306	上颌骨缺损网托碎骨移植术(颌间固定)
003306080280200	3306	上颌骨缺损网托碎骨移植术(邻位皮瓣修复)
003306080290000	3306	上颌骨缺损带蒂骨移植术

手术费

项目代码	二级/三级代码	项目名称
003306080290100	3306	上颌骨缺损带蒂骨移植术（颌间固定）
003306080290200	3306	上颌骨缺损带蒂骨移植术（邻位皮瓣修复）
003306090010000	3306	牙种植体植入术
003306090020000	3306	上颌窦底提升术
003306090030000	3306	下齿槽神经移位术
003306090040000	3306	骨劈开术
003306090050000	3306	游离骨移植颌骨重建术
003306090060000	3306	带血管游离骨移植颌骨重建术
003306090070000	3306	缺牙区游离骨移植术
003306090070100	3306	缺牙区游离骨移植术（外置法）
003306090070200	3306	缺牙区游离骨移植术（内置法）
003306090070300	3306	缺牙区游离骨移植术（夹层法）
003306090080000	3306	引导骨组织再生术
003306090090000	3306	颜面器官缺损种植体植入术
003306090090100	3306	颜面器官缺损种植体植入术（外耳缺损的种植体植入）
003306090090200	3306	颜面器官缺损种植体植入术（眼缺损的种植体植入）
003306090090300	3306	颜面器官缺损种植体植入术（鼻缺损的种植体植入）
003306090090400	3306	颜面器官缺损种植体植入术（颌面缺损的种植体植入）
003306090100000	3306	种植体二期手术
003306090110000	3306	种植体取出术
003306090120000	3306	骨挤压术
003306090130000	3306	种植体周软组织成形术
003306100010000	3306	扁桃体切除术
003306100010100	3306	扁桃体切除术（残体切除）

手术费

项目代码	二级/三级代码	项目名称
003306100010200	3306	扁桃体切除术（挤切）
003306100020000	3306	腺样体刮除术
003306100030000	3306	舌扁桃体切除术
003306100040000	3306	扁桃体周围脓肿切开引流术
003306110010000	3306	咽后壁脓肿切开引流术
003306110020000	3306	经颈侧进路鼻咽肿瘤切除术
003306110030000	3306	经硬腭进路鼻咽肿瘤切除术
003306110040000	3306	经硬腭进路鼻咽狭窄闭锁切开成形术
003306110050000	3306	颈侧切开下咽肿瘤切除术
003306110050100	3306	颈侧切开下咽肿瘤切除术（下咽癌切除＋游离空肠下咽修复术）
003306110060000	3306	颈外进路咽旁间隙肿物摘除术
003306110070000	3306	颈侧径路咽食管肿瘤切除术
003306110080000	3306	咽瘘皮瓣修复术
003306110090000	3306	侧颅底切除术
003306120010000	3306	全面部骨折手术复位内固定术
003306120020000	3306	全面部陈旧性复杂骨折畸形整复术
003307010010000	3307	经直达喉镜喉肿物摘除术
003307010010001	3307	经直达喉镜喉肿物摘除术（纤维喉镜加收）
003307010010100	3307	经直达喉镜喉肿物摘除术（活检）
003307010010200	3307	经直达喉镜喉肿物摘除术（咽喉异物取出）
003307010020000	3307	颈侧切开喉部肿瘤切除术
003307010030000	3307	环甲膜穿刺术
003307010040000	3307	环甲膜切开术
003307010050000	3307	气管切开术
003307010060000	3307	喉全切除术
003307010070000	3307	喉全切除术后发音管安装术

手术费

项目代码	二级/三级代码	项目名称
003307010080000	3307	喉功能重建术
003307010090000	3307	全喉切除咽气管吻合术
003307010100000	3307	喉次全切除术
003307010110000	3307	3/4 喉切除术及喉功能重建术
003307010120000	3307	垂直半喉切除术及喉功能重建术
003307010130000	3307	垂直超半喉切除术及喉功能重建术
003307010140000	3307	声门上水平喉切除术
003307010150000	3307	梨状窝癌切除术
003307010160000	3307	全喉全下咽全食管切除＋全胃上提修复术
003307010170000	3307	全喉全下咽切除皮瓣修复术
003307010170100	3307	全喉全下咽切除皮瓣修复术(带蒂残喉气管瓣修复下咽术)
003307010180000	3307	喉瘢痕狭窄扩张术
003307010190000	3307	喉狭窄经口扩张及喉模置入术
003307010200000	3307	喉狭窄成形及"T"型管置入术
003307010210000	3307	喉部神经肌蒂移植术
003307010220000	3307	喉良性肿瘤切除术
003307010220001	3307	喉良性肿瘤切除术(经支撑喉镜加收)
003307010220100	3307	喉良性肿瘤切除术(咽肿瘤)
003307010230000	3307	喉裂开声带切除术
003307010240000	3307	喉裂开肿瘤切除术
003307010250000	3307	经支撑喉镜激光声带肿物切除术
003307010250100	3307	经支撑喉镜激光声带肿物切除术(喉瘢痕切除术)
003307010260000	3307	经颈侧杓状软骨切除声带外移术
003307010270000	3307	喉气管裂开瘢痕切除喉模置入术
003307010280000	3307	喉气管外伤缝合成形术
003307010290000	3307	喉气管狭窄支架成形术
003307010300000	3307	声带内移术
003307010310000	3307	甲状软骨成形术

续表

项目代码	二级/三级代码	项目名称
003307010320000	3307	环杓关节间接拨动术
003307010330000	3307	环杓关节直接拨动术
003307010340000	3307	环甲间距缩短术
003307010350000	3307	环杓关节复位术
003307010360000	3307	会厌脓肿切开引流术
003307010370000	3307	经颈进路会厌肿物切除术
003307010380000	3307	会厌良性肿瘤切除术
003307010390000	3307	气管支气管损伤修补术
003307010400000	3307	气管瘘修复术
003307010410000	3307	气管内肿瘤切除术
003307010410001	3307	气管内肿瘤切除术(经内镜加收)
003307010410002	3307	气管内肿瘤切除术(激光加收)
003307010410100	3307	气管内肿瘤切除术(开胸气管部分切除成形)
003307010410200	3307	气管内肿瘤切除术(气管环状袖状切除再吻合术)
003307010420000	3307	气管成形术
003307010420100	3307	气管成形术(气管隆凸成形术)
003307010430000	3307	颈段气管食管瘘修补术
003307010440000	3307	颈部囊状水瘤切除术
003307010450000	3307	颈部气管造口再造术
003307020000001	3307	肺和支气管手术(双侧手术加收)
003307020010000	3307	肺内异物摘除术
003307020010001	3307	肺内异物摘除术(经胸腔镜加收)
003307020020000	3307	肺癌根治术
003307020020001	3307	肺癌根治术(经胸腔镜加收)
003307020030000	3307	肺段切除术
003307020030001	3307	肺段切除术(经胸腔镜加收)
003307020040000	3307	肺减容手术
003307020040001	3307	肺减容手术(经胸腔镜加收)

续表

项目代码	二级/三级代码	项目名称
003307020040100	3307	肺减容手术［一侧肺手术(经侧胸切口或正中胸骨切口)]
003307020040200	3307	肺减容手术［二侧肺手术(经侧胸切口或正中胸骨切口)]
003307020050000	3307	肺楔形切除术
003307020050001	3307	肺楔形切除术(经胸腔镜加收)
003307020060000	3307	肺叶切除术
003307020060001	3307	肺叶切除术(经胸腔镜加收)
003307020060100	3307	肺叶切除术(同侧肺两叶切除术)
003307020070000	3307	袖状肺叶切除术
003307020080000	3307	全肺切除术
003307020080001	3307	全肺切除术(经心包内全肺切除及部分心房切除酌情加收)
003307020080002	3307	全肺切除术(经胸腔镜加收)
003307020090000	3307	肺大泡切除修补术
003307020090001	3307	肺大泡切除修补术(经胸腔镜加收)
003307020090100	3307	肺大泡切除修补术(结扎)
003307020090200	3307	肺大泡切除修补术(固化)
003307020100000	3307	胸膜肺全切除术
003307020110000	3307	肺修补术
003307020110100	3307	肺修补术(经胸腔镜加收)
003307020120000	3307	肺移植术
003307020130000	3307	自体肺移植术
003307020140000	3307	供肺切除术
003307020150000	3307	肺包虫病内囊摘除术
003307020150001	3307	肺包虫病内囊摘除术(经胸腔镜加收)
003307030010000	3307	开胸冷冻治疗
003307030020000	3307	开胸肿瘤特殊治疗
003307030020100	3307	开胸肿瘤特殊治疗(激光法)

续表

项目代码	二级/三级代码	项目名称
003307030020200	3307	开胸肿瘤特殊治疗(微波法)
003307030020300	3307	开胸肿瘤特殊治疗(射频消融法)
003307030030000	3307	开胸探查术
003307030030001	3307	开胸探查术(经胸腔镜加收)
003307030040000	3307	开胸止血术
003307030040001	3307	开胸止血术(经胸腔镜加收)
003307030050000	3307	肋骨骨髓病灶清除术
003307030060000	3307	肋骨切除术
003307030070000	3307	肋软骨取骨术
003307030080000	3307	胸壁结核病灶清除术
003307030090000	3307	胸廓成形术
003307030100000	3307	胸骨牵引术
003307030100100	3307	胸骨牵引术(胸骨骨折引起的链枷胸的治疗)
003307030100200	3307	胸骨牵引术(多根肋骨双骨折引起的链枷胸的治疗)
003307030110000	3307	胸壁外伤扩创术
003307030110100	3307	胸壁外伤扩创术(胸壁穿透伤)
003307030110200	3307	胸壁外伤扩创术(异物)
003307030110300	3307	胸壁外伤扩创术(肋骨骨折固定术)
003307030120000	3307	胸壁肿瘤切除术
003307030120100	3307	胸壁肿瘤切除术(胸壁软组织的肿瘤切除)
003307030120200	3307	胸壁肿瘤切除术(肋骨的肿瘤切除)
003307030120300	3307	胸壁肿瘤切除术(胸骨的肿瘤切除)
003307030130000	3307	胸壁缺损修复术
003307030140000	3307	胸廓畸形矫正术
003307030140100	3307	胸壁矫形内固定物取出术
003307030150000	3307	小儿鸡胸矫正术

手术费

项目代码	二级/三级代码	项目名称
003307030150100	3307	小儿鸡胸矫正术(胸骨抬举固定)
003307030150200	3307	小儿鸡胸矫正术(胸骨翻转缝合松解粘连带)
003307030150300	3307	小儿鸡胸矫正术(小儿漏斗胸矫正术)
003307030160000	3307	胸内异物清除术
003307030160001	3307	胸内异物清除术(经胸腔镜加收)
003307030170000	3307	胸腔闭式引流术
003307030170100	3307	胸腔闭式引流术(肋间引流)
003307030170200	3307	胸腔闭式引流术(经肋床引流)
003307030170300	3307	胸腔闭式引流术(开放引流)
003307030170400	3307	胸腔闭式引流术(胸腔穿刺置管术)
003307030170500	3307	胸腔闭式引流术(腹腔穿刺置管术)
003307030180000	3307	脓胸大网膜填充术
003307030180001	3307	脓胸大网膜填充术(经胸腔镜加收)
003307030190000	3307	胸膜剥脱术
003307030190001	3307	胸膜剥脱术(经胸腔镜加收)
003307030190100	3307	胸膜剥脱术(部分胸膜剥脱)
003307030190200	3307	胸膜剥脱术(全胸膜剥脱术)
003307030200000	3307	脓胸引流清除术
003307030200001	3307	脓胸引流清除术(经胸腔镜加收)
003307030200100	3307	脓胸引流清除术(早期脓胸的引流清除)
003307030200200	3307	脓胸引流清除术(晚期脓胸的引流清除)
003307030200300	3307	脓胸引流清除术(脓性纤维膜剥脱胸腔冲洗引流)
003307030210000	3307	胸膜活检术
003307030210001	3307	胸膜活检术(经胸腔镜加收)
003307030220000	3307	胸膜粘连烙断术
003307030220001	3307	胸膜粘连烙断术(经胸腔镜加收)
003307030230000	3307	胸膜固定术
003307030230001	3307	胸膜固定术(经胸腔镜加收)

项目代码	二级/三级代码	项目名称
003307030240000	3307	经纤支镜支气管胸膜瘘堵塞术
003307030250000	3307	纵隔感染清创引流术
003307030250100	3307	纵隔感染清创引流术(经胸入路)
003307030250200	3307	纵隔感染清创引流术(经颈部入路)
003307030250300	3307	纵隔感染清创引流术(经脊柱旁入路)
003307030260000	3307	纵隔肿物切除术
003307030260001	3307	纵隔肿物切除术(经胸腔镜加收)
003307030260100	3307	纵隔肿物切除术(经胸后外切口及正中胸骨劈开切口)
003307030260200	3307	纵隔肿物切除术(胸骨后甲状腺胸腺切除)
003307030260300	3307	纵隔肿物切除术(血管成形)
003307030260400	3307	纵隔肿物切除术(心包切除)
003307030270000	3307	纵隔气肿切开减压术
003307030270100	3307	纵隔气肿切开减压术(皮下气肿切开减压术)
003307030280000	3307	膈肌修补术
003307030280001	3307	膈肌修补术(经胸腔镜加收)
003307030280100	3307	膈肌修补术(急性膈疝修补术)
003307030280200	3307	膈肌修补术(慢性膈疝修补术)
003307030290000	3307	膈肌折叠术
003307030290100	3307	膈肌膨出修补术(膈肌膨出修补术)
003307030300000	3307	膈肌肿瘤切除术
003307030310000	3307	膈神经麻痹术
003307030310100	3307	膈神经麻痹术(压榨术)
003307030310200	3307	膈神经麻痹术(切断术)
003307030320000	3307	先天性膈疝修补术
003307030320001	3307	先天性膈疝修补术(嵌顿或巨大疝加收)
003307030320100	3307	先天性膈疝修补术(膈膨升折叠修补术)

手术费

项目代码	二级 / 三级代码	项目名称
003307030330000	3307	先天性食管裂孔疝修补术
003307030330001	3307	先天性食管裂孔疝修补术(合并肠回转不良及其他须矫治畸形加收)
003307030340000	3307	食管裂孔疝修补术
003307030340001	3307	食管裂孔疝修补术(经胸腔镜加收)
003307030340002	3307	食管裂孔疝修补术(经腹腔镜加收)
003307030340100	3307	食管裂孔疝修补术(经腹各类修补术)
003307030340200	3307	食管裂孔疝修补术(经胸各类修补术)
003307030340300	3307	食管裂孔疝修补术(抗返流手术)
003307030350000	3307	延迟胸骨闭合术
003308010010000	3308	二尖瓣闭式扩张术
003308010020000	3308	二尖瓣直视成形术
003308010030000	3308	二尖瓣替换术
003308010040000	3308	三尖瓣直视成形术
003308010040100	3308	三尖瓣直视成形术(交界切开)
003308010040200	3308	三尖瓣直视成形术(瓣环环缩术)
003308010050000	3308	三尖瓣置换术
003308010060000	3308	三尖瓣下移畸形矫治术(Ebstein 畸形矫治术)
003308010070000	3308	主动脉瓣上狭窄矫治术
003308010080000	3308	主动脉瓣直视成形术
003308010090000	3308	主动脉瓣置换术
003308010100000	3308	自体肺动脉瓣替换主动脉瓣术(ROSS 手术)
003308010110000	3308	肺动脉瓣置换术
003308010120000	3308	肺动脉瓣狭窄矫治术
003308010130000	3308	小切口瓣膜置换术
003308010140000	3308	双瓣置换术
003308010140001	3308	双瓣置换术(多瓣置换)

项目代码	二级/三级代码	项目名称
003308010150000	3308	瓣周漏修补术
003308010160000	3308	房间隔造口术（Blabock-Hanlon 手术）
003308010160100	3308	房间隔造口术（Blabock-Hanlon 手术）（切除术）
003308010170000	3308	房间隔缺损修补术
003308010170100	3308	房间隔缺损修补术（单心房间隔再造术）
003308010170200	3308	房间隔缺损修补术（Ⅰ孔房缺）
003308010170300	3308	房间隔缺损修补术（Ⅱ孔房缺）
003308010180000	3308	室间隔缺损直视修补术
003308010190000	3308	部分型心内膜垫缺损矫治术
003308010190100	3308	部分型心内膜垫缺损矫治术（Ⅰ孔房缺修补术）
003308010190200	3308	部分型心内膜垫缺损矫治术（二尖瓣成形术）
003308010190300	3308	部分型心内膜垫缺损矫治术（三尖瓣成形术）
003308010200000	3308	完全型心内膜垫缺损矫治术
003308010210000	3308	卵圆孔修补术
003308010220000	3308	法鲁氏三联症根治术
003308010230000	3308	法鲁氏四联症根治术（大）
003308010240000	3308	法鲁氏四联症根治术（中）
003308010250000	3308	法鲁氏四联症根治术（小）
003308010260000	3308	复合性先天性心脏畸形矫治术
003308010260100	3308	复合性先天性心脏畸形矫治术（完全型心内膜垫缺损合并右室双出口）
003308010260200	3308	复合性先天性心脏畸形矫治术（法鲁氏四联症的根治术等）
003308010270000	3308	三房心矫治术
003308010270100	3308	三房心矫治术（房间隔缺损修补术）
003308010270200	3308	三房心矫治术（二尖瓣上隔膜切除术）
003308010280000	3308	单心室分隔术
003308020010000	3308	冠状动静脉瘘修补术

手术费

项目代码	二级/三级代码	项目名称
003308020010100	3308	冠状动静脉瘘修补术(冠状动脉到各个心脏部位瘘的闭合手术)
003308020020000	3308	冠状动脉起源异常矫治术
003308020030000	3308	冠状动脉搭桥术
003308020040000	3308	冠脉搭桥+换瓣术
003308020040100	3308	冠脉搭桥+换瓣术(瓣成形术)
003308020050000	3308	冠脉搭桥+人工血管置换术
003308020060000	3308	非体外循环冠状动脉搭桥术
003308020070000	3308	小切口冠状动脉搭桥术
003308020070001	3308	小切口冠状动脉搭桥术(经胸腔镜取乳内动脉加收)
003308020080000	3308	冠状动脉内膜切除术
003308020090000	3308	肺动静脉瘘结扎术
003308020100000	3308	冠状静脉窦无顶综合征矫治术
003308020110000	3308	上腔静脉肺动脉吻合术(双向 Glenn)
003308020120000	3308	肺动脉环缩术
003308020130000	3308	肺动脉栓塞摘除术
003308020140000	3308	动脉导管闭合术
003308020140001	3308	动脉导管闭合术(经胸腔镜加收)
003308020150000	3308	主肺动脉窗修补术
003308020160000	3308	先天性心脏病体肺动脉分流术
003308020170000	3308	全腔肺动脉吻合术
003308020170100	3308	全腔肺动脉吻合术(双向 Glenn 手术)
003308020170200	3308	全腔肺动脉吻合术(下腔静脉到肺动脉内隧道)
003308020170300	3308	全腔肺动脉吻合术(外通道手术)
003308020180000	3308	右室双出口矫治术
003308020180100	3308	右室双出口矫治术(内隧道)
003308020180200	3308	右室双出口矫治术(内通道)

续表

项目代码	二级/三级代码	项目名称
003308020180300	3308	右室双出口矫治术(左室流出道成形)
003308020190000	3308	肺动脉闭锁矫治术
003308020190100	3308	肺动脉闭锁矫治术(室缺修补)
003308020190200	3308	肺动脉闭锁矫治术(右室肺动脉连接重建)
003308020190300	3308	肺动脉闭锁矫治术(肺动脉重建或成形)
003308020190400	3308	肺动脉闭锁矫治术(异常体肺血管切断)
003308020200000	3308	部分型肺静脉畸形引流矫治术
003308020210000	3308	完全型肺静脉畸形引流矫治术
003308020210100	3308	完全型肺静脉畸形引流矫治术(心上型)
003308020210200	3308	完全型肺静脉畸形引流矫治术(心下型)
003308020210300	3308	完全型肺静脉畸形引流矫治术(心内型)
003308020210400	3308	完全型肺静脉畸形引流矫治术(混合型)
003308020220000	3308	体静脉引流入肺静脉侧心房矫治术
003308020230000	3308	主动脉缩窄矫治术
003308020230100	3308	主动脉缩窄矫治术(主动脉补片成形)
003308020230200	3308	主动脉缩窄矫治术(左锁骨下动脉反转修复缩窄)
003308020230300	3308	主动脉缩窄矫治术(人工血管移植)
003308020230400	3308	主动脉缩窄矫治术(旁路移植)
003308020230500	3308	主动脉缩窄矫治术(直接吻合术)
003308020240000	3308	左室流出道狭窄疏通术
003308020240100	3308	左室流出道狭窄疏通术(主动脉瓣下肌性狭窄的切除)
003308020240200	3308	左室流出道狭窄疏通术(主动脉瓣下膜性狭窄的切除)
003308020240300	3308	左室流出道狭窄疏通术(肥厚性梗阻性心肌病的肌肉切除疏通)
003308020250000	3308	主动脉根部替换术
003308020250100	3308	主动脉根部替换术[Bentall 手术(主动脉瓣替换、升主动脉替换和左右冠脉移植术)等]
003308020260000	3308	保留瓣膜的主动脉根部替换术

手术费

项目代码	二级/三级代码	项目名称
003308020260100	3308	保留瓣膜的主动脉根部替换术（DaridYacuob 手术）
003308020270000	3308	细小主动脉根部加宽补片成形术
003308020280000	3308	主动脉窦瘤破裂修补术
003308020290000	3308	升主动脉替换术
003308020300000	3308	升主动脉替换加主动脉瓣替换术（Wheat's 手术）
003308020310000	3308	主动脉弓中断矫治术
003308020310100	3308	主动脉弓中断矫治术（主动脉弓重建（如人工血管移植或直接吻合））
003308020310200	3308	主动脉弓中断矫治术（动脉导管闭合）
003308020310300	3308	主动脉弓中断矫治术（室缺修补术）
003308020320000	3308	先天性心脏病主动脉弓部血管环切断术
003308020330000	3308	主动脉弓置换术
003308020330100	3308	主动脉弓置换术（全弓替换）
003308020330200	3308	主动脉弓置换术（次全弓替换）
003308020340000	3308	"象鼻子"技术
003308020340100	3308	"象鼻子"技术（弓降部）
003308020340200	3308	"象鼻子"技术（弓胸腹主动脉处的象鼻子技术）
003308020350000	3308	主动脉弓降部瘤切除人工血管置换术
003308020350100	3308	主动脉弓降部瘤切除人工血管置换术（左锁骨下动脉）
003308020350200	3308	主动脉弓降部瘤切除人工血管置换术（左颈总动脉重建）
003308020360000	3308	动脉调转术（Switch 术）
003308020360100	3308	动脉调转术（Switch 术）（完全型大动脉转位）
003308020360200	3308	动脉调转术（Switch 术）（右室双出口）
003308020370000	3308	心房调转术
003308020380000	3308	双调转手术（DoubleSwitch 手术）

续表

项目代码	二级 / 三级代码	项目名称
003308020390000	3308	内外通道矫治手术（Rastalli 手术）
003308020400000	3308	房坦型手术（FontanType 手术）
003308020410000	3308	矫正型大动脉转位伴发畸形矫治术
003308020410100	3308	矫正型大动脉转位伴发畸形矫治术（室缺损修补术）
003308020410200	3308	矫正型大动脉转位伴发畸形矫治术（肺动脉狭窄疏通术）
003308020410300	3308	矫正型大动脉转位伴发畸形矫治术（左侧房室瓣成形术）
003308020420000	3308	永存动脉干修复术
003308020430000	3308	复合性人工血管置换术
003308020440000	3308	科诺（Konno）手术
003308020440100	3308	科诺（Konno）手术（左室流出道扩大）
003308020440200	3308	科诺（Konno）手术（主动脉根部扩大）
003308020440300	3308	科诺（Konno）手术（右室流出道扩大）
003308020440400	3308	科诺（Konno）手术（主动脉瓣替换术）
003308020450000	3308	外通道手术
003308020450100	3308	外通道手术（左室心尖 - 主动脉右房 - 右室）
003308030010000	3308	经胸腔镜心包活检术
003308030020000	3308	心包剥脱术
003308030030000	3308	经胸腔镜心包部分切除术
003308030040000	3308	心包肿瘤切除术
003308030040001	3308	心包肿瘤切除术（经胸腔镜加收）
003308030050000	3308	心包开窗引流术
003308030050001	3308	心包开窗引流术（经胸腔镜加收）
003308030060000	3308	心外开胸探查术
003308030060100	3308	心外开胸探查术（再次开胸止血）
003308030060200	3308	心外开胸探查术（解除心包填塞）
003308030060300	3308	心外开胸探查术（清创引流）

手术费

续表

项目代码	二级/三级代码	项目名称
003308030060400	3308	心外开胸探查术(肿瘤取活检)
003308030070000	3308	心脏外伤修补术
003308030070100	3308	心脏外伤修补术(清创)
003308030070200	3308	心脏外伤修补术(引流)
003308030080000	3308	心内异物取出术
003308030080100	3308	心内异物取出术(肺动脉内的异物)
003308030090000	3308	心脏良性肿瘤摘除术
003308030090001	3308	心脏良性肿瘤摘除术(多发肿瘤加收)
003308030090100	3308	心脏良性肿瘤摘除术(心脏各部位的良性肿瘤及囊肿)
003308030100000	3308	心脏恶性肿瘤摘除术
003308030110000	3308	室壁瘤切除术
003308030110100	3308	室壁瘤切除术(室壁瘤切除缝合术)
003308030110200	3308	室壁瘤切除术(左心室成形术)
003308030120000	3308	左房血栓清除术
003308030130000	3308	左房折叠术
003308030140000	3308	左室减容术(Batista 手术)
003308030140100	3308	左室减容术(Batista 手术)(二尖瓣成形术)
003308030150000	3308	心脏异常传导束切断术
003308030150100	3308	心脏异常传导束切断术(电切)
003308030150200	3308	心脏异常传导束切断术(冷冻)
003308030160000	3308	迷宫手术(房颤矫治术)
003308030160100	3308	迷宫手术(房颤矫治术)[各种改良方式(冷冻、电凝等)]
003308030160200	3308	迷宫手术(房颤矫治术)(心内直视射频消融术)
003308030170000	3308	心脏表面临时起搏器安置术
003308030180000	3308	激光心肌打孔术
003308030190000	3308	骨骼肌心脏包裹成形术

续表

项目代码	二级/三级代码	项目名称
003308030200000	3308	心脏移植术
003308030210000	3308	心肺移植术
003308030220000	3308	左右心室辅助泵安装术
003308030230000	3308	主动脉内球囊反搏置管术
003308030240000	3308	左右心室辅助泵安装术
003308030250000	3308	体外人工膜肺（ECOM）
003308030260000	3308	左右心室辅助循环
003308030270000	3308	体外循环心脏不停跳心内直视手术
003308030270100	3308	体外循环心脏不停跳心内直视手术（室间隔缺损修补）
003308030270200	3308	体外循环心脏不停跳心内直视手术（法鲁氏三联症根治）
003308030270300	3308	体外循环心脏不停跳心内直视手术（联合心瓣膜替换）
003308030270400	3308	体外循环心脏不停跳心内直视手术（主动脉窦瘤破裂修补）
003308030280000	3308	连续动静脉转流术
003308030290000	3308	心脏术后感染伤口清创引流术
003308030290100	3308	心脏术后感染伤口清创引流术（各种深部组织感染）
003308030300000	3308	肋间动脉重建术
003308030310000	3308	开胸心脏挤压术
003308040010000	3308	无名动脉瘤切除术
003308040010100	3308	无名动脉瘤切除术（锁骨下动脉瘤）
003308040010200	3308	无名动脉瘤切除术（颈总动脉起始部动脉瘤）
003308040020000	3308	颈静脉瘤成形术
003308040020100	3308	颈静脉瘤成形术（部分切除）
003308040020200	3308	颈静脉瘤成形术（缩窄缝合）
003308040020300	3308	颈静脉瘤成形术（各种材料包裹）

手术费

项目代码	二级/三级代码	项目名称
003308040020400	3308	颈静脉瘤成形术(结扎切除)
003308040030000	3308	颈静脉移植术
003308040040000	3308	颈动脉海绵窦栓塞+结扎术
003308040050000	3308	颈动脉瘤切除+血管移植术
003308040050100	3308	颈动脉瘤切除+血管移植术(颈动脉假性动脉瘤)
003308040050200	3308	颈动脉瘤切除+血管移植术(外伤性动-静脉瘘)
003308040050300	3308	颈动脉瘤切除+血管移植术(颈动脉过度迂曲的切除)
003308040050400	3308	颈动脉瘤切除+血管移植术(自体大隐静脉或其他血管的取用)
003308040060000	3308	颈动脉体瘤切除+血管移植术
003308040070000	3308	颈动脉腋动脉血管移植术
003308040070100	3308	颈动脉腋动脉血管移植术(腋动脉血管移植术)
003308040070200	3308	颈动脉腋动脉血管移植术(锁骨下动脉-颈动脉血管移植术)
003308040080000	3308	升主动脉双腋Y型人工血管架桥颈动脉大隐静脉架桥术
003308040090000	3308	带瓣全程主动脉人工血管置换术
003308040100000	3308	全程主动脉人工血管置换术
003308040100100	3308	全程主动脉人工血管置换术(除主动脉瓣以外的全程胸主动脉)
003308040100200	3308	全程主动脉人工血管置换术(除主动脉瓣以外的全程腹主动脉)
003308040110000	3308	胸腹主动脉瘤切除人工血管转流术
003308040110100	3308	胸腹主动脉瘤切除人工血管转流术(脊髓动脉)
003308040110200	3308	胸腹主动脉瘤切除人工血管转流术(腹腔动脉)

续表

项目代码	二级/三级代码	项目名称
003308040110300	3308	胸腹主动脉瘤切除人工血管转流术(肠系膜上动脉)
003308040110400	3308	胸腹主动脉瘤切除人工血管转流术(肠系膜下动脉)
003308040110500	3308	胸腹主动脉瘤切除人工血管转流术(双肾动脉架桥)
003308040120000	3308	腹主动脉腹腔动脉血管架桥术
003308040120100	3308	腹主动脉腹腔动脉血管架桥术(肠系膜上动脉)
003308040120200	3308	腹主动脉腹腔动脉血管架桥术(肠系膜下动脉)
003308040120300	3308	腹主动脉腹腔动脉血管架桥术(双肾动脉架桥)
003308040130000	3308	肠系膜上动脉取栓＋移植术
003308040140000	3308	胸腹主动脉损伤修复术
003308040140100	3308	胸腹主动脉损伤修复术(腔静脉损伤)
003308040150000	3308	腹主动脉腔静脉瘘成形术
003308040160000	3308	腹主动脉双股动脉 Y 型人工血管转流术
003308040160001	3308	腹主动脉双股动脉 Y 型人工血管转流术(继续向远端架桥的,每增加一根血管加收)
003308040160100	3308	腹主动脉双股动脉 Y 型人工血管转流术(双髂动脉)
003308040160200	3308	腹主动脉双股动脉 Y 型人工血管转流术(股深动脉成形)
003308040170000	3308	腹主动脉股动脉人工血管转流术
003308040170001	3308	腹主动脉股动脉人工血管转流术(向远端架桥,每增加一根血管加收)
003308040170100	3308	腹主动脉股动脉人工血管转流术(经腹)
003308040170200	3308	腹主动脉股动脉人工血管转流术(经腹膜外)
003308040180000	3308	腹主动脉消化道瘘修复术
003308040180100	3308	腹主动脉消化道瘘修复术(部分肠管切除)
003308040180200	3308	腹主动脉消化道瘘修复术(部分肠管吻合)

手术费

项目代码	二级/三级代码	项目名称
003308040180300	3308	腹主动脉消化道瘘修复术(肠道造瘘术)
003308040180400	3308	腹主动脉消化道瘘修复术(肠道引流术)
003308040180500	3308	腹主动脉消化道瘘修复术(动脉瘘口修补及腹腔内移植的各类人工血管与肠管形成的瘘)
003308040190000	3308	布-加综合征根治术
003308040190100	3308	布-加综合征根治术(部分肝切除)
003308040190200	3308	布-加综合征根治术(肝静脉疏通术)
003308040200000	3308	布-加综合征病变段切除术
003308040200100	3308	布-加综合征病变段切除术(需用体外循环下的膈膜切除)
003308040200200	3308	布-加综合征病变段切除术(成形术)
003308040200300	3308	布-加综合征病变段切除术(吻合术)
003308040210000	3308	布-加综合征膈膜切除术
003308040220000	3308	布-加综合征经右房破膜术
003308040230000	3308	布-加综合征经股静脉右房联合破膜术
003308040240000	3308	布-加综合征肠房人工血管转流术
003308040240100	3308	布-加综合征肠房人工血管转流术(脾-房)
003308040250000	3308	布-加综合征肠颈人工血管转流术
003308040260000	3308	布-加综合征腔房人工血管转流术
003308040270000	3308	布-加综合征腔肠房人工血管转流术
003308040280000	3308	经胸后路腔静脉人工血管转流术
003308040290000	3308	上腔静脉阻塞自体大隐静脉螺旋管道架桥术
003308040300000	3308	上腔静脉综合征 Y 型人工血管转流术
003308040300100	3308	上腔静脉综合征 Y 型人工血管转流术(无名)
003308040300200	3308	上腔静脉综合征 Y 型人工血管转流术(锁骨下)
003308040300300	3308	上腔静脉综合征 Y 型人工血管转流术(颈静脉向上腔或右心房转流)
003308040310000	3308	无名静脉上腔静脉人工血管转流术
003308040320000	3308	脾肺固定术(脾肺分流术)

项目代码	二级 / 三级代码	项目名称
003308040330000	3308	脾肾动脉吻合术
003308040340000	3308	肠腔静脉 "H" 型架桥转流术
003308040340100	3308	肠腔静脉 "H" 型架桥转流术(脾 - 肾架桥转流术)
003308040340200	3308	肠腔静脉 "H" 型架桥转流术(肠 - 腔直接吻合术)
003308040350000	3308	腔静脉切开滤网置放术
003308040360000	3308	腔静脉取栓 + 血管成形术
003308040370000	3308	下腔静脉肠系膜上静脉分流术
003308040380000	3308	双髂总静脉下腔静脉 "Y" 型人工血管转流术
003308040380100	3308	双髂总静脉下腔静脉 "Y" 型人工血管转流术(双股 - 下腔架桥转流)
003308040390000	3308	股股动脉人工血管转流术
003308040400000	3308	股胫前动脉转流术
003308040410000	3308	股腘动脉人工自体血管移植术
003308040410100	3308	股腘动脉人工自体血管移植术(股 - 股转流)
003308040410200	3308	股腘动脉人工自体血管移植术(原位大隐静脉转流)
003308040420000	3308	肢体动脉内膜剥脱成形术
003308040430000	3308	肢体动静脉切开取栓术
003308040430001	3308	肢体动静脉切开取栓术(双侧或多部位取栓,每增加一切口加收)
003308040430100	3308	肢体动静脉切开取栓术(四肢各部位取栓)
003308040440000	3308	上肢血管探查术
003308040440100	3308	上肢血管探查术(尺动脉血管探查术)
003308040440200	3308	上肢血管探查术(下肢血管探查术)
003308040450000	3308	血管移植术
003308040460000	3308	肢体动脉瘤切除 + 血管移植术
003308040460100	3308	肢体动脉瘤切除 + 血管移植术(假性动脉瘤)
003308040460200	3308	肢体动脉瘤切除 + 血管移植术(自体血管取用)
003308040470000	3308	肢体动脉血管旁路移植术

手术费

项目代码	二级/三级代码	项目名称
003308040480000	3308	腋双股动脉人工血管转流术
003308040480001	3308	腋双股动脉人工血管转流术(继续向远端动脉架桥,每增一支加收)
003308040490000	3308	腋股动脉人工血管转流术
003308040490001	3308	腋股动脉人工血管转流术(继续向远端动脉架桥,每增一支加收)
003308040500000	3308	肢体动静脉修复术
003308040500100	3308	肢体动静脉修复术(外伤)
003308040500200	3308	肢体动静脉修复术(血管破裂)
003308040500300	3308	肢体动静脉修复术(断裂吻合)
003308040500400	3308	肢体动静脉修复术(补片成形)
003308040510000	3308	血管危象探查修复术
003308040520000	3308	先天性动静脉瘘栓塞+切除术
003308040520100	3308	先天性动静脉瘘栓塞+切除术(部分切除)
003308040520200	3308	先天性动静脉瘘栓塞+切除术(缝扎)
003308040530000	3308	肢体静脉动脉化
003308040540000	3308	动静脉人工内瘘成形术
003308040540100	3308	动静脉人工内瘘成形术(原部位的动脉吻合)
003308040540200	3308	动静脉人工内瘘成形术(原部位的静脉吻合)
003308040540300	3308	动静脉人工内瘘成形术(动静脉内外瘘栓塞再通术)
003308040550000	3308	动静脉人工内瘘人工血管转流术
003308040550100	3308	动静脉人工内瘘人工血管转流术(加用其他部位血管做架桥)
003308040550200	3308	动静脉人工内瘘人工血管转流术(人工血管架桥)
003308040560000	3308	人工动静脉瘘切除重造术
003308040570000	3308	外伤性动静脉瘘修补术+血管移植术
003308040570001	3308	外伤性动静脉瘘修补术+血管移植术(一根血管加收)

项目代码	二级/三级代码	项目名称
003308040570100	3308	外伤性动静脉瘘修补术+血管移植术(四头结扎)
003308040570200	3308	外伤性动静脉瘘修补术+血管移植术(补片)
003308040570300	3308	外伤性动静脉瘘修补术+血管移植术(结扎)
003308040580000	3308	股静脉带戒术
003308040580100	3308	股静脉带戒术(瓣膜修补术)
003308040590000	3308	经血管镜股静脉瓣修复术
003308040600000	3308	下肢深静脉带瓣膜段置换术
003308040610000	3308	大隐静脉耻骨上转流术
003308040610100	3308	大隐静脉耻骨上转流术(人工动-静脉瘘)
003308040620000	3308	大隐静脉高位结扎+剥脱术
003308040620001	3308	大隐静脉高位结扎+剥脱术(经腔镜加收)
003308040620100	3308	大隐静脉高位结扎+剥脱术(大隐静脉曲张)
003308040620200	3308	大隐静脉高位结扎+剥脱术(小隐静脉曲张)
003308040630000	3308	小动脉吻合术
003308040630100	3308	小动脉吻合术(指动脉吻合)
003308040630200	3308	小动脉吻合术(趾动脉吻合)
003308040640000	3308	小动脉血管移植术
003308040640100	3308	小动脉血管移植术(交通支结扎术)
003308040640200	3308	小动脉血管移植术(指血管移植)
003308040640300	3308	小动脉血管移植术(趾血管移植)
003308040650000	3308	大网膜游离移植术
003308040650100	3308	大网膜游离移植术(交通支结扎术将大网膜全部游离后与其他部位血管再做吻合)
003308040650200	3308	大网膜游离移植术(原位经裁剪后游移到所需部位)
003308040660000	3308	闭塞血管激光再通术
003308040670000	3308	海绵状血管瘤激光治疗术
003308040680000	3308	锁骨下动脉搭桥术

手术费

项目代码	二级/三级代码	项目名称
003308040690000	3308	髂内动脉结扎术
003308040700000	3308	大隐静脉闭合术
003308040710000	3308	夹层动脉瘤腔内隔绝术
003308040720000	3308	腘窝陷迫综合征腘动脉松解术
003308040730000	3308	腘窝陷迫综合征腘动脉切除重建术
003308040740000	3308	腘窝陷迫综合征腘静脉松解术
003308040750000	3308	经皮穿刺静脉取血术
003308040760000	3308	静脉血管平滑肌肉瘤切除术
003308040760001	3308	静脉血管平滑肌肉瘤切除术（人工血管重建术加收）
003308040770000	3308	静脉取材术
003308040780000	3308	经皮穿刺临时性球囊闭塞术
003308040790000	3308	肠系膜上静脉重建术
003309000020000	3309	体表淋巴结摘除术
003309000030000	3309	颈淋巴结清扫术
003309000040000	3309	腋窝淋巴结清扫术
003309000050000	3309	腹股沟淋巴结清扫术
003309000060000	3309	经腹腔镜盆腔淋巴结清扫术
003309000070000	3309	经腹腔镜盆腔淋巴结活检术
003309000070100	3309	经腹腔镜盆腔淋巴结活检术（淋巴结切除术）
003309000080000	3309	髂腹股沟淋巴结清扫术
003309000090000	3309	胸导管结扎术
003309000090001	3309	胸导管结扎术（经胸腔镜加收）
003309000090100	3309	胸导管结扎术（乳糜胸外科治疗）
003309000100000	3309	经胸腔镜内乳淋巴链清除术
003309000110000	3309	颈静脉胸导管吻合术
003309000120000	3309	腹股沟淋巴管-腰干淋巴管吻合术

项目代码	二级/三级代码	项目名称
003309000130000	3309	肢体淋巴管-静脉吻合术
003309000140000	3309	淋巴管大隐静脉吻合术
003309000150000	3309	淋巴管瘤蔓状血管瘤切除术
003309000150100	3309	淋巴管瘤蔓状血管瘤切除术(颈部)
003309000150200	3309	淋巴管瘤蔓状血管瘤切除术(躯干部)
003309000150300	3309	淋巴管瘤蔓状血管瘤切除术(瘤体侵及深筋膜以下深层组织)
003309000160000	3309	脾部分切除术
003309000160100	3309	脾部分切除术(经腹腔镜加收)
003309000170000	3309	脾修补术
003309000170100	3309	脾修补术(经腹腔镜加收)
003309000180000	3309	脾切除术
003309000180001	3309	脾切除术(经腹腔镜加收)
003309000180100	3309	脾切除术(副脾切除术)
003309000180200	3309	脾切除术(胰尾切除术)
003309000190000	3309	脾切除自体脾移植术
003309000200000	3309	异体脾脏移植术
003309000210000	3309	前哨淋巴结探查术
003309000210100	3309	前哨淋巴结探查术(淋巴结标记术)
003309000220000	3309	显微镜下颈段胸导管狭窄段外膜剥除术
003310010010000	3310	颈侧切开食道异物取出术
003310010020000	3310	食管破裂修补术
003310010020100	3310	食管破裂修补术(直接缝合修补)
003310010020200	3310	食管破裂修补术(利用其他组织修补)
003310010020300	3310	食管破裂修补术(经胸腔镜加收)
003310010030000	3310	食管瘘清创术
003310010030100	3310	食管瘘清创术(填堵术)

手术费

项目代码	二级/三级代码	项目名称
003310010040000	3310	食管良性肿物切除术
003310010040001	3310	食管良性肿物切除术(经胸腔镜加收)
003310010050000	3310	先天性食管囊肿切除术
003310010050001	3310	先天性食管囊肿切除术(经胸腔镜加收)
003310010060000	3310	食管憩室切除术
003310010060001	3310	食管憩室切除术(经胸腔镜加收)
003310010060100	3310	食管憩室切除术(内翻术)
003310010070000	3310	食管狭窄切除吻合术
003310010070100	3310	食管狭窄切除吻合术(食管蹼切除术)
003310010080000	3310	下咽颈段食管狭窄切除及颈段食管再造术
003310010090000	3310	食管闭锁造瘘术
003310010090100	3310	食管闭锁造瘘术(食管颈段造瘘)
003310010090200	3310	食管闭锁造瘘术(胃造瘘术)
003310010100000	3310	先天性食管闭锁经胸膜外吻合术
003310010110000	3310	食管癌根治术
003310010110001	3310	食管癌根治术(三切口联合加收)
003310010110100	3310	食管癌根治术[胸内胃食管吻合(主动脉弓下,弓上胸顶部吻合)及颈部吻合术]
003310010120000	3310	颈段食管癌切除+结肠代食管术
003310010120100	3310	颈段食管癌切除+结肠代食管术(经颈手术)
003310010120200	3310	颈段食管癌切除+结肠代食管术(经胸手术)
003310010120300	3310	颈段食管癌切除+结肠代食管术(经腹手术)
003310010130000	3310	颈段食管癌切除+颈部皮瓣食管再造术
003310010140000	3310	食管癌根治+结肠代食管术
003310010140100	3310	食管癌根治+结肠代食管术(经胸腔镜加收)
003310010150000	3310	颈段食管切除术
003310010160000	3310	食管胃吻合口狭窄切开成形术

续表

项目代码	二级／三级代码	项目名称
003310010160100	3310	食管胃吻合口狭窄切开成形术(狭窄局部切开缝合)
003310010160200	3310	食管胃吻合口狭窄切开成形术(再吻合术)
003310010170000	3310	食管横断吻合术
003310010170100	3310	食管横断吻合术(经网膜静脉门静脉测压术)
003310010170200	3310	食管横断吻合术(胃冠状静脉结扎术)
003310010180000	3310	食管再造术
003310010180100	3310	食管再造术(胃)
003310010180200	3310	食管再造术(肠代食管)
003310010190000	3310	食管胃短路捷径手术
003310010200000	3310	游离空肠代食管术
003310010200100	3310	游离空肠代食管术(游离空肠移植代下咽术)
003310010210000	3310	贲门痉挛(失弛缓症)肌层切开术
003310010210100	3310	贲门痉挛(失弛缓症)肌层切开术(经胸腔镜加收)
003310010220000	3310	贲门癌切除术
003310010230000	3310	贲门癌扩大根治术
003310020010000	3310	胃肠切开取异物
003310020010001	3310	胃肠切开取异物(经腹腔镜加收)
003310020010100	3310	胃肠切开取异物(局部肿瘤切除)
003310020020000	3310	胃出血切开缝扎止血术
003310020020001	3310	胃出血切开缝扎止血术(经腹腔镜加收)
003310020030000	3310	近端胃大部切除术
003310020030001	3310	近端胃大部切除术(经腹腔镜加收)
003310020040000	3310	远端胃大部切除术
003310020040001	3310	远端胃大部切除术(经腹腔镜加收)
003310020040100	3310	远端胃大部切除术[胃、十二指肠吻合(Billroth Ⅰ式)]
003310020040200	3310	远端胃大部切除术[胃空肠吻合(Billroth Ⅱ式)]

手术费

项目代码	二级/三级代码	项目名称
003310020040300	3310	远端胃大部切除术（胃 - 空肠 Roux-y 型吻合）
003310020050000	3310	胃癌根治术
003310020050001	3310	胃癌根治术（经腹腔镜加收）
003310020060000	3310	胃癌扩大根治术
003310020070000	3310	胃癌姑息切除术
003310020080000	3310	全胃切除术
003310020080100	3310	全胃切除术［食道空肠吻合（Roux-y 型或袢式）］
003310020080200	3310	全胃切除术（食道 - 十二指肠吻合）
003310020080300	3310	全胃切除术（区域淋巴结清扫）
003310020090000	3310	胃肠造瘘术
003310020090001	3310	胃肠造瘘术（经腹腔镜加收）
003310020090100	3310	胃肠造瘘术（胃切开置造瘘管）
003310020090200	3310	胃肠造瘘术（小肠切开置造瘘管）
003310020100000	3310	胃扭转复位术
003310020100001	3310	胃扭转复位术（经腹腔镜加收）
003310020110000	3310	胃肠穿孔修补术
003310020110001	3310	胃肠穿孔修补术（经腹腔镜加收）
003310020120000	3310	胃冠状静脉栓塞术
003310020120100	3310	胃冠状静脉栓塞术（结扎术）
003310020130000	3310	胃迷走神经切断术
003310020130001	3310	胃迷走神经切断术（经腹腔镜加收）
003310020130100	3310	胃迷走神经切断术（选择性迷走神经切除）
003310020130200	3310	胃迷走神经切断术（迷走神经干切断）
003310020140000	3310	幽门成形术
003310020140001	3310	幽门成形术（经腹腔镜加收）
003310020140100	3310	幽门成形术（括约肌切开成形）
003310020140200	3310	幽门成形术（幽门再造术）
003310020150000	3310	胃肠短路术

项目代码	二级/三级代码	项目名称
003310020160000	3310	胃减容术
003310030010000	3310	十二指肠憩室切除术
003310030010100	3310	十二指肠憩室切除术(内翻术)
003310030010200	3310	十二指肠憩室切除术(填塞术)
003310030020000	3310	十二指肠成形术
003310030020100	3310	十二指肠成形术(十二指肠闭锁切除术)
003310030030000	3310	壶腹部肿瘤局部切除术
003310030040000	3310	肠回转不良矫治术(Lodd.s'术)
003310030050000	3310	小儿原发性肠套叠手术复位
003310030060000	3310	肠扭转肠套叠复位术
003310030060001	3310	肠扭转肠套叠复位术(经腹腔镜加收)
003310030070000	3310	肠切除术
003310030070001	3310	肠切除术(经腹腔镜加收)
003310030070100	3310	肠切除术(小肠切除)
003310030070200	3310	肠切除术(回盲部结肠部分切除)
003310030080000	3310	肠粘连松解术
003310030080001	3310	肠粘连松解术(经腹腔镜加收)
003310030090000	3310	肠倒置术
003310030100000	3310	小肠移植术
003310030110000	3310	肠造瘘还纳术
003310030120000	3310	肠瘘切除术
003310030130000	3310	肠排列术(固定术)
003310030130001	3310	肠排列术(固定术)(经腹腔镜加收)
003310030140000	3310	肠储存袋成形术
003310030150000	3310	乙状结肠悬吊术
003310030150001	3310	乙状结肠悬吊术(经腹腔镜加收)
003310030160000	3310	先天性肠腔闭锁成形术
003310030160100	3310	先天性肠腔闭锁成形术(小肠)

手术费

续表

项目代码	二级／三级代码	项目名称
003310030160200	3310	先天性肠腔闭锁成形术(结肠)
003310030170000	3310	结肠造瘘(Colostomy)术
003310030170001	3310	结肠造瘘(Colostomy)术(经腹腔镜加收)
003310030170100	3310	结肠造瘘(Colostomy)术(结肠双口造瘘)
003310030170200	3310	结肠造瘘(Colostomy)术(结肠单口造瘘)
003310030180000	3310	全结肠切除吻合术
003310030180100	3310	全结肠切除吻合术(回肠直肠吻合)
003310030180200	3310	全结肠切除吻合术(回肠肛管吻合)
003310030190000	3310	先天性巨结肠切除术
003310030190001	3310	先天性巨结肠切除术(经腹腔镜加收)
003310030190100	3310	先天性巨结肠切除术(直肠后结肠拖出术)
003310030190200	3310	先天性巨结肠切除术(直肠黏膜切除)
003310030190300	3310	先天性巨结肠切除术(结肠经直肠肌鞘内拖出术)
003310030200000	3310	结肠癌根治术
003310030200001	3310	结肠癌根治术(经腹腔镜加收)
003310030200100	3310	结肠癌根治术(左半横结肠切除)
003310030200200	3310	结肠癌根治术(右半横结肠切除)
003310030200300	3310	结肠癌根治术(淋巴清扫)
003310030210000	3310	结肠癌扩大根治术
003310030220000	3310	阑尾切除术
003310030220001	3310	阑尾切除术(经腹腔镜加收)
003310030220100	3310	阑尾切除术(单纯性)
003310030220200	3310	阑尾切除术(化脓性)
003310030220300	3310	阑尾切除术(坏疽性)
003310030230000	3310	肠吻合术
003310040010000	3310	直肠出血缝扎术
003310040020000	3310	直肠良性肿物切除术
003310040020100	3310	直肠良性肿物切除术(黏膜肿物切除)

续表

项目代码	二级/三级代码	项目名称
003310040020200	3310	直肠良性肿物切除术（黏膜下肿物切除）
003310040020300	3310	直肠良性肿物切除术（息肉）
003310040020400	3310	直肠良性肿物切除术（腺瘤）
003310040030000	3310	经内镜直肠良性肿物切除术
003310040030100	3310	经内镜直肠良性肿物切除术（黏膜）
003310040030200	3310	经内镜直肠良性肿物切除术（黏膜下）
003310040030300	3310	经内镜直肠良性肿物切除术（息肉）
003310040030400	3310	经内镜直肠良性肿物切除术（腺瘤）
003310040030500	3310	经内镜直肠良性肿物切除术（激光）
003310040030600	3310	经内镜直肠良性肿物切除术（套扎）
003310040030700	3310	经内镜直肠良性肿物切除术（电凝）
003310040040000	3310	直肠狭窄扩张术
003310040050000	3310	直肠后间隙切开术
003310040060000	3310	直肠前壁切除缝合术
003310040070000	3310	直肠前突开放式修补术
003310040080000	3310	直肠肛门假性憩室切除术
003310040090000	3310	直肠肛门周围脓肿切开排脓术
003310040100000	3310	经骶尾部直肠癌切除术
003310040110000	3310	经腹会阴直肠癌根治术（Miles 手术）
003310040120000	3310	经腹直肠癌根治术（Dixon 手术）
003310040120001	3310	经腹直肠癌根治术（Dixon 手术）（经腹腔镜加收）
003310040130000	3310	直肠癌扩大根治术
003310040130001	3310	直肠癌扩大根治术（全盆腔脏器切除加收）
003310040130100	3310	直肠癌扩大根治术（拖出式直肠癌根治术）
003310040140000	3310	直肠癌术后复发盆腔脏器切除术
003310040150000	3310	直肠脱垂悬吊术
003310040160000	3310	经肛门直肠脱垂手术
003310040170000	3310	耻骨直肠肌松解术

手术费

项目代码	二级/三级代码	项目名称
003310040180000	3310	直肠黏膜环切术
003310040190000	3310	肛管缺损修补术
003310040200000	3310	肛周常见疾病手术治疗
003310040200100	3310	肛周常见疾病手术治疗(痔切除或套扎及肛周肿物切除术)
003310040200200	3310	肛周常见疾病手术治疗(肛裂切除或套扎及肛周肿物切除术)
003310040200300	3310	肛周常见疾病手术治疗(息肉切除或套扎及肛周肿物切除术)
003310040200400	3310	肛周常见疾病手术治疗(疣切除或套扎及肛周肿物切除术)
003310040200500	3310	肛周常见疾病手术治疗(肥大肛乳头切除或套扎及肛周肿物切除术)
003310040200600	3310	肛周常见疾病手术治疗(痣切除或套扎及肛周肿物切除术)
003310040210000	3310	低位肛瘘切除术
003310040210100	3310	低位肛瘘切除术(窦道)
003310040220000	3310	高位肛瘘切除术
003310040220100	3310	高位肛瘘切除术(复杂肛瘘)
003310040230000	3310	混合痔嵌顿手法松解回纳术
003310040230100	3310	混合痔嵌顿手法松解回纳术(痔核切开回纳)
003310040240000	3310	内痔环切术
003310040250000	3310	肛门内括约肌侧切术
003310040250100	3310	肛门内括约肌侧切术(后正中切断术)
003310040260000	3310	肛门成形术
003310040260100	3310	肛门成形术(肛门闭锁)
003310040260200	3310	肛门成形术(肛门失禁)
003310040260300	3310	肛门成形术(括约肌修复)
003310040270000	3310	腹会阴肛门成形术
003310040280000	3310	尾路肛门成形术

项目代码	二级/三级代码	项目名称
003310040280100	3310	尾路肛门成形术(经直肠直肠尿道瘘修补)
003310040280200	3310	尾路肛门成形术(直肠阴道瘘修补)
003310040290000	3310	会阴肛门成形术
003310040300000	3310	会阴成形直肠前庭瘘修补术
003310040310000	3310	先天一穴肛矫治术
003310040320000	3310	肛门括约肌再造术
003310040330000	3310	肛管皮肤移植术
003310040340000	3310	开腹排粪石术
003310040340100	3310	开腹排粪石术(去蛔虫)
003310040350000	3310	经腹会阴联合直肠内异物取出术
003310050010000	3310	肝损伤清创修补术
003310050010001	3310	肝损伤清创修补术(伤及大血管、胆管和多破口的修补加收)
003310050010002	3310	肝损伤清创修补术(经腹腔镜加收)
003310050020000	3310	开腹肝活检术
003310050020100	3310	开腹肝活检术(穿刺)
003310050030000	3310	经腹腔镜肝脓肿引流术
003310050040000	3310	肝包虫内囊摘除术
003310050050000	3310	经腹腔镜肝囊肿切除术
003310050060000	3310	肝内病灶清除术
003310050060100	3310	肝内病灶清除术(肝囊肿开窗)
003310050060200	3310	肝内病灶清除术(肝结核瘤切除术)
003310050070000	3310	肝癌切除术
003310050080000	3310	开腹肝动脉化疗泵置放术
003310050090000	3310	开腹肝动脉结扎门静脉置管皮下埋泵术
003310050100000	3310	开腹恶性肿瘤特殊治疗
003310050110000	3310	开腹肝动脉栓塞术

手术费

项目代码	二级/三级代码	项目名称
003310050120000	3310	开腹肝管栓塞术
003310050130000	3310	肝部分切除术
003310050130001	3310	肝部分切除术(经腹腔镜加收)
003310050140000	3310	肝左外叶切除术
003310050140100	3310	肝左外叶切除术(肿瘤)
003310050140200	3310	肝左外叶切除术(结核)
003310050140300	3310	肝左外叶切除术(结石)
003310050140400	3310	肝左外叶切除术(萎缩)
003310050150000	3310	半肝切除术
003310050150100	3310	半肝切除术(左半肝切除术)
003310050150200	3310	半肝切除术(右半肝切除术)
003310050160000	3310	肝三叶切除术
003310050160100	3310	肝三叶切除术(左三叶切除术)
003310050160200	3310	肝三叶切除术(右三叶切除术)
003310050160300	3310	肝三叶切除术(复杂肝癌切除)
003310050170000	3310	异体供肝切除术
003310050180000	3310	肝移植术
003310050190000	3310	移植肝切除术+再移植术
003310050200000	3310	器官联合移植术
003310050210000	3310	肝门部肿瘤支架管外引流术
003310050210100	3310	肝门部肿瘤支架管外引流术(胆道内支架引流术)
003310050220000	3310	肝内胆管U形管引流术
003310050230000	3310	肝内异物取出术
003310050240000	3310	肝实质切开取石术
003310050250000	3310	肝血管瘤包膜外剥脱术
003310050260000	3310	肝血管瘤缝扎术
003310050270000	3310	开腹门静脉栓塞术
003310060010000	3310	胆囊肠吻合术

续表

项目代码	二级/三级代码	项目名称
003310060010001	3310	胆囊肠吻合术(经腹腔镜加收)
003310060010100	3310	胆囊肠吻合术(Roux-y 肠吻合术)
003310060020000	3310	胆囊切除术
003310060020001	3310	胆囊切除术(经腹腔镜加收)
003310060030000	3310	胆囊造瘘术
003310060030001	3310	胆囊造瘘术(经腹腔镜加收)
003310060040000	3310	高位胆管癌根治术
003310060050000	3310	肝胆总管切开取石 + 空肠 Roux-y 吻合术
003310060050100	3310	肝胆总管切开取石 + 空肠 Roux-y 吻合术(空肠间置术)
003310060050200	3310	肝胆总管切开取石 + 空肠 Roux-y 吻合术(肝胆管)
003310060050300	3310	肝胆总管切开取石 + 空肠 Roux-y 吻合术(总胆管和空肠吻合术)
003310060050400	3310	肝胆总管切开取石 + 空肠 Roux-y 吻合术(肝胆管狭窄成型术)
003310060060000	3310	肝门部胆管病变切除术
003310060070000	3310	肝动脉结扎术
003310060080000	3310	胆管修补成形术
003310060090000	3310	胆总管囊肿外引流术
003310060100000	3310	先天性胆总管囊肿切除胆道成形术
003310060100100	3310	先天性胆总管囊肿切除胆道成形术(胆囊)
003310060100200	3310	先天性胆总管囊肿切除胆道成形术(胆总管囊肿切除)
003310060100300	3310	先天性胆总管囊肿切除胆道成形术(空肠 R-Y 吻合)
003310060100400	3310	先天性胆总管囊肿切除胆道成形术(空肠间置代胆道)
003310060100500	3310	先天性胆总管囊肿切除胆道成形术(矩形黏膜瓣)

手术费

项目代码	二级／三级代码	项目名称
003310060100600	3310	先天性胆总管囊肿切除胆道成形术（人工乳头防反流）
003310060100700	3310	先天性胆总管囊肿切除胆道成形术（胆道引流支架）
003310060100800	3310	先天性胆总管囊肿切除胆道成形术（腹腔引流）
003310060100900	3310	先天性胆总管囊肿切除胆道成形术（胰腺探查）
003310060110000	3310	胆总管探查 T 管引流术
003310060110001	3310	胆总管探查 T 管引流术（术中取石、冲洗加收）
003310060110002	3310	胆总管探查 T 管引流术（经腹腔镜加收）
003310060120000	3310	胆总管探查 T 管引流术
003310060130000	3310	经十二指肠镜乳头扩张术
003310060140000	3310	经十二指肠奥狄氏括约肌切开成形术
003310060140100	3310	经十二指肠奥狄氏括约肌切开成形术（十二指肠乳头括约肌切开术）
003310060150000	3310	经内镜奥狄氏括约肌切开取石术（ECT）
003310060150100	3310	经内镜奥狄氏括约肌切开取石术（ECT）（取蛔虫）
003310060160000	3310	经内镜奥狄氏括约肌切开胰管取石术
003310060170000	3310	开腹经胆道镜取石术
003310060170100	3310	开腹经胆道镜取石术（取蛔虫）
003310060180000	3310	先天胆道闭锁肝空肠 Roux-y 成形术（即葛西氏术）
003310060190000	3310	胆管移植术
003310060200000	3310	胆囊癌根治术
003310060210000	3310	胆胰转流手术（BPD）
003310070010000	3310	胰腺穿刺术
003310070020000	3310	胰腺修补术
003310070030000	3310	胰腺囊肿内引流术
003310070030100	3310	胰腺囊肿内引流术（胃囊肿吻合术）
003310070030200	3310	胰腺囊肿内引流术（空肠囊肿吻合术）
003310070040000	3310	胰腺囊肿外引流术

项目代码	二级 / 三级代码	项目名称
003310070040001	3310	胰腺囊肿外引流术(经腹腔镜加收)
003310070050000	3310	胰管切开取石术
003310070060000	3310	胰十二指肠切除术(Whipple 手术)
003310070060100	3310	胰十二指肠切除术(Whipple 手术)(胰管空肠吻合)
003310070060200	3310	胰十二指肠切除术(Whipple 手术)(胃空肠吻合术)
003310070060300	3310	胰十二指肠切除术(Whipple 手术)(胆管肠吻合术)
003310070060400	3310	胰十二指肠切除术(Whipple 手术)(胰体癌)
003310070060500	3310	胰十二指肠切除术(Whipple 手术)(壶腹周围癌根治术)
003310070070000	3310	胰体尾切除术
003310070070001	3310	胰体尾切除术(经腹腔镜加收)
003310070080000	3310	全胰腺切除术
003310070090000	3310	胰岛细胞瘤摘除术
003310070100000	3310	环状胰腺十二指肠侧侧吻合术
003310070110000	3310	胰管空肠吻合术
003310070120000	3310	胰腺假性囊肿内引流术
003310070120100	3310	胰腺假性囊肿内引流术(胰管切开取石内引流)
003310070120200	3310	胰腺假性囊肿内引流术(囊肿切开)
003310070120300	3310	胰腺假性囊肿内引流术(探查)
003310070120400	3310	胰腺假性囊肿内引流术(取石)
003310070120500	3310	胰腺假性囊肿内引流术(空肠 R-Y 吻合术)
003310070120600	3310	胰腺假性囊肿内引流术(囊肿 - 胃吻合内引流术)
003310070130000	3310	胰腺假性囊肿切除术
003310070140000	3310	异体供胰切除术
003310070150000	3310	胰腺移植术

手术费

续表

项目代码	二级 / 三级代码	项目名称
003310070150100	3310	胰腺移植术(胎儿胰腺移植术)
003310070160000	3310	异位异体移植胰腺切除术
003310070170000	3310	胰岛细胞移植术
003310070180000	3310	胰腺周围神经切除术
003310070180100	3310	胰腺周围神经切除术(胰腺周围神经阻滞术)
003310070190000	3310	坏死性胰腺炎清创引流术
003310070200000	3310	经电子内镜胰管括约肌切开术
003310080010000	3310	腹股沟疝修补术
003310080010001	3310	腹股沟疝修补术(经腹腔镜加收)
003310080010100	3310	腹股沟疝修补术(各种方法修补)
003310080020000	3310	嵌顿疝复位修补术
003310080030000	3310	充填式无张力疝修补术
003310080040000	3310	脐疝修补术
003310080050000	3310	腹壁切口疝修补术
003310080050100	3310	腹壁切口疝修补术(腹白线疝)
003310080050200	3310	腹壁切口疝修补术(腰疝修补)
003310080060000	3310	会阴疝修补术
003310080070000	3310	脐瘘切除＋修补术
003310080080000	3310	剖腹探查术
003310080080100	3310	剖腹探查术(腹腔引流术)
003310080090000	3310	开腹腹腔内脓肿引流术
003310080090100	3310	开腹腹腔内脓肿引流术(后腹腔脓肿)
003310080090200	3310	开腹腹腔内脓肿引流术(实质脏器脓肿)
003310080100000	3310	腹腔包虫摘除术
003310080100001	3310	腹腔包虫摘除术(多发包虫加收)
003310080110000	3310	腹腔窦道扩创术
003310080110100	3310	腹腔窦道扩创术(窦道切除)
003310080120000	3310	腹腔内肿物切除术

项目代码	二级/三级代码	项目名称
003310080120001	3310	腹腔内肿物切除术（经腹腔镜加收）
003310080120100	3310	腹腔内肿物切除术（系膜）
003310080120200	3310	腹腔内肿物切除术（腹膜）
003310080120300	3310	腹腔内肿物切除术（网膜肿物）
003310080130000	3310	腹腔恶性肿瘤特殊治疗
003310080140000	3310	经直肠盆腔脓肿切开引流术
003310080150000	3310	腹膜后肿瘤切除术
003310080160000	3310	盆底痉挛部肌肉神经切除术
003310080170000	3310	腹壁肿瘤切除术
003310080170001	3310	腹壁肿瘤切除术（超过5cm直径加收）
003310080180000	3310	腹壁整形术
003310080190000	3310	脐整形术
003310080200000	3310	先天性脐膨出修补术
003310080210000	3310	先天性腹壁裂修补术
003310080220000	3310	腹壁缺损修复术
003310080230000	3310	门静脉切开取栓术
003310080230100	3310	门静脉切开取栓术（支架置入）
003310080240000	3310	门脉高压症门体静脉分流术
003310080250000	3310	门体静脉搭桥分流术
003310080260000	3310	门体静脉断流术
003310080260001	3310	门体静脉断流术（食管横断吻合术加收）
003310080260100	3310	门体静脉断流术（经网膜静脉门静脉测压术）
003310080270000	3310	经胸食管胃静脉结扎术
003310080280000	3310	腹水转流术
003310080280100	3310	腹水转流术（腹腔-颈内静脉转流术）
003310080280200	3310	腹水转流术（腹腔-股静脉转流术）
003310080290000	3310	经腹腔镜门脉交通支结扎术
003310080300000	3310	腹腔干动脉综合征中弓韧带松解术

手术费

项目代码	二级 / 三级代码	项目名称
003310080310000	3310	转流管探查取栓疏通术
003311010010000	3311	肾破裂修补术
003311010020000	3311	肾固定术
003311010030000	3311	肾折叠术
003311010040000	3311	肾包膜剥脱术
003311010050000	3311	肾周围淋巴管剥脱术
003311010060000	3311	肾周围粘连分解术
003311010070000	3311	肾肿瘤剔除术
003311010080000	3311	肾切除术
003311010080001	3311	肾切除术(经腹腔镜加收)
003311010090000	3311	肾部分切除术
003311010100000	3311	根治性肾切除术
003311010110000	3311	重复肾重复输尿管切除术
003311010120000	3311	融合肾分解术
003311010130000	3311	肾实质切开造瘘术
003311010140000	3311	肾囊肿切除术
003311010140001	3311	肾囊肿切除术(经腹腔镜加收)
003311010140100	3311	肾囊肿切除术(去顶术)
003311010150000	3311	多囊肾去顶减压术
003311010160000	3311	肾切开取石术
003311010160100	3311	肾切开取石术(肾盂切开)
003311010160200	3311	肾切开取石术(肾实质切开)
003311010170000	3311	肾血管重建术
003311010170100	3311	肾血管重建术(肾血管狭窄成形术)
003311010180000	3311	自体肾移植术
003311010190000	3311	异体肾移植术
003311010200000	3311	异体供肾取肾术
003311010210000	3311	供体肾修复术

续表

项目代码	二级/三级代码	项目名称
003311010220000	3311	移植肾探查术
003311010230000	3311	移植肾肾周血肿清除术
003311010240000	3311	离体肾取石术
003311010250000	3311	肾肿瘤腔静脉内瘤栓切取术
003311010250001	3311	肾肿瘤腔静脉内瘤栓切取术(开胸手术加收)
003311020010000	3311	肾盂癌根治术
003311020010001	3311	肾盂癌根治术(经腹腔镜加收)
003311020020000	3311	肾盂成形肾盂输尿管再吻合术
003311020030000	3311	经皮肾镜或输尿管镜内切开成形术
003311020040000	3311	肾下盏输尿管吻合术
003311020050000	3311	肾盂输尿管成形术
003311020050001	3311	肾盂输尿管成形术(同时行双侧成形术加收)
003311020050002	3311	肾盂输尿管成形术(经腹腔镜加收)
003311020050100	3311	肾盂输尿管成形术(单纯肾盂)
003311020050200	3311	肾盂输尿管成形术(输尿管成形)
003311020060000	3311	肾盂输尿管成形术
003311020070000	3311	输尿管切开取石术
003311020070001	3311	输尿管切开取石术(经腹腔镜加收)
003311020080000	3311	输尿管损伤修补术
003311020090000	3311	输尿管狭窄段切除再吻合术
003311020100000	3311	输尿管开口囊肿切除术
003311020100001	3311	输尿管开口囊肿切除术(经膀胱镜加收)
003311020110000	3311	输尿管残端切除术
003311020120000	3311	输尿管膀胱再植术
003311020130000	3311	输尿管皮肤造口术
003311020140000	3311	输尿管乙状结肠吻合术
003311020150000	3311	输尿管松解术
003311020160000	3311	输尿管整形术

手术费

项目代码	二级/三级代码	项目名称
003311020170000	3311	腔静脉后输尿管整形术
003311020180000	3311	肠管代输尿管术
003311020190000	3311	膀胱瓣代输尿管术
003311030010000	3311	膀胱切开取石术
003311030020000	3311	膀胱憩室切除术
003311030030000	3311	膀胱部分切除术
003311030040000	3311	膀胱切开肿瘤烧灼术
003311030050000	3311	膀胱造瘘术
003311030050100	3311	膀胱造瘘术(穿刺)
003311030050200	3311	膀胱造瘘术(切开)
003311030060000	3311	根治性膀胱全切除术
003311030070000	3311	膀胱尿道全切除术
003311030080000	3311	膀胱再造术
003311030090000	3311	回肠膀胱术
003311030090100	3311	回肠膀胱术(结肠)
003311030100000	3311	可控性回肠膀胱术
003311030100100	3311	可控性回肠膀胱术(结肠)
003311030110000	3311	回肠扩大膀胱术
003311030110100	3311	回肠扩大膀胱术(结肠)
003311030120000	3311	直肠膀胱术
003311030130000	3311	胃代膀胱术
003311030140000	3311	肠道原位膀胱术
003311030150000	3311	膀胱瘘管切除术
003311030160000	3311	膀胱破裂修补术
003311030160001	3311	膀胱破裂修补术(经腹腔镜加收)
003311030170000	3311	膀胱膨出修补术
003311030180000	3311	膀胱外翻成形术
003311030180100	3311	膀胱外翻成形术(修补术)

续表

项目代码	二级/三级代码	项目名称
003311030190000	3311	膀胱阴道瘘修补术
003311030200000	3311	膀胱颈部 Y-V 成形术
003311030210000	3311	膀胱颈重建术
003311030210100	3311	膀胱颈重建术(紧缩术)
003311030220000	3311	膀胱颈悬吊术
003311030220001	3311	膀胱颈悬吊术(经腹腔镜加收)
003311030230000	3311	神经性膀胱腹直肌移位术
003311030240000	3311	脐尿管瘘切除术
003311030250000	3311	经膀胱镜膀胱颈电切术
003311030260000	3311	经尿道膀胱肿瘤特殊治疗
003311030270000	3311	经尿道膀胱碎石取石术
003311030270100	3311	经尿道膀胱碎石取石术(血块)
003311030270200	3311	经尿道膀胱碎石取石术(异物取出)
003311030270300	3311	经尿道膀胱碎石取石术(气压弹道)
003311030270400	3311	经尿道膀胱碎石取石术(钬激光)
003311030280000	3311	脐尿管肿瘤切除术
003311040010000	3311	尿道修补术
003311040010100	3311	尿道修补术(经会阴)
003311040010200	3311	尿道修补术(耻骨劈开)
003311040010300	3311	尿道修补术(尿道套入)
003311040010400	3311	尿道修补术(内植皮)
003311040020000	3311	尿道折叠术
003311040030000	3311	尿道会师术
003311040040000	3311	前尿道吻合术
003311040050000	3311	尿道切开取石术
003311040050100	3311	尿道切开取石术(尿道切开取异物术)
003311040050200	3311	尿道切开取石术(前尿道)
003311040050300	3311	尿道切开取石术(后尿道)

手术费

项目代码	二级/三级代码	项目名称
003311040060000	3311	尿道瓣膜电切术
003311040070000	3311	尿道狭窄瘢痕切除术
003311040080000	3311	尿道良性肿物切除术
003311040090000	3311	尿道憩室切除术
003311040100000	3311	尿道旁腺囊肿摘除术
003311040110000	3311	尿道癌根治术
003311040110001	3311	尿道癌根治术(需膀胱全切时酌情加收)
003311040110002	3311	尿道癌根治术(尿路重建时酌情加收)
003311040120000	3311	重复尿道切除术
003311040130000	3311	尿道重建术
003311040140000	3311	尿道阴道瘘修补术
003311040150000	3311	尿道直肠瘘修补术
003311040160000	3311	会阴阴囊皮瓣尿道成型术
003311040170000	3311	尿道会阴造口术
003311040180000	3311	尿道瘘修补术
003311040190000	3311	尿道瓣膜切除成形术
003311040200000	3311	尿道黏膜脱垂切除术
003311040210000	3311	尿道外口整形术
003311040220000	3311	尿道悬吊延长术
003311040230000	3311	尿道下裂Ⅰ期成形术
003311040240000	3311	尿道下裂Ⅱ期成形术
003311040250000	3311	尿道下裂阴茎下弯矫治术
003311040260000	3311	尿道下裂修复术
003311040260100	3311	尿道下裂修复术(尿瘘修补)
003311040270000	3311	尿道上裂修复术
003311040280000	3311	尿道上裂膀胱外翻矫治术
003311040280001	3311	尿道上裂膀胱外翻矫治术(需骨盆截骨时酌情加收)
003312010010000	3312	前列腺癌根治术

续表

项目代码	二级/三级代码	项目名称
003312010020000	3312	耻骨上前列腺切除术
003312010020001	3312	耻骨上前列腺切除术(经腹腔镜加收)
003312010030000	3312	耻骨后前列腺切除术
003312010040000	3312	前列腺囊肿切除术
003312010050000	3312	前列腺脓肿切开术
003312010060000	3312	经尿道前列腺电切术
003312010070000	3312	经尿道前列腺气囊扩张术
003312010080000	3312	经尿道前列腺支架置入术
003312010090000	3312	精囊肿物切除术
003312020010000	3312	阴囊坏死扩创术
003312020020000	3312	阴囊脓肿引流术
003312020020100	3312	阴囊脓肿引流术(血肿清除引流)
003312020030000	3312	阴囊成形术
003312020040000	3312	阴囊肿物切除术
003312020050000	3312	高位隐睾下降固定术
003312020060000	3312	睾丸鞘膜翻转术
003312020070000	3312	交通性鞘膜积液修补术
003312020080000	3312	睾丸附件扭转探查术
003312020090000	3312	睾丸破裂修补术
003312020100000	3312	睾丸固定术
003312020110000	3312	睾丸切除术
003312020120000	3312	睾丸肿瘤腹膜后淋巴结清扫术
003312020130000	3312	自体睾丸移植术
003312020140000	3312	经腹腔镜隐睾探查术
003312020150000	3312	两性畸形剖腹探查术
003312030010000	3312	附睾切除术
003312030010100	3312	附睾切除术(附睾肿物切除术)
003312030020000	3312	输精管附睾吻合术

手术费

续表

项目代码	二级/三级代码	项目名称
003312030030000	3312	精索静脉转流术
003312030040000	3312	精索静脉瘤切除术
003312030050000	3312	精索静脉曲张栓塞术
003312030060000	3312	精索静脉曲张高位结扎术
003312030060001	3312	精索静脉曲张高位结扎术(分流术加收)
003312030060002	3312	精索静脉曲张高位结扎术(经腹腔镜加收)
003312030070000	3312	输精管插管术
003312030080000	3312	输精管结扎术
003312030090000	3312	输精管粘堵术
003312030100000	3312	输精管角性结节切除术
003312030110000	3312	输精管吻合术
003312030120000	3312	输尿管间嵴切除术
003312030130000	3312	经尿道射精管切开术
003312030140000	3312	显微镜下精索淋巴管静脉吻合术
003312040010000	3312	嵌顿包茎松解术
003312040010100	3312	嵌顿包茎松解术(包皮扩张分离术)
003312040020000	3312	包皮环切术
003312040030000	3312	阴茎包皮过短整形术
003312040040000	3312	阴茎外伤清创术
003312040050000	3312	阴茎再植术
003312040060000	3312	阴茎囊肿切除术
003312040070000	3312	阴茎部分切除术
003312040070100	3312	阴茎部分切除术(阴茎癌切除术)
003312040080000	3312	阴茎全切术
003312040080100	3312	阴茎全切术(阴茎癌切除术)
003312040090000	3312	阴茎阴囊全切术
003312040090001	3312	阴茎阴囊全切(尿路改道术)
003312040100000	3312	阴茎重建成形术

续表

项目代码	二级/三级代码	项目名称
003312040110000	3312	阴茎再造术
003312040120000	3312	阴茎假体置放术
003312040130000	3312	阴茎畸形整形术
003312040130100	3312	阴茎畸形整形术(阴茎弯曲矫正)
003312040140000	3312	阴茎延长术
003312040140100	3312	阴茎延长术(阴茎加粗)
003312040140200	3312	阴茎延长术(隐匿型延长术)
003312040150000	3312	阴茎阴囊移位整形术
003312040150001	3312	阴茎阴囊移位整形术(增加会阴型尿道下裂修补时酌情加收)
003312040160000	3312	尿道阴茎海绵体分流术
003312040170000	3312	阴茎血管重建术
003312040180000	3312	阴茎海绵体分离术
003312040190000	3312	阴茎静脉结扎术
003312040190100	3312	阴茎静脉结扎术(海绵体静脉)
003312040190200	3312	阴茎静脉结扎术(背深静脉)
003313010010000	3313	经阴道卵巢囊肿穿刺术
003313010020000	3313	卵巢囊肿剔除术
003313010020001	3313	卵巢囊肿剔除术(经腹腔镜加收)
003313010020100	3313	卵巢囊肿剔除术(烧灼术)
003313010030000	3313	卵巢修补术
003313010030001	3313	卵巢修补术(经腹腔镜加收)
003313010040000	3313	卵巢楔形切除术
003313010040100	3313	卵巢楔形切除术(卵巢切开探查)
003313010040200	3313	卵巢楔形切除术(多囊卵巢打孔术)
003313010050000	3313	卵巢切除术
003313010060000	3313	卵巢癌根治术

手术费

项目代码	二级/三级代码	项目名称
003313010060001	3313	卵巢癌根治术(如膀胱或肠管部分切除加收)
003313010070000	3313	卵巢癌探查术
003313010080000	3313	卵巢输卵管切除术
003313010080001	3313	卵巢输卵管切除术(经腹腔镜加收)
003313010090000	3313	卵巢移位术
003313010100000	3313	卵巢移植术
003313020010000	3313	输卵管结扎术
003313020010001	3313	输卵管结扎术(经腹腔镜加收)
003313020010100	3313	输卵管结扎术(传统术式)
003313020010200	3313	输卵管结扎术(经阴道术式)
003313020020000	3313	显微外科输卵管吻合术
003313020030000	3313	输卵管修复整形术
003313020030001	3313	输卵管修复整形术(经腹腔镜加收)
003313020040000	3313	输卵管切除术
003313020040001	3313	输卵管切除术(经腹腔镜加收)
003313020040100	3313	输卵管切除术[宫外孕的各类手术(如输卵管开窗术)]
003313020050000	3313	输卵管移植术
003313020060000	3313	经输卵管镜插管通水术
003313020070000	3313	输卵管选择性插管术
003313020080000	3313	经腹腔镜输卵管高压洗注术
003313020090000	3313	输卵管宫角植入术
003313020100000	3313	输卵管介入治疗
003313020100100	3313	输卵管介入治疗(输卵管积水穿刺)
003313030010000	3313	宫颈息肉切除术
003313030010001	3313	宫颈息肉切除术(经宫腔镜加收)
003313030010100	3313	宫颈息肉切除术(子宫内膜息肉)

续表

项目代码	二级/三级代码	项目名称
003313030010200	3313	宫颈息肉切除术(宫颈管息肉)
003313030020000	3313	宫颈肌瘤剔除术
003313030030000	3313	宫颈残端切除术
003313030040000	3313	宫颈锥形切除术
003313030040001	3313	宫颈锥形切除术(经宫腔镜加收)
003313030050000	3313	宫颈环形电切术
003313030050001	3313	宫颈环形电切术(使用 Leep 刀加收)
003313030060000	3313	非孕期子宫内口矫正术
003313030070000	3313	孕期子宫内口缝合术
003313030080000	3313	曼氏手术
003313030090000	3313	子宫颈截除术
003313030100000	3313	子宫修补术
003313030110000	3313	经腹子宫肌瘤剔除术
003313030110001	3313	经腹子宫肌瘤剔除术(经腹腔镜加收)
003313030110002	3313	经腹子宫肌瘤剔除术(使用肌瘤粉碎装置加收)
003313030120000	3313	子宫次全切除术
003313030130000	3313	阴式全子宫切除术
003313030140000	3313	腹式全子宫切除术
003313030140001	3313	腹式全子宫切除术(经腹腔镜加收)
003313030150000	3313	全子宫+双附件切除术
003313030160000	3313	次广泛子宫切除术
003313030170000	3313	广泛性子宫切除+盆腹腔淋巴结清除术
003313030180000	3313	经腹阴道联合子宫切除术
003313030180001	3313	经腹阴道联合子宫切除术(经腹腔镜加收)
003313030190000	3313	子宫整形术
003313030190001	3313	子宫整形术(使用宫腔镜辅助手术时酌情加收)
003313030190002	3313	子宫整形术(使用腹腔镜辅助手术时酌情加收)
003313030190100	3313	子宫整形术(纵隔切除)

续表

项目代码	二级/三级代码	项目名称
003313030190200	3313	子宫整形术(残角子宫切除)
003313030190300	3313	子宫整形术(畸形子宫矫治)
003313030190400	3313	子宫整形术(双角子宫融合)
003313030200000	3313	开腹取环术
003313030210000	3313	经腹腔镜取环术
003313030220000	3313	子宫动脉结扎术
003313030220001	3313	子宫动脉结扎术(经腹腔镜加收)
003313030230000	3313	子宫悬吊术
003313030230100	3313	子宫悬吊术(阴道吊带术)
003313030230200	3313	子宫悬吊术(阴道残端悬吊术)
003313030230300	3313	子宫悬吊术(盆底重建术)
003313030240000	3313	子宫内翻复位术
003313030250000	3313	盆腔巨大肿瘤切除术
003313030260000	3313	阔韧带内肿瘤切除术
003313030270000	3313	热球子宫内膜去除术
003313030270100	3313	热球子宫内膜去除术(电凝术)
003313030280000	3313	根治性宫颈切除术
003313030280100	3313	根治性宫颈切除术(阴道)
003313030280200	3313	根治性宫颈切除术(经腹)
003313030280300	3313	根治性宫颈切除术(经腹膜外)
003313030290000	3313	黏膜下子宫肌瘤圈套术
003313030300000	3313	宫颈悬吊术
003313040010000	3313	阴道异物取出术
003313040020000	3313	阴道裂伤缝合术
003313040030000	3313	阴道扩张术
003313040040000	3313	阴道疤痕切除术
003313040050000	3313	阴道横纵隔切开术
003313040060000	3313	阴道闭锁切开术

续表

项目代码	二级 / 三级代码	项目名称
003313040070000	3313	阴道良性肿物切除术
003313040070100	3313	阴道良性肿物切除术(阴道囊肿切除)
003313040070200	3313	阴道良性肿物切除术(阴道结节)
003313040080000	3313	阴道成形术
003313040090000	3313	阴道直肠瘘修补术
003313040100000	3313	阴道壁血肿切开术
003313040110000	3313	阴道前后壁修补术
003313040120000	3313	阴道中隔成形术
003313040130000	3313	后穹窿损伤缝合术
003313040130100	3313	后穹窿损伤缝合术(阴道后穹窿切开引流术)
003313040140000	3313	阴道缩紧术
003313040150000	3313	全阴道切除术
003313050010000	3313	外阴损伤缝合术
003313050020000	3313	陈旧性会阴裂伤修补术
003313050030000	3313	陈旧性会阴Ⅲ度裂伤缝合术
003313050040000	3313	外阴脓肿切开引流术
003313050040100	3313	外阴脓肿切开引流术(外阴血肿切开)
003313050050000	3313	外阴良性肿物切除术
003313050050100	3313	外阴良性肿物切除术(肿瘤)
003313050050200	3313	外阴良性肿物切除术(囊肿)
003313050050300	3313	外阴良性肿物切除术(赘生物)
003313050060000	3313	阴蒂肥大整复术
003313050070000	3313	阴蒂短缩成型术
003313050080000	3313	单纯性外阴切除术
003313050090000	3313	外阴局部扩大切除术
003313050100000	3313	外阴广泛切除＋淋巴结清除术
003313050110000	3313	外阴整形术
003313050120000	3313	前庭大腺囊肿造口术

手术费

续表

项目代码	二级 / 三级代码	项目名称
003313050130000	3313	前庭大腺囊肿切除术
003313050140000	3313	处女膜切开术
003313050150000	3313	处女膜修复术
003313050160000	3313	两性畸形整形术
003313050170000	3313	变性术
003313060010000	3313	经腹腔镜取卵术
003313060020000	3313	经腹腔镜盆腔粘连分离术
003313060040000	3313	经宫腔镜取环术
003313060040100	3313	经宫腔镜取环术（宫腔内异物取出术）
003313060050000	3313	经宫腔镜输卵管插管术
003313060050001	3313	经宫腔镜输卵管插管术（腹腔镜辅助手术酌情加收）
003313060060000	3313	经宫腔镜盆腔粘连分离术
003313060060001	3313	经宫腔镜盆腔粘连分离术（腹腔镜辅助手术酌情加收）
003313060070000	3313	经宫腔镜子宫纵隔切除术
003313060070001	3313	经宫腔镜子宫纵隔切除术（腹腔镜辅助手术酌情加收）
003313060080000	3313	经宫腔镜子宫肌瘤切除术
003313060080001	3313	经宫腔镜子宫肌瘤切除术（腹腔镜辅助手术酌情加收）
003313060090000	3313	经宫腔镜子宫内膜剥离术
003313060090001	3313	经宫腔镜子宫内膜剥离术（腹腔镜辅助手术酌情加收）
003314000010000	3314	人工破膜术
003314000020000	3314	单胎顺产接生
003314000030000	3314	双胎接生
003314000040000	3314	多胎接生
003314000050000	3314	死胎接生

续表

项目代码	二级/三级代码	项目名称
003314000060000	3314	各种死胎分解术
003314000070000	3314	难产接生
003314000070100	3314	难产接生(臀位助产)
003314000070200	3314	难产接生(臀位牵引)
003314000070300	3314	难产接生(胎头吸引)
003314000070400	3314	难产接生(胎头旋转)
003314000070500	3314	难产接生(产钳助产)
003314000080000	3314	外倒转术
003314000090000	3314	内倒转术
003314000100000	3314	手取胎盘术
003314000110000	3314	脐带还纳术
003314000120000	3314	剖宫产术
003314000120100	3314	剖宫产术(古典式)
003314000120200	3314	剖宫产术(子宫下段)
003314000120300	3314	剖宫产术(腹膜外剖宫取胎术)
003314000130000	3314	剖宫产术中子宫全切术
003314000140000	3314	剖宫产术中子宫次全切术
003314000150000	3314	二次剖宫产术
003314000160000	3314	腹腔妊娠取胎术
003314000170000	3314	选择性减胎术
003314000180000	3314	子宫颈裂伤修补术
003314000190000	3314	子宫颈管环扎术(Mc-Donald)
003315010010000	3315	经口咽部环枢椎肿瘤切除术
003315010020000	3315	颈 3-7 椎体肿瘤切除术(前入路)
003315010030000	3315	颈 1-7 椎板肿瘤切除术(后入路)
003315010040000	3315	胸椎肿瘤切除术
003315010050000	3315	胸椎椎板及附件肿瘤切除术
003315010060000	3315	前路腰椎肿瘤切除术

手术费

续表

项目代码	二级/三级代码	项目名称
003315010070000	3315	后路腰椎椎板及附件肿瘤切除术
003315010080000	3315	经腹膜后胸膜外胸腰段椎体肿瘤切除术(胸11-腰2)
003315010090000	3315	经腹膜后腰2-4椎体肿瘤切除术
003315010100000	3315	经腹腰5骶1椎体肿瘤切除术
003315010110000	3315	骶骨肿瘤骶骨部分切除术
003315010120000	3315	骶骨肿瘤骶骨次全切除术
003315010130000	3315	骶骨肿瘤骶骨全切除及骶骨重建术
003315010140000	3315	腰骶髂连接部肿瘤切除术
003315010150000	3315	半骨盆切除术
003315010160000	3315	半骨盆切除人工半骨盆置换术
003315010170000	3315	髂窝脓肿切开引流术
003315010180000	3315	髂腰肌脓肿切开引流术
003315010190000	3315	颈椎间盘切除术
003315010200000	3315	颈椎间盘切除椎间植骨融合术
003315010210000	3315	颈椎体次全切除植骨融合术
003315010220000	3315	颈椎钩椎关节切除术
003315010230000	3315	颈椎侧方入路枢椎齿突切除术
003315010240000	3315	后入路环枢椎植骨融合术
003315010250000	3315	后入路环枢减压植骨融合固定术
003315010250100	3315	后入路环枢减压植骨融合固定术(环椎后弓切除减压)
003315010250200	3315	后入路环枢减压植骨融合固定术(枢椎板切除减压植骨固定)
003315010260000	3315	后入路枢环枕融合植骨固定术
003315010260001	3315	后入路枢环枕融合植骨固定术(增加枕骨大孔扩大及环枕后弓减压时加收)
003315010270000	3315	环枢椎侧块螺钉内固定术

续表

项目代码	二级/三级代码	项目名称
003315010270100	3315	环枢椎侧块螺钉内固定术（前路）
003315010270200	3315	环枢椎侧块螺钉内固定术（后路）
003315010280000	3315	颈椎骨折脱位手术复位植骨融合内固定术
003315010290000	3315	胸椎融合术
003315010290001	3315	后入路枢环枕融合植骨固定术（椎体后缘减压术加收）
003315010300000	3315	胸椎腰椎前路内固定术
003315010310000	3315	胸椎横突椎板植骨融合术
003315010320000	3315	胸腰椎骨折切开复位内固定术
003315010320001	3315	胸腰椎骨折切开复位内固定术（如需从前侧方入路脊髓前外侧减压手术酌情加收）
003315010330000	3315	经胸腹联合切口胸椎间盘切除术
003315010340000	3315	腰椎间盘极外侧突出摘除术
003315010350000	3315	经皮椎间盘吸引术
003315010360000	3315	椎管扩大减压术
003315010360001	3315	椎管扩大减压术（增加神经根管减压加收）
003315010360100	3315	椎管扩大减压术（多节段椎管狭窄减压）
003315010370000	3315	椎管扩大成形术
003315010380000	3315	腰椎间盘突出摘除术
003315010390000	3315	经皮激光腰椎间盘摘除术
003315010400000	3315	后路腰椎间盘镜椎间盘髓核摘除术（MED）
003315010410000	3315	腰椎滑脱植骨融合术
003315010420000	3315	腰椎滑脱椎弓根螺钉固定植骨融合术
003315010420001	3315	腰椎滑脱椎弓根螺钉固定植骨融合术（行椎板切除减压间盘摘除酌情加收）
003315010420100	3315	腰椎滑脱椎弓根螺钉固定植骨融合术（包括脊柱滑脱复位内固定）
003315010430000	3315	腰椎横突间融合术

手术费

项目代码	二级/三级代码	项目名称
003315010440000	3315	腰椎骶化横突切除术
003315010440100	3315	腰椎骶化横突切除术(浮棘)
003315010440200	3315	腰椎骶化横突切除术(钩棘)
003315010450000	3315	骨盆骨折髂内动脉结扎术
003315010460000	3315	骨盆骨折切开复位内固定术
003315010470000	3315	强直性脊柱炎多椎截骨矫正术
003315010470001	3315	强直性脊柱炎多椎截骨矫正术(前方入路松解手术加收)
003315010470002	3315	强直性脊柱炎多椎截骨矫正术(增加内固定加收)
003315010470100	3315	强直性脊柱炎多椎截骨矫正术(后方入路截骨矫形)
003315010470200	3315	强直性脊柱炎多椎截骨矫正术(先天性脊柱畸形截骨矫正术)
003315010470300	3315	强直性脊柱炎多椎截骨矫正术(创伤性脊柱畸形截骨矫正术)
003315010470400	3315	强直性脊柱炎多椎截骨矫正术(TB性脊柱畸形截骨矫正术)
003315010480000	3315	脊柱侧弯矫正术(后路)
003315010480001	3315	脊柱侧弯矫正术(后路)(前方入路松解手术加收)
003315010480002	3315	脊柱侧弯矫正术(后路)(植骨融合加收)
003315010490000	3315	前路脊柱松解融合术
003315010490001	3315	前路脊柱松解融合术(前方入路松解手术加收)
003315010490002	3315	前路脊柱松解融合术(植骨融合加收)
003315010500000	3315	前路脊柱旋转侧弯矫正术
003315010500001	3315	前路脊柱旋转侧弯矫正术(前方入路松解手术加收)
003315010500002	3315	前路脊柱旋转侧弯矫正术(植骨融合加收)
003315010510000	3315	前路脊柱骨骺阻滞术后路椎板凸侧融合术

项目代码	二级/三级代码	项目名称
003315010510001	3315	前路脊柱骨骺阻滞术后路椎板凸侧融合术(开胸加收)
003315010510002	3315	前路脊柱骨骺阻滞术后路椎板凸侧融合术(植骨加收)
003315010520000	3315	脊柱椎间融合器植入植骨融合术
003315010530000	3315	脊柱半椎体切除术
003315010540000	3315	脊柱内固定物取出术
003315010550000	3315	滑板椎弓根钉复位植骨内固定术
003315010550001	3315	滑板椎弓根钉复位植骨内固定术(松解手术加收)
003315010550002	3315	滑板椎弓根钉复位植骨内固定术(椎板切除减压加收)
003315010560000	3315	经皮穿刺颈腰椎间盘切除术
003315010570000	3315	人工椎间盘植入术
003315010580000	3315	椎间盘微创消融术
003315010580001	3315	椎间盘微创消融术(每增加一间盘酌情加收)
003315010580100	3315	椎间盘微创消融术(椎间盘摘除术)
003315010580200	3315	椎间盘微创消融术(椎间盘减压术)
003315010590000	3315	经皮椎体成形术
003315010590001	3315	经皮椎体成形术(每增加一椎体酌情加收)
003315010590100	3315	经皮椎体成形术(髓核成形术)
003315010600000	3315	人工椎体置换术
003315010600001	3315	人工椎体置换术(每增加一椎体酌情加收)
003315010600100	3315	人工椎体置换术(颈)
003315010600200	3315	人工椎体置换术(胸)
003315010600300	3315	人工椎体置换术(腰椎)
003315010610000	3315	前路颈椎后凸畸形矫正术
003315010620000	3315	骨盆骨折盆腔填塞术
003315010630000	3315	骨盆内移截骨术
003315010640000	3315	骨盆髋臼周围截骨术

项目代码	二级/三级代码	项目名称
003315010650000	3315	经股骨转子间股骨头旋转截骨术
003315010660000	3315	股骨大转子下移抬高截骨术
003315010670000	3315	脊髓纵裂切除硬膜囊成形术
003315020010000	3315	胸出口综合征手术
003315020010001	3315	胸出口综合征手术(联合手术加收)
003315020010100	3315	胸出口综合征手术(颈肋切除术)
003315020010200	3315	胸出口综合征手术(前斜角肌切断术)
003315020010300	3315	胸出口综合征手术(经腋路第1肋骨切除术)
003315020020000	3315	臂丛神经损伤神经探查松解术
003315020030000	3315	臂丛神经损伤游离神经移植术
003315020040000	3315	臂丛神经损伤神经移位术
003315020040001	3315	臂丛神经损伤神经移位术(联合手术加收)
003315020040100	3315	臂丛神经损伤神经移位术(膈神经损伤神经移位术)
003315020040200	3315	臂丛神经损伤神经移位术(肋间神经损伤神经移位术)
003315020040300	3315	臂丛神经损伤神经移位术(颈丛神经损伤神经移位术)
003315020040400	3315	臂丛神经损伤神经移位术(对侧颈7神经损伤神经移位术)
003315020040500	3315	臂丛神经损伤神经移位术(副丛神经损伤神经移位术)
003315020050000	3315	神经吻合术
003315020060000	3315	神经移植术
003315020070000	3315	带血管蒂游离神经移植术
003315020080000	3315	神经瘤切除术
003315020090000	3315	周围神经嵌压松解术
003315020100000	3315	坐骨神经松解术
003315020110000	3315	闭孔神经切断术

续表

项目代码	二级 / 三级代码	项目名称
003315020120000	3315	闭孔神经内收肌切断术
003315020130000	3315	下肢神经探查吻合术
003315020130100	3315	下肢神经探查吻合术(股神经)
003315020130200	3315	下肢神经探查吻合术(坐骨神经)
003315020130300	3315	下肢神经探查吻合术(胫神经)
003315020130400	3315	下肢神经探查吻合术(腓神经)
003315020140000	3315	神经纤维部分切断术
003315030010000	3315	肩胛骨肿瘤肩胛骨全切除重建术
003315030020000	3315	锁骨肿瘤锁骨全切除术
003315030030000	3315	肱骨肿瘤切除及骨重建术
003315030030001	3315	肱骨肿瘤切除及骨重建术(瘤体有周围组织浸润加收)
003315030040000	3315	尺桡骨肿瘤切除及骨重建术
003315030040001	3315	尺桡骨肿瘤切除及骨重建术(瘤体有周围组织浸润加收)
003315030040100	3315	尺桡骨肿瘤切除及骨重建术(肿瘤切除及管状骨重建)
003315030050000	3315	髋臼肿瘤切除及髋关节融合术
003315030050100	3315	髋臼肿瘤切除及髋关节融合术(成形术)
003315030060000	3315	髂骨翼肿瘤切除术
003315030070000	3315	髌骨肿瘤截除术
003315030070100	3315	髌骨肿瘤截除术(局部切除)
003315030080000	3315	耻骨与坐骨肿瘤切除术
003315030090000	3315	股骨上端肿瘤切除人工股骨头置换术
003315030100000	3315	股骨干肿瘤全股骨切除人工股骨置换术
003315030110000	3315	股骨干肿瘤段切除与重建术
003315030120000	3315	股骨下段肿瘤刮除骨腔灭活植骨术
003315030130000	3315	股骨下段肿瘤切除术
003315030140000	3315	灭活再植或异体半关节移植术

项目代码	二级/三级代码	项目名称
003315030150000	3315	胫骨上段肿瘤刮除＋植骨术
003315030160000	3315	骨肿瘤切开活检术
003315030160100	3315	骨肿瘤切开活检术(四肢)
003315030160200	3315	骨肿瘤切开活检术(脊柱)
003315030160300	3315	骨肿瘤切开活检术(骨盆)
003315030170000	3315	胫腓骨肿瘤切除＋重建术
003315030180000	3315	跟骨肿瘤病灶刮除术
003315030190000	3315	内生软骨瘤切除术
003315030200000	3315	坐骨结节囊肿摘除术
003315030210000	3315	手部恶性肿瘤扩大切除术
003315030220000	3315	痛风病灶切除术
003315030230000	3315	足踝部肿物切除
003315040010000	3315	肘腕关节结核病灶清除术
003315040010100	3315	肘腕关节结核病灶清除术(成型术)
003315040010200	3315	肘腕关节结核病灶清除术(游离体摘除)
003315040010300	3315	肘腕关节结核病灶清除术(关节松懈)
003315040010400	3315	肘腕关节结核病灶清除术(关节软骨钻孔)
003315040010500	3315	肘腕关节结核病灶清除术(关节成形术)
003315040020000	3315	骶髂关节结核病灶清除术
003315040030000	3315	髋关节结核病灶清除术
003315040040000	3315	膝关节结核病灶清除术
003315040050000	3315	踝关节结核病灶清除＋关节融合术
003315040060000	3315	脊椎结核病灶清除术
003315040070000	3315	脊椎结核病灶清除＋植骨融合术
003315040080000	3315	股骨头坏死病灶刮除植骨术
003315040090000	3315	桡骨远端切除腓骨移植成形术
003315040100000	3315	骨髓炎病灶清除术
003315040110000	3315	骨髓炎切开引流灌洗术

项目代码	二级/三级代码	项目名称
003315050010000	3315	锁骨骨折切开复位内固定术
003315050020000	3315	肱骨近端骨折切开复位内固定术
003315050030000	3315	肱骨干骨折切开复位内固定术
003315050040000	3315	肱骨骨折切开复位内固定术
003315050040100	3315	肱骨骨折切开复位内固定术(髁上)
003315050040200	3315	肱骨骨折切开复位内固定术(髁间)
003315050050000	3315	肱骨内外髁骨折切开复位内固定术
003315050050100	3315	肱骨内外髁骨折切开复位内固定术(股骨小头)
003315050050200	3315	肱骨内外髁骨折切开复位内固定术(骨骺分离)
003315050060000	3315	尺骨鹰嘴骨折切开复位内固定术
003315050060100	3315	尺骨鹰嘴骨折切开复位内固定术(骨骺分离)
003315050070000	3315	桡骨头切除术
003315050080000	3315	桡骨头骨折切开复位内固定术
003315050080100	3315	桡骨头骨折切开复位内固定术(桡骨颈部骨折)
003315050090000	3315	孟氏骨折切开复位内固定术
003315050100000	3315	桡尺骨干骨折切开复位内固定术
003315050110000	3315	科雷氏骨折切开复位内固定术
003315050110100	3315	科雷氏骨折切开复位内固定术(史密斯骨折)
003315050110200	3315	科雷氏骨折切开复位内固定术(巴顿骨折)
003315050120000	3315	髋臼骨折切开复位内固定术
003315050130000	3315	股骨颈骨折闭合复位内固定术
003315050140000	3315	股骨颈骨折切开复位内固定术
003315050150000	3315	股骨颈骨折切开复位内固定+带血管蒂或肌蒂骨移植术
003315050160000	3315	股骨转子间骨折内固定术
003315050170000	3315	股骨干骨折切开复位内固定术
003315050180000	3315	股骨髁间骨折切开复位内固定术

手术费

项目代码	二级/三级代码	项目名称
003315050190000	3315	髌骨骨折切开复位内固定术
003315050200000	3315	胫骨髁间骨折切开复位内固定术
003315050210000	3315	胫骨干骨折切开复位内固定术
003315050220000	3315	内外踝骨折切开复位内固定术
003315050230000	3315	三踝骨折切开复位内固定术
003315050240000	3315	肱骨干骨折不愈合切开植骨内固定术
003315050250000	3315	尺桡骨骨折不愈合切开植骨内固定术
003315050260000	3315	股骨干骨折不愈合切开植骨内固定术
003315050270000	3315	胫腓骨骨折不愈合切开植骨内固定术
003315050280000	3315	开放折骨术
003315050290000	3315	肱骨髁上骨折畸形愈合截骨矫形术
003315050310000	3315	桡骨下端骨折畸形愈合矫正术
003315050320000	3315	股骨干骨折畸形愈合截骨内固定术
003315050330000	3315	胫腓骨骨折畸形愈合截骨矫形术
003315050340000	3315	踝部骨折畸形愈合矫形术
003315050350000	3315	跟骨骨折切开复位撬拨术
003315050360000	3315	距骨骨折伴脱位切开复位内固定术
003315050370000	3315	骨折内固定装置取出术
003315050370100	3315	骨折内固定装置取出术(克氏针)
003315050370200	3315	骨折内固定装置取出术(三叶针)
003315050370300	3315	骨折内固定装置取出术(钢板)
003315050380000	3315	足部骨骨折切开复位内固定术
003315050380001	3315	足部骨骨折切开复位内固定术(双侧多次骨折酌情加收)
003315050380100	3315	足部骨骨折切开复位内固定术(关节内骨折)
003315050390000	3315	腓骨骨折切开复位内固定术
003315060010000	3315	肩锁关节脱位切开复位内固定术

续表

项目代码	二级/三级代码	项目名称
003315060010100	3315	肩锁关节脱位切开复位内固定术(肩锁关节成形)
003315060010200	3315	肩锁关节脱位切开复位内固定术(韧带重建术)
003315060020000	3315	肩关节脱位切开复位术
003315060020001	3315	肩关节脱位切开复位术(陈旧脱位加收)
003315060030000	3315	陈旧性肘关节前脱位切开复位术
003315060030100	3315	陈旧性肘关节前脱位切开复位术(桡骨小头脱位)
003315060040000	3315	髋关节脱位切开复位术
003315060050000	3315	先天性髋关节脱位手法复位石膏固定术
003315060060000	3315	先天性髋关节脱位切开复位石膏固定术
003315060070000	3315	先天性髋关节脱位切开复位骨盆截骨内固定术
003315060080000	3315	先天性髋关节脱位切开复位骨盆截骨股骨上端截骨内固定术
003315060090000	3315	髌骨半脱位外侧切开松解术
003315060090100	3315	髌骨半脱位外侧切开松解术［髌韧带挛缩松解、前(后)交叉韧带紧缩］
003315060100000	3315	髌骨脱位成形术
003315060110000	3315	急性膝关节前后十字韧带破裂修补术
003315060110001	3315	急性膝关节前后十字韧带破裂修补术(经膝关节镜加收)
003315060120000	3315	膝关节陈旧性前十字韧带重建术
003315060120001	3315	膝关节陈旧性前十字韧带重建术(经膝关节镜加收)
003315060130000	3315	膝关节陈旧性后十字韧带重建术
003315060130001	3315	膝关节陈旧性后十字韧带重建术(经膝关节镜加收)
003315060140000	3315	膝关节陈旧性内外侧副韧带重建术
003315060150000	3315	膝关节单纯游离体摘除术
003315060150001	3315	膝关节单纯游离体摘除术(经膝关节镜加收)
003315060160000	3315	关节滑膜切除术(大)

手术费

项目代码	二级/三级代码	项目名称
003315060160001	3315	关节滑膜切除术(大)(经关节镜加收)
003315060160002	3315	关节滑膜切除术(大)(激光加收)
003315060160100	3315	关节滑膜切除术(大)(膝)
003315060160200	3315	关节滑膜切除术(大)(肩)
003315060160300	3315	关节滑膜切除术(大)(髋)
003315060170000	3315	关节滑膜切除术(中)
003315060170001	3315	关节滑膜切除术(中)(经关节镜加收)
003315060170002	3315	关节滑膜切除术(中)(激光加收)
003315060170100	3315	关节滑膜切除术(中)(肘)
003315060170200	3315	关节滑膜切除术(中)(腕)
003315060170300	3315	关节滑膜切除术(中)(踝)
003315060180000	3315	关节滑膜切除术(小)
003315060180001	3315	关节滑膜切除术(小)(经关节镜加收)
003315060180002	3315	关节滑膜切除术(小)(激光加收)
003315060180100	3315	关节滑膜切除术(小)(掌指)
003315060180200	3315	关节滑膜切除术(小)(指间)
003315060180300	3315	关节滑膜切除术(小)(趾间)
003315060190000	3315	半月板切除术
003315060190001	3315	半月板切除术(经关节镜加收)
003315060190002	3315	半月板切除术(激光加收)
003315060200000	3315	膝关节清理术
003315060200100	3315	膝关节清理术(膝关节直视下滑膜切除术)
003315060200200	3315	膝关节清理术(膝关节软骨下骨修整术)
003315060200300	3315	膝关节清理术(膝关节游离体摘除术)
003315060200400	3315	膝关节清理术(膝关节骨质增生清除术)
003315060200500	3315	膝关节清理术(踝关节清理术)
003315060200600	3315	膝关节清理术(足关节清理术)
003315060200700	3315	膝关节清理术(肩关节清理术)

续表

项目代码	二级/三级代码	项目名称
003315060200800	3315	膝关节清理术(髋关节清理术)
003315060200900	3315	膝关节清理术(肘关节清理术)
003315060210000	3315	踝关节稳定手术
003315060220000	3315	腘窝囊肿切除术
003315060220001	3315	腘窝囊肿切除术(双侧加收)
003315060230000	3315	肘关节稳定术
003315060240000	3315	关节骨软骨损伤修复术
003315060240100	3315	关节骨软骨损伤修复术(骨软骨移植)
003315060240200	3315	关节骨软骨损伤修复术(骨膜移植)
003315060240300	3315	关节骨软骨损伤修复术(微骨骨折)
003315060250000	3315	麻醉下活动关节检查术
003315070010000	3315	人工全肩关节置换术
003315070010001	3315	人工全肩关节置换术(再置换加收)
003315070020000	3315	人工肱骨头置换术
003315070030000	3315	人工肘关节置换术
003315070030001	3315	人工肘关节置换术(再置换加收)
003315070040000	3315	人工腕关节置换术
003315070040001	3315	人工腕关节置换术(再置换加收)
003315070050000	3315	人工全髋关节置换术
003315070050001	3315	人工全髋关节置换术(再置换加收)
003315070060000	3315	人工股骨头置换术
003315070070000	3315	人工膝关节表面置换术
003315070070001	3315	人工膝关节表面置换术(再置换加收)
003315070080000	3315	人工膝关节铰链式置换术
003315070080001	3315	人工膝关节铰链式置换术(再置换加收)
003315070090000	3315	人工踝关节置换术
003315070090001	3315	人工踝关节置换术(再置换加收)
003315070100000	3315	人工髌股关节置换术

手术费

项目代码	二级/三级代码	项目名称
003315070110000	3315	人工关节取出术
003315070120000	3315	髋关节表面置换术
003315070130000	3315	人工跖趾关节置换术
003315070130100	3315	人工跖趾关节置换术（人工跖趾关节置换术）
003315070140000	3315	人工关节翻修术
003315080010000	3315	骨骺肌及软组织肿瘤切除术
003315080020000	3315	骨骺早闭骨桥切除脂肪移植术
003315080030000	3315	骨骺固定术
003315080040000	3315	股骨头骨骺滑脱牵引复位内固定术
003315080050000	3315	带血管蒂肌蒂骨骺移植术
003315080060000	3315	带筋膜蒂骨骺/骨瓣移位术
003315080070000	3315	吻合血管的骨骺/骨瓣皮瓣移植术
003315080080000	3315	吻合血管的骨骺/骨瓣移植术
003315090010000	3315	尺骨头桡骨茎突切除术
003315090020000	3315	髌股关节病变软骨切除软骨下钻孔术
003315090030000	3315	髌骨切除＋股四头肌修补术
003315090040000	3315	移植取骨术
003315090050000	3315	髂骨取骨术
003315090060000	3315	取腓骨术
003315090060001	3315	取腓骨术（带血管）
003315090070000	3315	先天性锁骨假关节切除植骨内固定术
003315090080000	3315	先天性胫骨假关节切除带血管腓骨移植术
003315090090000	3315	距骨切除术
003315090100000	3315	付舟骨切除术
003315100010000	3315	肘关节截骨术
003315100020000	3315	腕关节截骨术
003315100030000	3315	掌骨截骨矫形术
003315100040000	3315	髋臼旋转截骨术

续表

项目代码	二级/三级代码	项目名称
003315100050000	3315	股骨颈楔形截骨术
003315100060000	3315	股骨头钻孔及植骨术
003315100060100	3315	股骨头钻孔及植骨术(单纯钻孔减压术)
003315100070000	3315	股骨下端截骨术
003315100080000	3315	胫骨高位截骨术
003315100090000	3315	跟骨截骨术
003315100100000	3315	成骨不全多段截骨术
003315100110000	3315	尺骨截骨矫形术
003315100120000	3315	先天性桡/尺骨缺损矫形术
003315110010000	3315	肘关节融合术
003315110020000	3315	先天性胫骨缺如胫骨上端膝关节融合术
003315110030000	3315	踝关节融合手术
003315110030001	3315	踝关节融合手术(四关节融合术加收)
003315110030100	3315	踝关节融合手术(三关节融合术)
003315110030200	3315	踝关节融合手术(胫关节融合术)
003315110030300	3315	踝关节融合手术(距关节融合术)
003315110040000	3315	跟骰关节融合术
003315110050000	3315	近侧趾间关节融合术
003315110050100	3315	近侧趾间关节融合术(近节趾骨背侧楔形截骨手术)
003315110060000	3315	桡尺远侧关节融合术
003315110070000	3315	桡关节融合术
003315110080000	3315	胫腓骨远端融合术
003315120010000	3315	肘关节叉状成形术
003315120020000	3315	网球肘松解术
003315120030000	3315	尺骨延长术
003315120040000	3315	尺骨短缩术

项目代码	二级/三级代码	项目名称
003315120050000	3315	桡骨延长术
003315120060000	3315	桡骨短缩术
003315120070000	3315	股骨延长术
003315120080000	3315	髋臼造盖成形术
003315120090000	3315	血管束移植充填植骨术
003315120100000	3315	股四头肌成形术
003315120110000	3315	膝内外翻定点闭式折骨术
003315120120000	3315	髌韧带成形术
003315120120100	3315	髌韧带成形术(髌韧带断裂直接缝合术)
003315120120200	3315	髌韧带成形术(髌韧带远方移位术)
003315120120300	3315	髌韧带成形术(髌韧带止点移位术)
003315120120400	3315	髌韧带成形术(髌韧带断裂重建术)
003315120120500	3315	髌韧带成形术(人工髌腱成形术)
003315120130000	3315	胫骨结节垫高术
003315120140000	3315	先天性马蹄内翻足松解术
003315120140100	3315	先天性马蹄内翻足松解术(前路)
003315120140200	3315	先天性马蹄内翻足松解术(后路)
003315120150000	3315	踇外翻矫形术
003315120150001	3315	踇外翻矫形术(截骨或有肌腱移位加收)
003315120160000	3315	第二跖骨头修整成形术
003315120170000	3315	骨移植术
003315120180000	3315	胫骨延长术
003315120190000	3315	上肢关节松解术
003315120190100	3315	上肢关节松解术(肘)
003315120190200	3315	上肢关节松解术(腕)
003315120190300	3315	上肢关节松解术(肩)
003315120200000	3315	下肢关节松解术
003315120200100	3315	下肢关节松解术(膝)

续表

项目代码	二级 / 三级代码	项目名称
003315120200200	3315	下肢关节松解术（踝）
003315120200300	3315	下肢关节松解术（足）
003315120200400	3315	下肢关节松解术（髋）
003315120210000	3315	关节镜下膝髁间窝成形术
003315120220000	3315	伸膝装置重建术
003315120230000	3315	临时骺阻滞术
003315120240000	3315	肢体肿瘤切除重建翻修术
003315120250000	3315	先天性束带综合征矫形术
003315120260000	3315	伊氏架矫形术
003315130010000	3315	肩关节离断术
003315130020000	3315	肩胛胸部间离断术
003315130030000	3315	残端修整术
003315130030100	3315	残端修整术（手指）
003315130030200	3315	残端修整术（掌）
003315130030300	3315	残端修整术（前臂）
003315130040000	3315	上肢截肢术
003315130050000	3315	髋关节离断术
003315130060000	3315	大腿截肢术
003315130070000	3315	小腿截肢术
003315130080000	3315	足踝部截肢术
003315130090000	3315	截指术
003315130090100	3315	截指术（截趾术）
003315140010000	3315	断肢再植术
003315140010001	3315	断肢再植术（显微手术）
003315140020000	3315	断指再植术
003315140020001	3315	断指再植术（显微手术）
003315140020100	3315	断指再植术（断趾）
003315150010000	3315	手部掌指骨骨折切开复位内固定术

项目代码	二级/三级代码	项目名称
003315150020000	3315	手部关节内骨折切开复位内固定术
003315150030000	3315	本氏(Bennet)骨折切开复位内固定术
003315150040000	3315	腕骨骨折切开复位内固定术
003315150050000	3315	舟骨骨折切开复位内固定术
003315150060000	3315	舟骨骨折不愈合切开植骨术+桡骨茎突切除术
003315150070000	3315	舟骨骨折不愈合植骨术
003315150080000	3315	月骨骨折切开复位内固定术
003315150090000	3315	月骨骨折不愈合血管植入术
003315150090100	3315	月骨骨折不愈合血管植入术(缺血坏死)
003315150100000	3315	人工桡骨头月骨置换术
003315160010000	3315	手部关节脱位切开复位内固定术
003315160010100	3315	手部关节脱位切开复位内固定术(手部腕掌关节)
003315160010200	3315	手部关节脱位切开复位内固定术(掌指关节)
003315160010300	3315	手部关节脱位切开复位内固定术(指间关节)
003315170010000	3315	局限性腕骨融合术
003315170020000	3315	腕关节融合术
003315170030000	3315	指间关节融合术
003315170040000	3315	手部人工关节置换术
003315170040100	3315	手部人工关节置换术(指间关节)
003315170040200	3315	手部人工关节置换术(掌指关节)
003315170040300	3315	手部人工关节置换术(腕掌关节)
003315180010000	3315	掌指骨软骨瘤刮除植骨术
003315180020000	3315	掌指结核病灶清除术
003315180020100	3315	掌指结核病灶清除术(跖)
003315180020200	3315	掌指结核病灶清除术(趾)
003315180030000	3315	近排腕骨切除术
003315180040000	3315	舟骨近端切除术
003315180050000	3315	月骨摘除术

续表

项目代码	二级/三级代码	项目名称
003315180060000	3315	月骨摘除肌腱填塞术
003315180070000	3315	腕关节三角软骨复合体重建术
003315180070100	3315	腕关节三角软骨复合体重建术(部分切除)
003315180070200	3315	腕关节三角软骨复合体重建术(全切)
003315180080000	3315	大多角骨切除术及肌腱手术
003315180080001	3315	大多角骨切除术及肌腱手术(关节镜下加收)
003315190010000	3315	并指分离术
003315190010100	3315	并指分离术(并趾)
003315190020000	3315	拇指再造术Ⅰ型
003315190030000	3315	拇指再造术Ⅱ型
003315190040000	3315	拇指再造术Ⅲ型
003315190050000	3315	拇指再造术Ⅳ型
003315190060000	3315	拇指再造术Ⅴ型
003315190070000	3315	拇指再造术Ⅵ型
003315190080000	3315	多指切除术
003315190090000	3315	其他指再造术
003315190100000	3315	严重烧伤手畸形矫正术
003315190100100	3315	严重烧伤手畸形矫正术(爪形手)
003315190100200	3315	严重烧伤手畸形矫正术(无手)
003315190100300	3315	严重烧伤手畸形矫正术(拳状手)
003315190110000	3315	手部瘢痕挛缩整形术
003315190120000	3315	指关节成形术
003315190120100	3315	指关节成形术(趾关节)
003315190130000	3315	复合组织游离移植
003315190140000	3315	带蒂复合组织瓣成形术
003315190150000	3315	手部带真皮下血管网皮肤移植术
003315190160000	3315	手部关节松解术
003315190170000	3315	掌指关节成形术

续表

项目代码	二级/三级代码	项目名称
003315190170100	3315	掌指关节成形术(跖趾关节成形术)
003315190180000	3315	先天性巨指/趾矫形术
003315190190000	3315	骨移植拇指外展固定术
003315190200000	3315	指伸肌腱腱帽部分切除术
003315190210000	3315	掌/指骨骺阻滞术
003315190220000	3315	掌/指骨干缩窄术
003315200010000	3315	腕关节韧带修补术
003315200020000	3315	指间或掌指关节侧副韧带修补术
003315200020100	3315	指间或掌指关节侧副韧带修补术(关节囊修补)
003315200030000	3315	手部外伤皮肤缺损游离植皮术
003315200030001	3315	手部外伤皮肤缺损游离植皮术(多手指加收)
003315200030002	3315	手部外伤皮肤缺损游离植皮术(手掌背加收)
003315200030003	3315	手部外伤皮肤缺损游离植皮术(前臂者加收)
003315200040000	3315	手外伤局部转移皮瓣术
003315200040001	3315	手外伤局部转移皮瓣术(手掌背加收)
003315200040002	3315	手外伤局部转移皮瓣术(前臂者加收)
003315200040003	3315	手外伤局部转移皮瓣术(多手指加收)
003315200050000	3315	手部创面切除术
003315200060000	3315	手部窦道切除术
003315200070000	3315	手部骨间肌起点迁移术
003315210010000	3315	手外伤腹部埋藏皮瓣术
003315210010100	3315	手外伤腹部埋藏皮瓣术(带蒂术)
003315210010200	3315	手外伤腹部埋藏皮瓣术(断蒂术)
003315210020000	3315	手外伤胸壁交叉皮瓣术
003315210030000	3315	手外伤交臂皮瓣术
003315210040000	3315	手外伤邻指皮瓣术
003315210050000	3315	手外伤鱼际皮瓣术
003315210060000	3315	手外伤推进皮瓣(V-Y)术

项目代码	二级/三级代码	项目名称
003315210060001	3315	手外伤推进皮瓣(V-Y)术(双 V-Y 加收)
003315210070000	3315	手外伤邻指交叉皮下组织瓣术
003315210080000	3315	手外伤清创术
003315210080001	3315	手外伤清创术(多手指加收)
003315210080002	3315	手外伤清创术(手掌背加收)
003315210080003	3315	手外伤清创术(前臂加收)
003315210090000	3315	指固有伸肌腱移位功能重建术
003315210090100	3315	指固有伸肌腱移位功能重建术(重建伸拇功能)
003315210090200	3315	指固有伸肌腱移位功能重建术(重建手指外展功能)
003315210100000	3315	肩外展功能重建术
003315210100100	3315	肩外展功能重建术(肩峰下减压)
003315210100200	3315	肩外展功能重建术(肩峰成形术)
003315210110000	3315	屈肘功能重建术
003315210120000	3315	伸腕功能重建术
003315210130000	3315	伸指功能重建术
003315210140000	3315	屈指功能重建术
003315210150000	3315	拇指对掌功能重建术
003315210150100	3315	拇指对掌功能重建术(掌长肌移位)
003315210150200	3315	拇指对掌功能重建术(屈指浅移位)
003315210150300	3315	拇指对掌功能重建术(伸腕肌移位)
003315210150400	3315	拇指对掌功能重建术(外展小指肌移位)
003315210160000	3315	缩窄性腱鞘炎切开术
003315210170000	3315	腱鞘囊肿切除术
003315210170100	3315	腱鞘囊肿切除术(拇囊炎手术治疗)
003315210180000	3315	掌筋膜挛缩切除术
003315210190000	3315	侧副韧带挛缩切断术
003315210200000	3315	小肌肉挛缩切断术
003315210210000	3315	手部皮肤撕脱伤修复术
003315210220000	3315	手外伤清创反取皮植皮术
003315210230000	3315	手外伤大网膜移植植皮术

项目代码	二级/三级代码	项目名称
003315210240000	3315	食指背侧岛状皮瓣术
003315210250000	3315	掌骨间背动脉倒转皮瓣术
003315210260000	3315	前臂桡尺动脉倒转皮瓣术
003315210270000	3315	环指岛状皮瓣术
003315210280000	3315	肌腱粘连松解术
003315210280001	3315	肌腱粘连松解术(多个手指全线松解加收)
003315210290000	3315	屈伸指肌腱吻合术
003315210300000	3315	屈伸指肌腱游离移植术
003315210310000	3315	滑车重建术
003315210320000	3315	锤状指修复术
003315210330000	3315	侧腱束劈开交叉缝合术
003315210340000	3315	"钮孔畸形"游离肌腱固定术
003315210350000	3315	手内肌麻痹功能重建术
003315210360000	3315	前臂神经探查吻合术
003315210360100	3315	前臂神经探查吻合术(桡神经探查吻合术)
003315210360200	3315	前臂神经探查吻合术(正中神经探查吻合术)
003315210360300	3315	前臂神经探查吻合术(尺神经探查吻合术)
003315210370000	3315	前臂神经探查游离神经移植术
003315210370100	3315	前臂神经探查游离神经移植术(桡神经)
003315210370200	3315	前臂神经探查游离神经移植术(正中神经)
003315210370300	3315	前臂神经探查游离神经移植术(尺神经)
003315210380000	3315	手腕部神经损伤修复术
003315210380100	3315	手腕部神经损伤修复术(桡神经浅支)
003315210380200	3315	手腕部神经损伤修复术(指总神经)
003315210380300	3315	手腕部神经损伤修复术(固有神经)
003315210390000	3315	虎口成形术
003315210390100	3315	虎口成形术(虎口加深)
003315210390200	3315	虎口成形术(虎口开大)
003315210400000	3315	指蹼成形术
003315210400100	3315	指蹼成形术(趾蹼)

项目代码	二级/三级代码	项目名称
003315210410000	3315	甲床修补术
003315220010000	3315	骨骼肌软组织肿瘤切除术
003315220020000	3315	肌性斜颈矫正术
003315220030000	3315	骨化性肌炎局部切除术
003315220040000	3315	脑瘫肌力肌张力调整术
003315220040100	3315	脑瘫肌力肌张力调整术(上下肢体肌腱松解)
003315220040200	3315	脑瘫肌力肌张力调整术(上下肢体肌腱延长)
003315220040300	3315	脑瘫肌力肌张力调整术(上下肢体肌腱切断)
003315220040400	3315	脑瘫肌力肌张力调整术(上下肢体肌腱神经移位)
003315220050000	3315	上肢筋膜间室综合征切开减压术
003315220060000	3315	肱二头肌腱断裂修补术
003315220060100	3315	肱二头肌腱断裂修补术(肱三头肌)
003315220070000	3315	岗上肌腱钙化沉淀物取出术
003315220080000	3315	肩袖破裂修补术
003315220080100	3315	肩袖破裂修补术[前盂唇损伤修补术(BANKART)]
003315220080200	3315	肩袖破裂修补术[上盂唇撕裂修复术(SLAR)]
003315220080300	3315	肩袖破裂修补术(盂唇修复术)
003315220090000	3315	腕管综合征切开减压术
003315220100000	3315	肱二头肌长头腱脱位修复术
003315220100100	3315	肱二头肌长头腱脱位修复术(肱三头肌)
003315220110000	3315	格林先天性高肩胛症手术
003315220120000	3315	臀大肌挛缩切除术
003315220130000	3315	髂胫束松解术
003315220140000	3315	下肢筋膜间室综合征切开减压术
003315220150000	3315	腓骨肌腱脱位修复术
003315220160000	3315	跟腱断裂修补术
003315220170000	3315	肘关节韧带修复术
003315220180000	3315	关节镜下股骨头韧带切除术
003315220190000	3315	鹅足弹响矫正术
003315220200000	3315	跟腱延长术

项目代码	二级/三级代码	项目名称
003315220210000	3315	足伸拇短肌去神经术
003315220220000	3315	肌腱切断术
003315220230000	3315	游离肌肉切取术
003315220240000	3315	肌腱切取术
003315220250000	3315	肌肉固定术
003315220260000	3315	肌肉缝合术
003315220270000	3315	肌肉成形术
003315220280000	3315	闭孔内肌自体移植术
003315230030000	3315	骨骼牵引术
003315230040000	3315	颅骨牵引术
003315230050000	3315	颅骨头环牵引术
003315230120000	3315	跟骨钻孔术
003316010010000	3316	乳腺肿物穿刺术
003316010010001	3316	乳腺肿物穿刺术(乳腺立体定位加收)
003316010020000	3316	乳腺肿物切除术
003316010020100	3316	乳腺肿物切除术(窦道)
003316010020200	3316	乳腺肿物切除术(乳头状瘤)
003316010020300	3316	乳腺肿物切除术(小叶)
003316010020400	3316	乳腺肿物切除术(象限切除)
003316010030000	3316	副乳切除术
003316010040000	3316	单纯乳房切除术
003316010050000	3316	乳腺癌根治术
003316010050001	3316	乳腺癌根治术(需植皮术加收)
003316010050100	3316	乳腺癌根治术(改良根治)
003316010060000	3316	乳腺癌扩大根治术
003316010070000	3316	乳房再造术
003316010080000	3316	乳腺癌根治＋乳房再造术
003316010090000	3316	乳房再造术Ⅱ期
003316010090100	3316	乳房再造术Ⅱ期(带血管蒂的肌皮组织移植)
003316010090200	3316	乳房再造术Ⅱ期(大网膜移植)

续表

项目代码	二级/三级代码	项目名称
003316010100000	3316	乳头乳晕整形术
003316010100100	3316	乳头乳晕整形术(乳头内陷畸形)
003316010100200	3316	乳头乳晕整形术(乳头乳晕再造)
003316010110000	3316	隆乳术
003316010120000	3316	隆乳术后继发畸形矫正术
003316010130000	3316	乳腺假体取出术
003316010140000	3316	巨乳缩小整形术
003316010140100	3316	巨乳缩小整形术(垂乳畸形矫正术)
003316010150000	3316	乳腺癌保乳手术
003316010160000	3316	乳腺癌保乳手术 + 即刻乳房修复术
003316020010000	3316	脓肿切开引流术
003316020020000	3316	体表异物取出术
003316020030000	3316	胼胝病变切除修复术
003316020030001	3316	胼胝病变切除修复术(植皮术加收)
003316020040000	3316	浅表肿物切除术
003316020040001	3316	浅表肿物切除术(激光手术加收)
003316020040100	3316	浅表肿物切除术(皮脂腺囊肿切除术)
003316020040200	3316	浅表肿物切除术(痣切除术)
003316020040300	3316	浅表肿物切除术(疣切除术)
003316020040400	3316	浅表肿物切除术(脂肪瘤切除术)
003316020040500	3316	浅表肿物切除术(纤维瘤切除术)
003316020040600	3316	浅表肿物切除术(小血管瘤切除术)
003316020050000	3316	海绵状血管瘤切除术(大)
003316020050001	3316	海绵状血管瘤切除术(大)(需植皮术加收)
003316020050002	3316	海绵状血管瘤切除术(大)(激光手术加收)
003316020050100	3316	海绵状血管瘤切除术(大)(体表血管瘤)
003316020050200	3316	海绵状血管瘤切除术(大)(脂肪血管瘤)
003316020050300	3316	海绵状血管瘤切除术(大)(淋巴血管瘤)
003316020050400	3316	海绵状血管瘤切除术(大)(纤维血管瘤)
003316020050500	3316	海绵状血管瘤切除术(大)(神经纤维血管瘤)

续表

项目代码	二级/三级代码	项目名称
003316020060000	3316	海绵状血管瘤切除术(中)
003316020060001	3316	海绵状血管瘤切除术(中)(需植皮术加收)
003316020060002	3316	海绵状血管瘤切除术(中)(激光手术)
003316020060100	3316	海绵状血管瘤切除术(中)(体表血管瘤)
003316020060200	3316	海绵状血管瘤切除术(中)(脂肪血管瘤)
003316020060300	3316	海绵状血管瘤切除术(中)(淋巴血管瘤)
003316020060400	3316	海绵状血管瘤切除术(中)(纤维血管瘤)
003316020060500	3316	海绵状血管瘤切除术(中)(神经纤维血管瘤)
003316020070000	3316	海绵状血管瘤切除术(小)
003316020070001	3316	海绵状血管瘤切除术(小)(植皮术)
003316020070002	3316	海绵状血管瘤切除术(小)(激光手术)
003316020070100	3316	海绵状血管瘤切除术(小)(体表血管瘤)
003316020070200	3316	海绵状血管瘤切除术(小)(脂肪血管瘤)
003316020070300	3316	海绵状血管瘤切除术(小)(淋巴血管瘤)
003316020070400	3316	海绵状血管瘤切除术(小)(纤维血管瘤)
003316020070500	3316	海绵状血管瘤切除术(小)(神经纤维血管瘤)
003316020080000	3316	脂肪抽吸术
003316020090000	3316	头皮撕脱清创修复术
003316020100000	3316	头皮缺损修复术
003316020110000	3316	腋臭切除术
003316020120000	3316	颈部开放性损伤探查术
003316020130000	3316	皮肤恶性肿瘤切除术
003316020130001	3316	皮肤恶性肿瘤切除术(植皮加收)
003316020140000	3316	区域病变组织切除术(Homans-Macey 手术)
003316020150000	3316	区域病变组织切除真皮包埋术(Thompson 手术)
003316030010000	3316	烧伤焦痂切开减张术
003316030010100	3316	烧伤焦痂切开减张术(颈)
003316030010200	3316	烧伤焦痂切开减张术(胸腹)
003316030010300	3316	烧伤焦痂切开减张术(上下肢)
003316030010400	3316	烧伤焦痂切开减张术(腕)

续表

项目代码	二级/三级代码	项目名称
003316030010500	3316	烧伤焦痂切开减张术(手指)
003316030010600	3316	烧伤焦痂切开减张术(踝足)
003316030020000	3316	烧伤扩创术
003316030020100	3316	烧伤扩创术(头颈)
003316030020200	3316	烧伤扩创术(躯干)
003316030020300	3316	烧伤扩创术(上下肢)
003316030030000	3316	烧伤血管破裂出血血管修补缝合术
003316030030100	3316	烧伤血管破裂出血血管修补缝合术(头颈)
003316030030200	3316	烧伤血管破裂出血血管修补缝合术(躯干)
003316030030300	3316	烧伤血管破裂出血血管修补缝合术(上下肢)
003316030040000	3316	深度烧伤扩创血管神经探查术
003316030040100	3316	深度烧伤扩创血管神经探查术(头颈)
003316030040200	3316	深度烧伤扩创血管神经探查术(躯干)
003316030040300	3316	深度烧伤扩创血管神经探查术(上下肢)
003316030050000	3316	颅骨烧伤凿骨扩创术
003316030060000	3316	深度烧伤截肢术
003316030060100	3316	深度烧伤截肢术(冻伤截肢术)
003316030070000	3316	经烧伤创面气管切开术
003316030080000	3316	经烧伤创面静脉切开术
003316030090000	3316	切痂术
003316030100000	3316	削痂术
003316030110000	3316	取皮术
003316030120000	3316	头皮取皮术
003316030130000	3316	网状自体皮制备
003316030140000	3316	微粒自体皮制备
003316030150000	3316	自体皮细胞悬液制备
003316030160000	3316	异体皮制备
003316030170000	3316	烧伤特殊备皮
003316030170100	3316	烧伤特殊备皮(头皮)
003316030170200	3316	烧伤特殊备皮(瘢痕)

手术费

项目代码	二级/三级代码	项目名称
003316030180000	3316	异体组织制备
003316030180100	3316	异体组织制备(血管)
003316030180200	3316	异体组织制备(神经)
003316030180300	3316	异体组织制备(肌腱)
003316030180400	3316	异体组织制备(筋膜)
003316030180500	3316	异体组织制备(骨)
003316030190000	3316	磨痂自体皮移植术
003316030200000	3316	焦痂开窗植皮术
003316030210000	3316	异体皮打洞嵌植自体皮术
003316030220000	3316	切(削)痂自体微粒皮移植术
003316030220100	3316	切(削)痂自体微粒皮移植术(自体皮浆移植)
003316030230000	3316	切(削)痂网状自体皮移植术
003316030240000	3316	体外细胞培养皮肤细胞移植术
003316030250000	3316	烧伤肉芽创面扩创植皮术
003316030260000	3316	自体皮移植术
003316030270000	3316	异体皮移植术
003316030280000	3316	带毛囊游离皮肤移植术
003316030280100	3316	带毛囊游离皮肤移植术(眉毛)
003316030290000	3316	带真皮血管网游离皮片切取术
003316030300000	3316	游离皮片移植术
003316030300100	3316	游离皮片移植术(刃厚)
003316030300200	3316	游离皮片移植术(中厚)
003316030300300	3316	游离皮片移植术(全厚)
003316030300400	3316	游离皮片移植术(瘢痕皮)
003316030300500	3316	游离皮片移植术(反鼓取皮)
003316030310000	3316	皮肤撕脱反取皮回植术
003316030320000	3316	颜面切痂植皮术
003316030330000	3316	胸部切削痂自体皮移植术
003316030340000	3316	烧伤截指术
003316030340100	3316	烧伤截指术(烧伤截趾术)

续表

项目代码	二级/三级代码	项目名称
003316030340200	3316	烧伤截指术(冻伤截指(趾)术)
003316030350000	3316	手部扩创延期植皮术
003316030360000	3316	全手切削痂植皮术
003316030370000	3316	手背切削痂植皮术
003316030380000	3316	手烧伤扩创交臂皮瓣修复术
003316030390000	3316	手烧伤扩创胸皮瓣修复术
003316030390100	3316	手烧伤扩创胸皮瓣修复术(腹皮瓣修复术)
003316030400000	3316	小腿烧伤扩创交腿皮瓣修复术
003316030400100	3316	小腿烧伤扩创交腿皮瓣修复术(足烧伤扩创)
003316030400200	3316	小腿烧伤扩创交腿皮瓣修复术(交腿皮瓣修复术)
003316030410000	3316	深度烧伤扩创关节成型术
003316030420000	3316	深度烧伤死骨摘除术
003316030430000	3316	肌腱移植术
003316030440000	3316	烧伤后肌腱延长术
003316030450000	3316	皮肤扩张器置入术
003316030450100	3316	皮肤扩张器置入术(扩张器及其他支撑物)
003316030450200	3316	皮肤扩张器置入术(取出术)
003316030460000	3316	扩张器取出皮瓣移植术
003316030470000	3316	烧伤瘢痕切除缝合术
003316030480000	3316	烧伤瘢痕切除松解植皮术
003316040010000	3316	瘢痕畸形矫正术
003316040020000	3316	慢性溃疡修复术
003316040020100	3316	慢性溃疡修复术(褥疮)
003316040020200	3316	慢性溃疡修复术(下肢慢性溃疡)
003316040020300	3316	慢性溃疡修复术(足底溃疡)
003316040030000	3316	隆颏术
003316040040000	3316	隆额术
003316040050000	3316	小口畸形矫正术
003316040060000	3316	唇外翻矫正术
003316040060100	3316	唇外翻矫正术(上唇)

续表

项目代码	二级/三级代码	项目名称
003316040060200	3316	唇外翻矫正术（下唇）
003316040070000	3316	胡须再造术
003316040070100	3316	胡须再造术（游离移植法）
003316040070200	3316	胡须再造术（岛状头皮瓣法）
003316040080000	3316	隆颏术
003316040090000	3316	隆颏术后继发畸形矫正术
003316040090100	3316	隆颏术后继发畸形矫正术（隆颏）
003316040090200	3316	隆颏术后继发畸形矫正术（隆额术后畸形矫正）
003316040100000	3316	颌下脂肪袋整形术
003316040110000	3316	酒窝再造术
003316040120000	3316	颊部缺损修复术
003316040130000	3316	面瘫畸形矫正术
003316040140000	3316	除皱术
003316040140001	3316	除皱术（激光除皱酌情加收）
003316040140100	3316	除皱术（骨膜下除皱）
003316040150000	3316	面部瘢痕切除整形术
003316040150001	3316	面部瘢痕切除整形术（每增加 $1cm^2$ 加收）
003316040160000	3316	面部外伤清创整形术
003316040170000	3316	半侧颜面萎缩整形术
003316040180000	3316	指甲成形术
003316040190000	3316	足底缺损修复术
003316040190100	3316	足底缺损修复术（足跟缺损）
003316040200000	3316	象皮肿整形术
003316040210000	3316	毛发移植术
003316040210100	3316	毛发移植术（种发）
003316040210200	3316	毛发移植术（头皮游离移植）
003316040220000	3316	磨削术
003316040230000	3316	纹饰美容术
003316040230100	3316	纹饰美容术（纹眉）
003316040230200	3316	纹饰美容术（纹眼线）

续表

项目代码	二级 / 三级代码	项目名称
003316040230300	3316	纹饰美容术(唇线)
003316040240000	3316	任意皮瓣形成术
003316040240100	3316	任意皮瓣形成术(带蒂皮瓣)
003316040250000	3316	轴型组织瓣形成术
003316040250100	3316	轴型组织瓣形成术(岛状皮瓣)
003316040260000	3316	筋膜组织瓣形成术
003316040260100	3316	筋膜组织瓣形成术(含轴型)
003316040260200	3316	筋膜组织瓣形成术(非轴型)
003316040270000	3316	阔筋膜切取术
003316040280000	3316	游离皮瓣切取移植术
003316040290000	3316	带蒂筋膜瓣切取移植术
003316040300000	3316	带蒂肌皮瓣切取移植术
003316040310000	3316	带蒂肌瓣切取移植术
003316040320000	3316	带蒂轴型皮瓣切取移植术
003316040330000	3316	带血运骨皮瓣切取移植术
003316040340000	3316	带毛囊皮瓣移植术
003316040340100	3316	带毛囊皮瓣移植术(头皮)
003316040340200	3316	带毛囊皮瓣移植术(眉毛)
003316040350000	3316	躯干带蒂扩张皮瓣修复颈部瘢痕挛缩术
003316040360000	3316	腹部皮管带蒂上臂转移术
003316040370000	3316	手部皮肤减张缝合术
003316040380000	3316	带穿支超薄皮瓣切取术
003316040390000	3316	内窥镜下组织瓣切取术
004200000040000	42	骨折闭合复位经皮穿刺(钉)内固定术
004200000040001	42	骨折闭合复位经皮穿刺(钉)内固定术(四肢长骨干)
004200000040002	42	骨折闭合复位经皮穿刺(钉)内固定术(近关节)
004600000050000	46	血栓性外痔切除术
004600000050001	46	血栓性外痔切除术(复杂性加收)
004600000080000	46	肛周脓肿一次性根治术
004600000080001	46	肛周脓肿一次性根治术(复杂性加收)
004600000140000	46	手术扩肛治疗

7. 护理费

护理费与 26 项医疗服务项目映射。

项目代码	二级/三级代码	项目名称
001201000000001	1201	护理费（使用防褥疮气垫加收）
001201000000100	1201	护理费（波动式气垫床预防褥疮）
001201000020000	1201	特级护理
001201000030000	1201	一级护理
001201000040000	1201	二级护理
001201000050000	1201	三级护理
001201000060000	1201	特殊疾病护理
001201000070000	1201	新生儿护理
001201000080000	1201	新生儿特殊护理
001201000080100	1201	新生儿特殊护理（新生儿干预）
001201000080200	1201	新生儿特殊护理（抚触）
001201000080300	1201	新生儿特殊护理（肛管排气）
001201000080400	1201	新生儿特殊护理（呼吸道清理）
001201000080500	1201	新生儿特殊护理（药浴）
001201000080600	1201	新生儿特殊护理（油浴）
001201000090000	1201	精神病护理
001201000100000	1201	气管切开护理
001201000100100	1201	气管切开护理（气管插管护理）
001201000110000	1201	吸痰护理
001201000120000	1201	造瘘护理
001201000130000	1201	动静脉置管护理
001201000140000	1201	一般专项护理
001201000140100	1201	一般专项护理（口腔护理）
001201000140200	1201	一般专项护理（会阴冲洗）
001201000140300	1201	一般专项护理（擦浴）
001201000140400	1201	一般专项护理（床上洗发）

8. 一般诊疗费

一般诊疗费与 0 项医疗服务项目映射。

9. 挂号费

挂号费与 1 项医疗服务项目映射。

项目代码	二级 / 三级代码	项目名称
001101000010000	1101	挂号费

10. 其他费

其他费与 15 项医疗服务项目映射。

项目代码	二级 / 三级代码	项目名称
001106000010000	1106	救护车费
001107000010000	1107	病房取暖费
001108000010000	1108	病房空调降温费
001308000010000	1308	建立健康档案
001309000010000	1309	健康咨询
001309000020000	1309	疾病健康教育
001401000010000	1401	尸体料理
001401000010001	1401	尸体料理(特殊传染病人尸体料理加收)
001401000020000	1401	专业性尸体整容
001401000030000	1401	尸体存放
001401000040000	1401	离体残肢处理
001401000040100	1401	离体残肢处理(死婴处理)
004800000040000	48	人工煎药
004800000050000	48	煎药机煎药
004800000050001	48	煎药机煎药(膏方煎药酌情加收)

索引

第一部分　基本信息

第二部分　门诊慢特病诊疗信息

第四部分　医疗收费信息

55检